보건프로그램 3판
개발 및 평가

보건프로그램 개발 및 평가3판
Health Program Planning and Evaluation3th

2015년 2월 10일 1판 1쇄 발행
2019년 8월 10일 2판 1쇄 발행
2023년 8월 15일 3판 1쇄 발행

지은이 | 최은숙 · 이계희 · 하영미 · 안성미 외 공저
펴낸이 | 김진환
펴낸곳 | 학지사메디컬 HAKJISA MEDICAL
04031 서울특별시 마포구 양화로 15길 20 마인드월드빌딩
대표전화_ 02-330-5188 팩스_ 02-326-0338
등 록 | 2010년 2월 8일 제313-2010-36호
메 일 | hakjisamd@hakjisamd.co.kr
홈페이지 | http://www.hakjisamd.co.kr

ISBN 979-11-92867-56-4 93510

가 격 | 27,000원

보건프로그램 개발 및 평가

3판

최은숙 · 이계희 · 하영미 · 안성미 · 권영채 · 김다은
김정희 · 박민아 · 송명경 · 신소영 · 이호진 · 차남현 공저

Health Program Planning and Evaluation

학지사메디컬
HAKJISA MEDICAL

저자소개

대표저자

최은숙 경북대학교

편집위원

이계희 수성대학교

하영미 경상대학교

안성미 동남보건대학교

저자

권영채 가야대학교

김다은 경북대학교

김정희 호산대학교

박민아 선린대학교

송명경 경동대학교

신소영 인제대학교

이호진 대구과학대학교

차남현 안동대학교

머리말

국민의 건강에 대한 관심이 높아지고 보건의료의 패러다임이 치료중심에서 예방중심으로 급격히 변화하고 있다. 이에 지역보건의료기관, 산업장, 학교, 사회복지시설 등에서 건강증진과 질병예방 및 관리를 위한 보건프로그램 개발 및 평가에 대한 요구가 점점 높아지고 있다. 이러한 시기에 발맞춰 보건의료 전문가들이 보건프로그램을 개발하고 평가하는 실무역량을 높이는데 중점을 두어 이 책을 집필하였다.

보건프로그램 개발 및 평가는 대상자의 요구도를 사정하고, 목적과 목표를 설정하며, 활동을 기획하고 수행 및 평가하는 것을 모두 포함한다. 이에 제3판에는 학부생, 대학원생 및 보건의료 실무자들이 보건프로그램을 개발하고 평가하는데 실제적으로 도움이 되도록 보건프로그램 개발 및 평가의 단계에 따라 장을 구성하고, 실제 프로그램 개발 사례를 포함하였다. 제1장 보건프로그램 기획의 이해, 제2장 요구도 사정, 제3장 보건프로그램의 목적과 목표 설정, 제4장 보건프로그램 설계, 제5장 보건프로그램 실행, 제6장 보건프로그램 평가, 제7장 보건프로그램 개발의 실제를 순차적으로 구성하였다.

이 책은 국민의 건강증진과 삶의 질 향상에 가장 중요한 역할을 담당하고 있는 보건의료 전문가들이 사회의 변화된 보건의료 요구에 보다 더 혁신적으로 대응할 수 있는 자질을 갖출 수 있도록 국내외 보건의료 관련 학계와 지역사회 보건 현장의 고견을 폭넓게 수렴하여 미래의 지역사회 보건의료를 기획하는 데 도움이 되고자 노력하였다.

이 책이 보건의료 전문가의 근거중심적 보건프로그램 개발 및 평가 역량을 향상시키는 지침이 되는 교재가 되기를 바란다. 또한 앞으로 이 분야의 많은 교수님들과 연구자, 학부생, 대학원생, 실무자와 독자 여러분의 아낌없는 질책과 조언을 겸허히 받아들여 더 유익한 교재가 되도록 최선의 노력을 다할 것이다.

끝으로 이 책의 출판을 위해 애써주신 보건의료계의 선도적 출판사 학지사메디컬 김진환 사장님과 편집부에 깊은 감사를 드린다.

2023년 7월

저자 일동

목차

Health Program Planning and Evaluation

CHAPTER 01 보건프로그램 기획의 이해

CHAPTER 02 요구도 사정

CHAPTER 03 보건프로그램의 목적과 목표 설정

목차

Health Program Planning and Evaluation

CHAPTER 04 보건프로그램 설계

CHAPTER 05 보건프로그램 실행

CHAPTER 01

보건프로그램 기획의 이해

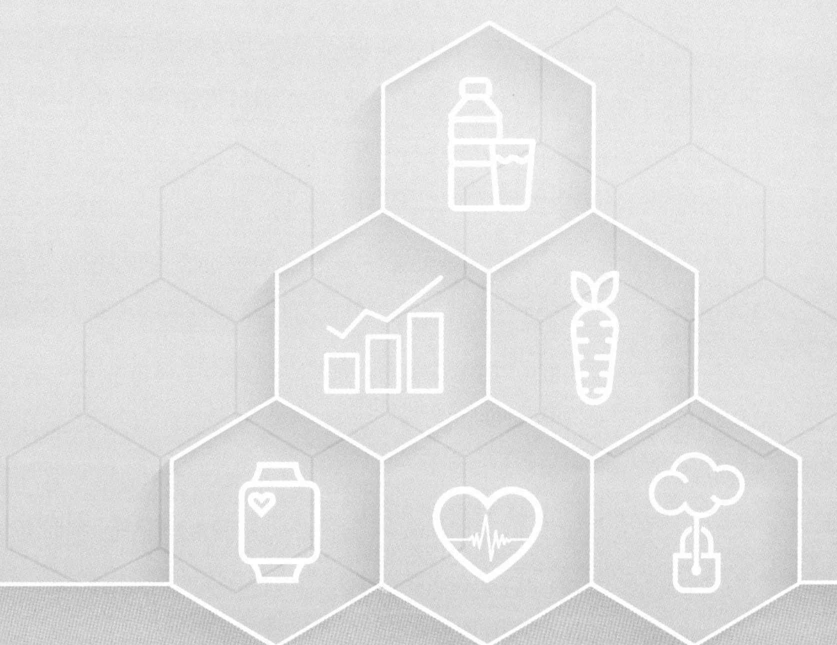

학습성과

01. 보건프로그램 개념을 설명한다.

02. 보건프로그램 기획을 이해한다.

03. 보건프로그램 기획 모형을 설명한다.

04. 보건프로그램 기획 과정을 적용한다.

01 보건프로그램 개념

1. 보건프로그램의 필요성 및 정의

보건프로그램은 국가, 지방자치단체 및 특정 기관에서 설정한 목적을 달성하는 데 필요한 활동 내용, 자원 관리, 수행 및 평가 등에 관한 전체적인 계획을 의미한다. 보건프로그램의 대상은 국민보건을 효과적으로 증진시키는 데 필요한 모든 사회적 활동영역이다. Rapp과 Poertner(2000)는 보건프로그램을 '하나의 목적을 이루기 위한 행동의 집합체'라고 정의하였다. 보건프로그램은 보건정책이 추구하는 목적을 달성하는 수단이며, 보건문제를 해결하기 위해 개인 또는 집단을 대상으로 계획적으로 개입하여 변화를 유도하기 위해 필요한 것이다.

보건프로그램(health program)과 유사한 개념으로 보건프로젝트(health project)가 있다. 보건프로젝트는 하나의 목표를 달성하기 위한 활동으로 구성되는 금연사업, 절주사업 등의 단위사업계획인 반면, 보건프로그램은 여러 개의 프로젝트가 모여서 하나의 프로그램을 형성하는 건강증진사업 등 대단위의 복합적인 계획을 의미한다. 일반적으로 두 개념을 혼용하여 사용하고 있는 실정이다.

보건프로그램의 범위는 민간부문 활동과 공공부문 활동으로 구분할 수 있는데, 보건자원의 대부분이 민간부문인 우리나라의 경우에는 특히 민간부문 자원 활용에 대한 종합적인 프로그램 계획 수립이 필요하다. 이를 따로 분리해서 다루는 것보다는 국가 보건프로그램을 기획할 때 공공부문 기획과 같이 조화시켜 나가는 것이 바람직하다.

2. 보건프로그램의 유형

1) 개발 주체에 따른 유형

(1) 국가 수준 보건프로그램

국가 수준 보건프로그램은 국가 차원에서 정책적으로 수행하는 활동이다. 국가 수준 보건프로그램은 국민의 건강권을 보장하기 위해서 실시되기 때문에 기본적이고 필수적인 내용을 중심으로 구성되어 있다. 중앙 정부기관에서 전 국민을 대상으로 실시하는 다양한 보건프로그램을 의미한다.

(2) 기관 수준 보건프로그램

기관 수준 보건프로그램은 개별 단위의 조직이 추구하는 목적 또는 목표를 달성하기 위해 구체적으로 개발한 사업적 성격의 활동이다. 각 기관의 고유한 특성에 따라 다양한 보건프로그램이 개발될 수 있고, 다양한 기관 현장의 여건을 고려하기 때문에 활동 내용이 구체적이고 명확하다.

2) 구성범위에 따른 유형

(1) 단일 보건프로그램

단일 보건프로그램은 특정한 단일 목적 또는 목표를 달성하기 위한 독자적인 활동이다. 단일 보건프로그램은 달성 목적 또는 목표가 분명하기 때문에 비교적 기간이 짧고, 다른 보건프로그램과 유기적인 관련성이 거의 없다.

(2) 연속 보건프로그램

연속 보건프로그램은 문제 해결을 위한 하나의 주제를 여러 개의 내용으로 나누어 일정한 순서에 따라 수행하는 활동이다. 동일한 특성의 여러 활동 보건프로그램이 단일의 목적과 목표를 달성하기 위해 연속적으로 실시되며, 활동 내용은 통일된 체계로 조직되어 있을 뿐만 아니라 서로 연결되어 있다. 연속 보건프로그램은 하나의 보건프로그램이 종료되면 그 다음 보건프로그램이 시작되는 연결 형태로 운영된다.

(3) 통합 보건프로그램

통합 보건프로그램은 한 주제에서 세분화된 여러 활동이나 비슷한 성격을 가진 여러 활동이 하나의 체계 속에 연결되어 이루어지는 활동이다. 각 활동의 독자성을 어느 정도 유지하면서 적절하게 연결하여 하나의 큰 활동으로 구성한다. 통합 보건프로그램은 여러 보건프로그램이 독립적인 각 개별 보건프로그램으로 분리되면서도 전체적으로 조화 있게 결합되어 있다. 다양한 보건프로그램이 수평적인 관계에서 서로 보완하고 강화할 수 있도록 조직된다.

(4) 종합 보건프로그램

종합 보건프로그램은 여러 영역의 보건프로그램을 한곳에 모아서 종합적으로 전개하는 활동이다. 각 프로그램의 고유한 목표와 성격을 그대로 유지하면서 그 연계성을 합리적으로 조합하여 하나의 종합적인 기능이 이루어지도록 한다. 종합 보건프로그램은 편성 규모가 크고 특정 기간 동안 진행되는 행사 보건프로그램이다.

3) 기간에 따른 유형

보건프로그램 기획 기간에 따라 크게 장기기획, 중기기획, 단기기획으로 구분된다. 장기 보건프로그램은 10년 이상에 걸친 기획이며, 중기 보건프로그램은 5년 정도, 단기 보건프로그램은 주로 1~2년의 기획을 말한다. 비록 기간에 따라 3가지 유형으로 구분하고 있지만 이 기간들은 서로 별개로 존재하지 않고 상호 연결되어 있다. 보건프로그램의 목적과 용도에 따라 단기, 중기, 장기 중 어떤 보건프로그램을 할 것인가를 선택해야 한다.

4) 형성 과정에 따른 유형

보건프로그램 기획이 어디서 형성되었느냐에 따라 하향적 보건프로그램(top-down approach)과 상향적 보건프로그램(bottom-up approach)으로 구분할 수 있다. 하향적 보건프로그램은 전반적인 내용에 대해 먼저 기획되어 있지만 상세한 내용에 대해서는 부족하므로, 각 하부체계에서 이를 좀 더 세련되고 구체화하는 과정이 필요하다. 이에 비해 상향적 보건프로그램의 경우에는 각 하부조직에서 매우 상세하고 구체적인 기획이 세워지며, 추후 이러한 기획을 연결하여 하나의 통합된 기획을 형성한다.

5) 대상 수준에 따른 유형

사회생태학적 모형에 근거하여 건강에 영향을 미치는 수준별 보건프로그램의 유형으로는 개인 수준, 개인 간 수준, 조직 수준, 지역사회 수준, 정책 수준으로 구분할 수 있다.

(1) 개인 수준 보건프로그램

개인(personal) 수준 보건프로그램은 한 개인의 동기, 가치, 지식 및 기술 등을 제공하여 문제와 위기 상황에 대처할 수 있는 능력을 키워주는 프로그램이다. 개인을 대상으로 하는 보건프로그램은 지식, 태도 및 믿음 등과 같은 행동에 영향을 미치는 개인적 특성을 다각적으로 고려해야 한다.

(2) 개인 간 수준 보건프로그램

개인 간(interpersonal) 수준 보건프로그램은 건강행동에 영향을 미치는 가족, 직장동료, 친구 등 공식적 · 비공식적인 사회적 관계망과 사회적 지지 시스템에 관심을 기울인다. 개인 간 보건프로그램의 내용은 사회적 네트워크의 강화, 집단규범 변경과 사회적 지지 그룹 구성에 역점을 둔다.

(3) 조직 수준 보건프로그램

조직(institutional) 수준 보건프로그램은 조직으로 하여금 각 부서, 집단, 구성원의 요구를 보다 잘 충족시키고 상호 연결을 원활히 하는 데 관심을 기울인다. 조직 수준 보건프로그램은 조직의 구조, 규범, 질서를 건강 지향적으로 만드는 것이 중요한 과제이며, 개인은 조직의 규범과 질서에 예속된다.

(4) 지역사회 수준 보건프로그램

지역사회(community) 수준 보건프로그램은 개인, 집단, 조직 간에 공식적 또는 비공식적으로 존재하는 네트워크를 활성화시켜 각 부분과 협력을 강화하는 데 관심을 기울인다. 지역사회 수준 보건프로그램은 지역사회 각 부분과의 협력강화, 협조체계 구축 등이 핵심 내용이다.

(5) 정책 수준 보건프로그램

정책(policy) 수준 보건프로그램은 질병예방, 조기발견, 질병 관리 등 건강 관련 행동과 실천에 대해 정부 차원의 조례 제정이나 각종 규제조치를 통하여 제도를 확립하는 활동이다. 정책 수준 보건프로그램에서 법적 · 규제적 정책은 국가 전체 수준에서 보건프로그램을 구축하는 것이다.

사회생태학적 모형에 근거한 대상 수준별 보건프로그램의 접근전략은 표 1.1과 같다.

표 1.1 대상 수준별 보건프로그램 접근전략

대상 수준	정의	접근전략
개인 수준	개인이 가진 지식, 믿음, 태도 등 개인적 특성	• 교육 • 행태 개선 훈련 • 직접 서비스 제공 • 유인 혹은 불이익 제공
개인 간 수준	가족, 직장동료, 친구 등 공식적 · 비공식적인 사회적 지지와 연결망	• 기존 사회적 연결망 활용 • 새로운 사회적 연결망 개발 - 짝짓기 - 멘토링 제도 - 자조집단(동아리) 결성 • 자생적 지도자 활용
조직 수준	조직 내 환경, 조직문화, 비공식적 구조 등	• 조직개발이론, 조직관계이론 적용 • 조직규범 및 조직문화 개선 • 조직역량 개발
지역사회 수준	지역사회 환경과 지역사회 역량강화	• 이벤트 • 매체 홍보 • 사회 마케팅 • 환경 개선 • 지역사회 역량강화 • 지역사회 규범 개선
정책 수준	정부의 정책과 법률 및 조례	• 옹호 • 정책개발

6) 내용에 따른 유형

(1) 인지 보건프로그램

인지 보건프로그램은 보건프로그램의 주제에 대한 대상자의 인지 수준과 관심을 높이는 데 목적을 둔다. 인지 보건프로그램 한 가지만으로 건강습관을 크게 변화시키기 어렵지만 다른 보건프로그램과 결합되어 제공될 때는 매우 유용한 효과를 낼 수 있다. 인지 보건프로그램에는 리플렛, 포스터, 건강박람회 등이 있다.

(2) 생활양식 변화 보건프로그램

생활양식 변화 보건프로그램은 건강행동 변화와 관련된 생활양식을 정착시키는 데 목적을 둔다. 건강행동 변화가 나타나서 정착되기까지는 일정 시간이 필요하기 때문에 생활양식 변화 보건프로그램은 최소한 12주 이상은 유지되어야 한다. 이에 장기간 보건프로그램을 진행하게 되면 소수의 사람만 보건프로그램에 참여하여 전체 대상자에게 보건프로그램의 효과를 기대하기 어려운 경우가 많다. 이러한 단점을 극복하기 위해서는 지지적인 환경 보건프로그램을 적극적으로 활용하는 것이 바람직하다.

(3) 건강생활 환경 조성 보건프로그램

건강생활 환경 조성 보건프로그램은 건강생활의 분위기와 지지적인 환경을 조성하여 새롭게 획득한 건강생활 습관을 유지하도록 돕는데 목적을 둔다. 따라서 건강생활 환경 조성 보건프로그램은 조직 또는 지역사회에 건강한 생활양식을 격려하는 분위기와 환경을 만들어주는 활동을 한다.

3. 보건프로그램의 특성

보건프로그램은 간단한 것에서부터 국가 단위의 대규모 프로그램에 이르기까지 그 대상자의 포함 정도나 내용이 매우 다양하다. 질적으로 향상된 보건프로그램의 특성은 다음과 같다.

- 보건프로그램의 성격과 특성에 적합한 인력이 적절하게 조직되고 배치되어야 한다.
- 개별 보건프로그램마다 목적, 대상, 개입 방법 등에서 개성과 특성, 즉 고유의 정체성이 있어야 한다.
- 성공적인 보건프로그램을 위해 안정적이고 일관성 있는 자원의 공급이 필수적이다.
- 보건프로그램 수행과 서비스가 제공되는 모든 활동에는 철학이 뒷받침되어야 한다.
- 보건프로그램은 원인과 결과에 따른 연구와 조사가 수반되는 근거중심이어야 한다.
- 보건프로그램 수행에 사용되는 모든 활동과 절차는 과학적 이론 근거를 바탕으로 이루어져야 한다.
- 보건프로그램 서비스 대상자와 명확하게 의사소통되어야 한다.
- 보건프로그램 수행 후에는 과학적이고 체계적인 평가 노력이 이루어져야 한다.
- 보건프로그램 수행 후에는 문제 해결 결과에 관한 과학적이고 객관적인 성과를 확인할 수 있어야 한다.

4. 보건프로그램의 요건

보건프로그램은 그 목적을 달성하기 위해 목적성, 조직성, 계획성, 통제성, 공인성, 접근성, 포괄성, 지속성의 8가지 요건을 갖추어야 한다.

1) 목적성

보건프로그램은 구체적인 목적에 대해 쉽게 이해할 수 있도록 분명하게 기술되어야 한다. 보건사업의 명확한 목적이 있고, 그 목적에 맞는 내용, 활동, 절차가 이루어져야 한다. 즉, 모든 보건프로그램은 전체적으로 목적에 부합되게 구조화되고 체계화되어야 한다.

2) 조직성

보건프로그램의 목적을 달성하기 위해 선정한 내용, 활동, 절차가 위계적인 체계에 맞추어 조직되어야 한다. 보건프로그램의 목적을 달성하기 위해 업무를 추진할 방법과 순서가 구조적으로 잘 조직되어야 한다.

3) 계획성

보건프로그램의 구성 내용, 활동, 절차가 체계적으로 조직되면 그 자체가 상당히 계획적인 요소를 갖게 된다. 그러나 보건프로그램의 내용과 절차가 조직화되었다고 반드시 잘 계획되었다고 할 수 없다. 보건프로그램은 내용을 선정하고 조직할 때도 사전에 철저히 준비하고 완벽하게 계획해야 하지만 그것을 수행하는 방법과 절차도 미리 충분히 검토하고 준비해야 한다. 보건프로그램의 개발과 수행 과정에 대한 계획과 준비 정도에 따라 보건프로그램의 가치가 결정될 정도로 계획성은 중요하다.

4) 통제성

보건프로그램의 구성과 운영 절차에서 보건프로그램의 목적에 부합하지 않는 사항은 배제하여 구조성과 체계성을 높이고, 누구나 용이하게 프로그램을 수행할 수 있도록 보건프로그램의 수행 절차를 통제할 필요가 있다. 비구조화된 보건프로그램은 상대적으로 계열화, 구조화, 체계화가 결여되어 조직성이 떨어지므로 가급적 구조화된 보건프로그램을 통제하여 프로그램의 실용성을 높여야 한다.

5) 공인성

보건프로그램은 반드시 평가를 거쳐 프로그램의 효율성이 입증되고 공인되어야 한다. 성공적인 보건프로그램이 되기 위해서는 과학적인 연구 활동이 지속적으로 이루어져야 하며, 이러한 연구 활동의 결과를 근거로 필요한 서비스를 예측하여 새로운 보건프로그램을 개발하고, 서비스의 효과성과 효율성을 높일 수 있어야 한다.

6) 접근성

보건프로그램은 우선적으로 이를 필요로 하는 대상자가 쉽고 편리하게 접근할 수 있어야 한다. 따라서 보건프로그램은 겉으로 드러나지 않는 잠재적 대상자가 쉽게 찾아갈 수 있는 기관이나 장소에서 이루어져야 한다. 보건프로그램의 내용도 실제적이어야 잠재적 대상자의 관심과 접근을 이끌어낼 수 있다. 보건프로그램의 가용 시간도 잠재적 대상자가 편리하게 접근할 수 있도록 다양하게 편성되어야 한다.

7) 포괄성

보건프로그램은 대상자의 다양한 요구를 충족시켜주고 문제 해결을 해 줄 수 있도록 포괄적이어야 한다. 보건서비스가 전문화되는 것은 서비스의 단편화를 초래할 수 있다. 일반적으로 전문적인 서비스 제공자는 자신의 제한된 분야만 다루기 쉽다. 서비스 수용자의 다양한 문제를 다루기 위해서는 다방면으로 능력을 가진 사람들이 필요하므로, 서로 협력하여 문제를 바람직하고 포괄적으로 해결하도록 접근해야 한다.

8) 지속성

보건프로그램은 프로그램 전 과정을 계속적으로 모니터링하여 대상자의 요구를 충족시킬 수 있도록 지속적이어야 한다. 보건서비스의 지속성을 확보하기 위해 대상자의 관계, 서비스 계획 및 진행에 관한 의사소통, 서비스 중단자에 대한 조사 및 사후 관리 등을 증진시키는 구체적인 활동이 이루어져야 한다.

5. 보건프로그램의 개발

보건프로그램은 보건정책이 추구하는 목적을 달성하는 수단으로, 보건문제 해결을 위해 개인 또는 집단을 대상으로 의도적으로 개입하여 변화를 유도한다. 보건문제 해결을 위한 방향과 목적이 결정되면 이 목적을 달성하는 데 필요한 실천 활동을 만들어내는데, 이러한 과정을 보건프로그램 개발이라고 한다. 보건프로그램 개발은 보건교육 전문가의 주요 활동 항목을 체계적이고 유기적으로 조직하는 것으로, 협의의 보건프로그램 개발과 광의의 보건프로그램 개발로 구분할 수 있다.

1) 보건프로그램 개발 정의

(1) 협의의 보건프로그램 개발

협의의 보건프로그램 개발은 새로운 보건프로그램을 기획하거나 설계하는 것을 의미한다. 새로운 보건프로그램을 기획하거나 설계하는 데 초점을 맞춘다면 요구도 조사나 문제 분석, 목표 설정 또는 중재 방법 개발 등 전체 보건프로그램 개발 과정에서 초기 단계의 활동이 강조된다. 협의의 보건프로그램 개발은 신규 보건프로그램 개발에는 적합하지만, 기존 보건프로그램을 개선하는 과정은 충분히 설명하지 못하는 단점이 있다.

(2) 광의의 보건프로그램 개발

광의의 보건프로그램 개발에는 새로운 보건프로그램을 창출하는 것뿐만 아니라 기존 보건프로그램을 수정하거나 보완하는 것도 포함된다. 단계적으로 보건프로그램의 기획뿐 아니라 실행, 평가 등의 모든 단계와 보건프로그램을 개선시키는 작업까지 포함한다. 광의의 보건프로그램 개발 과정은 일반적으로 ①보건프로그램의 기본 방향 설정, ②대상자의 요구와 문제 파악, ③보건프로그램의 기획, ④목표 달성을 위한 실행, ⑤보건프로그램의 성과 측정, ⑥환류(feedback) 등의 순환적 과정이다.

2) 보건프로그램 개발의 의미

(1) 보건프로그램 개발은 집단 의사결정 과정이다.

보건 조직 내 · 외의 많은 사람이 참여하며 보건프로그램 개발과 관련된 여러 사항에 대해서 공동으로 의사결정을 내린다. 의사결정이 필요한 보건사업의 내용은 ①보건프로그램 개발의 범위, ②대상자 집단의 크기, ③보건프로그램의 우선순위, ④보건프로그램의 목적과 목표 설정, ⑤보건프로그램의 내용 선정, ⑥보건프로그램 실행방법, ⑦평가기준 선정과 평가방법 등이 포함된다.

(2) 보건프로그램 개발은 변화에 대응하는 과정이다.

보건 조직은 끊임없이 변화하는 내 · 외부 환경 변화 및 대상자의 요구 변화에 적절하게 대응할 수 있는 활동을 전개해야 한다. 이에 보건프로그램 개발은 이러한 변화에 대한 적절한 대응기술을 강화시켜나가는 것이다.

(3) 보건프로그램 개발은 대상자의 자발적인 참여 과정이다.

보건프로그램 개발은 대상자의 요구를 확인, 사정, 분석하는 과정 중에 대상자의 자발적인 참여가 전제되어야 한다. 보건프로그램 개발자는 대상자의 자발적인 참여를 적극적으로 촉진할 수 있도록 다양한 노력을 기울여야 한다.

보건프로그램을 개발하는 동안 우선적으로 고려해야 할 것은 잠재적 대상자 집단을 참여시켜 그들의 요구와 특성을 반영할 수 있도록 하는 것이다.

(4) 보건프로그램 개발은 지역사회의 개발 과정이다.

보건프로그램 실행의 목표는 보건프로그램에 참여한 개인뿐만 아니라 개인이 속한 집단과 지역사회를 변화시키는 것이다. 단순히 개인의 행동 변화에만 관심을 가지는 것이 아니라 보건프로그램 수혜자의 변화와 발전을 추구하는 것이다. 개인과 집단은 그들의 지식, 태도, 실천의 변화에 초점을 맞추고, 지역사회는 모든 구성원의 변화와 발전을 지향해야 한다.

3) 보건프로그램 개발의 원리

(1) 보건프로그램 개발은 대상자의 요구와 특성에 적합해야 한다.

보건프로그램은 대상자의 요구를 바탕으로 그 목적과 목표가 설정되고, 이를 성취할 수 있도록 구체화되어야 한다. 이를 위해서 대상자가 지니고 있는 특성과 상황적 요소를 고려하여 개발해야 한다. 그리고 대상자를 개별적인 특성을 지니는 집합체로 인식하여 개인의 다양성을 고려해 보건프로그램이 보다 탄력적으로 운영될 수 있도록 보건프로그램을 개발해야 한다.

(2) 보건프로그램을 원활하게 수행하는 데 관련되는 제반 여건을 고려해야 한다.

보건프로그램은 프로그램 제공자의 실행 능력과 기술, 재정 여건, 장비와 시설, 행정적 지원, 대외적인 협력관계 등의 현실적 여건을 고려해야 한다. 보건프로그램의 적용과 활용의 접근성을 높이기 위해서 제공되어야 하는 여러 가지 요소를 고려하여 실행 가능하고 일반화될 수 있도록 개발해야 한다.

(3) 보건프로그램 개발은 대상자의 참여를 고려해야 한다.

보건프로그램에는 대상자의 적극적인 참여가 필요하므로 대상자의 일반적인 특성과 생애주기별 특성을 고려하여 프로그램을 개발해야 한다. 이를 위해 대상자와 활발한 의사소통을 통해 지속적인 관계를 유지하여 대상자가 자발적으로 프로그램에 참여할 수 있도록 해야 한다.

(4) 보건프로그램 개발은 포괄적인 실행이 이루어지도록 해야 한다.

보건프로그램은 대상자의 전반적인 요구와 통합할 수 있도록 포괄적으로 개발되어야 한다. 즉, 프로그램 목표 달성을 위해서는 대상자의 특정한 요구보다 전체적인 요구를 고려하여 포괄적으로 개발하는 것이 필요하다. 전반적인 문제 해결 방안을 충족시키기 위해서는 전체적인 요구를 고려하여 효율과 균형을 잘 맞추어 개발하는 것이 필요하다.

(5) 보건프로그램 개발은 변화하는 환경에 탄력적으로 대응할 수 있어야 한다.

보건프로그램을 개발하는 조직의 내부 및 외부 환경은 끊임없이 변화하고 있어 이를 충분히 고려하여 신축적이고 탄력성 있는 보건프로그램을 개발해야 한다.

4) 보건프로그램 개발의 과정

보건프로그램 개발은 미래지향적인 활동이며 새로운 변화와 발전을 창출하기 위한 사업으로 그 필요성을 확인하고 분석하는 것이다. 보건프로그램을 효율적으로 개발하기 위해서는 사전에 어떠한 절차를 거쳐야 하는지 결정하고 필요한 제반 자원을 예측해야 한다. 보건프로그램 개발의 각 단계마다 필요한 의사결정이 이루어져야 하므로 개발에 참여하는 이해관계자(stakeholder)는 개발 절차를 함께 공유하며, 각자 개발과 관련된 역할을 분담해야 한다.

보건프로그램 개발 과정은 전문가에 따라 조금씩 상이하지만, 주로 요구도 사정, 목적과 목표 설정, 프로그램 설계, 프로그램 실행, 프로그램 평가의 단계로 진행하는 것이 일반적이다(그림 1.1). 보건프로그램 설계 과정에서 강조되는 것은 이 과정이 일회적이거나 단편적인 의사결정이 아니라, 연속적이고 서로 영향을 주고받는 과정이라는 것이다. 각 개발 과정의 단계는 서로 연관되어 있으며, 지속적으로 상호작용을 하게 된다.

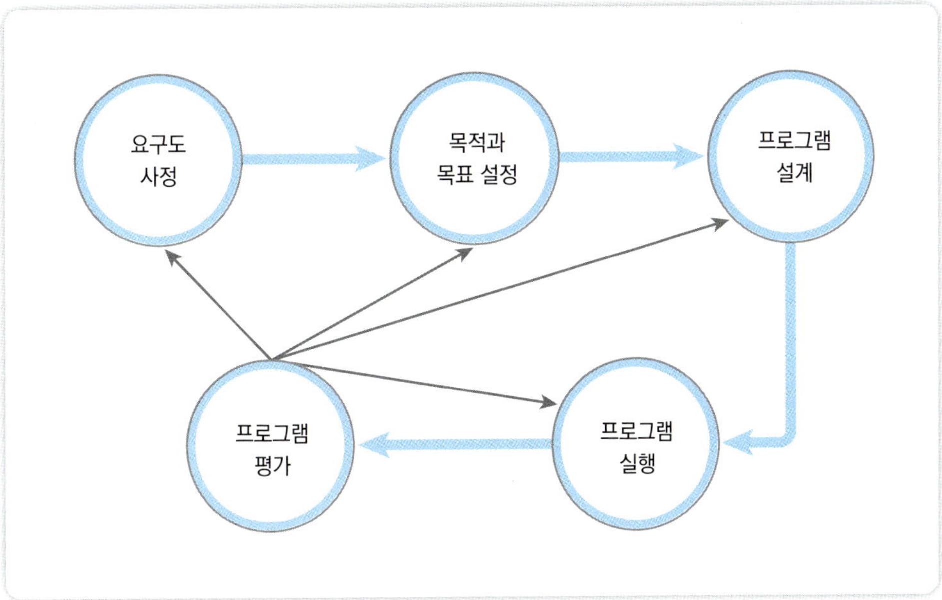

그림 1.1 보건프로그램 개발 과정

출처: Hodges BC & Videto DM. (2011). Assessment and planning in health programs. Jones and Bartlett Publishers.

02 보건프로그램 기획 개념

기획(planning)은 의도된 미래를 위하여 현재를 변화시키는 과정이다. 본질적으로 미래지향적 · 목표지향적 · 의도적이며, 목표 달성을 위한 최적의 수단을 제시하고 체계적인 일련의 의사결정 과정이다. 따라서 보건프로그램 기획은 국민을 건강하게 하기 위한 목표, 정책, 절차, 수단들을 선택하고 결정하는 과정이라 할 수 있다. 즉, 국민이 당면하고 있는 보건문제를 해결함으로써 보건복지를 증진하고자 합리적인 보건정책 수립과 보건자원의 동원을 효과적으로 하기 위한 제반 보건 활동이다. 보건프로그램 기획의 일반적인 과정은 전제 조건 사정, 현황 분석, 우선순위 설정, 각종 사업 방법의 연구, 계획 작성, 프로그램 수행, 평가와 재계획 단계 순으로 이루어져 있으며, 기획 모형에 따라 기획 단계는 다양하다.

1. 보건프로그램 기획의 정의

일상생활 속에서 기획이라는 단어를 많이 사용하지만, 흔히 '기획'과 '계획'을 구분하지 않고 혼동하여 동일한 의미로 사용하는 실정이다. 기획이란 본질적으로 전략적인 의사결정 과정으로 사회나 조직을 위한 목표, 정책 그리고 절차나 방법과 같은 수단을 선택하고 결정하는 과정이다. 이에 반해 계획이란 기획 과정의 결과로 나타난 최종 산물이다. 다시 말해 계획은 기획서(최종안)라고 할 수 있으며, 일련의 과정으로서의 기획은 계획과는 명확하게 구분해야 한다.

보건프로그램 기획은 국민의 건강을 지키기 위한 합리적인 보건 목표, 정책, 절차, 수단을 선택하고 결정하는 제반 보건 활동의 과정이다. 즉, 보건에 관한 실제적인 프로그램이 성공적으로 실행되어 국민건강이라는 목적을 달성시키기 위한 필수적 과정인 것이다.

보건프로그램 기획은 보건프로그램이 최적의 수단으로 목표를 달성하기 위해 미래의 활동에 관해 일련의 결정을 준비하는 지속적 · 동태적 과정으로, 본질적으로 미래지향적이고 목표지향적이며 의도적인 특성을 가진다. 또한 목표 달성을 위한 최적의 수단을 제시하고, 일련의 체계적인 의사결정 과정을 포함하며, 기획은 하나의 시스템으로 시간, 조직, 기능, 영역 등의 다차원적인 특성을 가지고 있다.

2. 보건프로그램 기획의 필요성

일반적으로 보건프로그램 기획의 필요성은 다음과 같다.

1) 각종 요구와 희소자원의 배분

개인이나 지역사회의 각종 기대를 충족시키기 위해서는 부족한 자원을 사회경제적 중요성에 따라 우선순위를 설정하고, 기대되는 요구와 자원의 배분을 상호 조정해야 할 필요가 있다.

기획은 여러 가지 대안 중에서 가장 효과적인 방안이 선택되어 예산 절약과 생산적인 업무 활동을 촉진시키며, 프로그램의 통합적인 활동을 활성화시킴으로써 업무 흐름을 개선시킬 수도 있다.

2) 이해대립의 조정 및 결정

프로그램 수행 시 서로 다른 집단 간에는 이해와 가치가 상충될 수 있다. 이들 집단 간에 추구하는 목표가 동일하나 목표를 달성하는 방법이나 접근방법은 상이할 수 있으므로, 이를 조정하고 결정하기 위해서는 사업 목표와 사업 수행 계획이 분명하게 정의되어야 한다.

3) 지식과 기술의 검토 및 선택

현대 정보사회와 같이 정보가 급속도로 발전하는 사회에서는 새로운 지식과 기술의 보급이 필수적이므로 사전에 충분한 검토나 조정 없이 새로운 기술만을 도입한다면 오히려 그 지역사회의 불균형적 발전이 초래될 가능성이 있다.

4) 합리적 의사결정

기획이 잘못되면 외부 환경의 변화에 능동적으로 대처하지 못하므로 효율적인 프로그램 운영을 위해서는 기획이 필요하다.

3. 보건프로그램 기획의 대상과 범위

보건프로그램 기획의 대상과 범위는 국민 건강 수준을 효과적으로 증진시키는 데 필요한 모든 사회적 활동 영역이 포함된다.

1) 인적 자원 기획

각종 보건의료 인력의 양성 및 관리, 지역적 분포 및 활용 목표에 대한 정확한 기준, 추계 등을 기준으로 인적 자원을 기획하는 것을 말한다.

2) 물적 자원 기획

물적 자원 기획은 각종 보건의료시설과 의료장비 및 소모품을 생산, 분배하고 관리하는 기획을 말한다.

3) 보건행정 기획

보건행정 기획은 보건의료 전달 체계의 발전과 재원 조달, 분배 및 보건사업 정보 체계의 개발 등에 관한 기획을 말한다.

4) 환경 기획

쾌적한 생활환경 확보와 관련되는 보건사업, 즉 기본 환경 관리, 공해 관리 및 상하수도 관리 등에 관한 기획을 말한다.

5) 보건교육 기획

보건교육 기획은 예방보건사업과 건강한 생활을 영위하기 위한 국민 보건교육 및 홍보에 관한 기획을 말한다.

6) 조사 및 연구 기획

국민 보건 실태를 분석하기 위한 제반 활동과 보건 과학 및 의학 기술 향상과 관련된 조사 및 연구 기획을 말한다.

4. 보건프로그램 기획의 범주

보건프로그램 기획은 크게 전략 기획, 사업 기획, 실행 기획으로 나눌 수 있다(그림 1.2).

1) 전략 기획 Strategic planning

종합적 또는 통합적 기획이라고도 불린다. 거시적 관점에서 조직 차원의 총괄적이고 장기적 대책을 강구하는 기획으로, 조직의 비전과 미션에 입각하여 사업별, 부서별로 우선순위를 정하고 가용자원의 한계 속에서 사업 간의 조정을 꾀하게 된다.

2) 사업 기획 Program planning

사업부서에서 작성하는 단위 사업의 목적과 목표, 사업 활동에 대한 기획이다. 대부분의

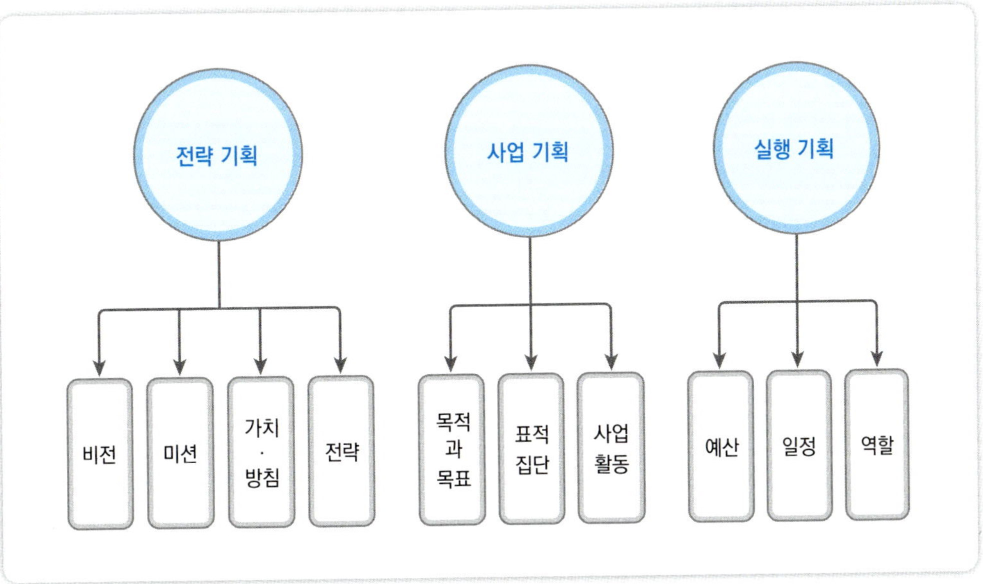

그림 1.2 보건프로그램 기획의 범주

경우 철학이나 장기 전망과 같은 기본 방향이 부족하여, 전략적 기획이 선행되지 않는다면 제시된 사업이나 정책이 조직의 목표나 우선순위와 연관되지 못하고, 상대적인 비용 효과나 실현 가능성도 비교하기 어렵다. 하지만 기획의 초기 단계에서는 기획 경험을 제공한다는 점에서 매우 중요하다.

3) 실행 기획 Operational planning

사업의 실행을 위한 예산, 일정, 담당자의 역할에 대한 기획이다.

5. 보건프로그램 기획의 유형

1) 기간별 유형

기획의 목적과 용도에 따라 단기 · 중기 · 장기 기획 중 어떤 기획을 할 것인가를 선택해야 한다. 그러나 단기 · 중기 · 장기 기획은 별개의 기획이 아니라 상호 연결된 것이다.

(1) 단기 기획

단기 기획은 보통 1년 내외의 기획으로, 현실과의 괴리가 적어 현실성이 높지만 여건에 따라서 수정되기도 한다.

(2) 중기 기획

중기 기획은 일반적으로 5년 내외의 기간에 걸친 기획이다. 중기 기획의 내용은 이미 설정된 목표와 목적을 달성하기 위해서 어떤 종류의 자원을 어디에 배정해야 할 것인지 그 방법과 수단에 더욱 관심을 기울인다.

(3) 장기 기획

장기 기획은 보통 5년 또는 그 이상의 기획을 말하며 인력, 하부구조, 투자 등 변화에 오랜 시간이 소요되는 과제를 취급한다. 장기 기획은 주로 장래 추계 또는 예후 기획이란 용어가 상용될 정도로 장기간에 걸친 여러 조건의 예측에 관심을 가진다. 보건프로그램의 최종 목표인 건강 수준의 변화는 장기 기획을 통해 확인할 수 있으며, 기획가의 능력, 정보의 축적, 미래에 대한 예측을 위한 기법 등을 통해 장기 기획의 정확도를 높일 수 있다.

2) 대상별 유형

(1) 경제 기획

경제 개발, 소득 분배, 실업 해소, 물가 안정, 재정 안정 등 경제 전반을 대상으로 하는 기획을 말한다. 경제 기획은 국민 경제 수준을 일정한 목표에 접근시키려는 종합적이고 지속적인 정책 결정이다. 경제 기획의 목적은 성장, 안정, 분배, 복지, 환경, 국제협력 등 시대적 조건에 따라 다양하다.

(2) 자연 기획

자연 자원, 토지, 시설, 공간 등을 대상으로 하는 기획으로, 도시 기획이나 국토종합개발기획이 이에 속한다. 물적 기획은 공간 및 자연개발과 공중의 편익 증진을 위해 수립된 기획이다.

(3) 사회 기획

사회계층의 불균형과 불평등을 해소하고 나아가 국민의 보건복지를 증진하기 위한 기획이다.

(4) 행정 기획

조직을 효율적으로 관리하고 목표를 효과적으로 달성하기 위한 기획이다.

3) 지역별 유형

(1) 기초지역 기획

시 · 군 · 구 단위의 기획으로, 시 · 군 · 구 지역 보건의료기획이나 건강증진사업기획이 그 예이다.

(2) 광역지역 기획

광역지역을 대상으로 하며, 시 · 도 지역 보건의료기획이나 건강증진사업기획이 그 예이다.

(3) 국가 기획

국가 단위의 정책적 특성과 목표를 지닌 보건 기획이다.

(4) 국제 기획

세계보건기구, 국제개발은행 등이 보건에 대한 국제 기획을 담당하고 있다.

6. 보건프로그램 기획의 한계

기획을 제약하는 요인에는 여러 가지가 있으나, 크게 기획 수립상 제약요인, 기획 집행상 제약요인과 행정적 · 정치적 제약요인으로 구분한다.

1) 기획 수립상 제약요인

(1) 목표의 갈등, 대립 및 계량화 곤란

기획에서 목표의 설정은 정치적 · 경제적 · 사회적 요인과 행정조직의 구조적 요인이 작용하므로 명확한 목표의 설정이 어려우며, 수량적으로 표현되는 목표의 계량화가 어렵다.

(2) 미래 예측의 불확실성과 자료의 결핍

기획은 미래의 활동과 관련이 있는데, 미래를 정확히 예측하기가 어려우며 미래 예측의 토대가 되는 정보나 자료가 부족하거나 불확실한 경우가 많다.

(3) 비용의 과중과 시간의 제약

현재 수립해 놓은 기획이 이후에 대폭적으로 수정되거나 객관적 여건의 변동으로 실천에 옮겨지지 못한다면 비용의 과중을 초래하기 쉽고, 기획의 수립에는 많은 시간이 필요하다.

(4) 개인적 창의력의 저해

일반적으로 기획의 절차와 방법이 집권적으로 설정되는 대규모 조직에서는 일반 직원이나 감독자의 창의력이 저해되기 쉽다. 또한 기획이 지나치게 포괄적이고 세부적인 경우, 가치 있는 창의력을 발휘하지 못할 우려가 있다.

(5) 자료 및 정보의 부족과 부정확성

정보자료의 중요성에도 불구하고 정확한 자료의 수집이 어렵거나 정보가 왜곡 또는 변질되는 경우도 있다.

2) 기획 집행상 제약요인

(1) 경직화 경향과 수정의 어려움

기획의 전제와 전혀 다른 새로운 상황의 발생과 새로운 정보가 들어오는 경우에는 집행되고 있는 기획의 수정이 불가피하지만, 일단 수립된 기획은 경직성이 있고 관계당사자의 이해관계 등이 작용하여 수정이 용이하지 않다.

(2) 계획 집행에 대한 관계자의 저항

기획은 현상의 변동을 초래하여 이해득실을 만들게 되므로 계획 집행에 대한 반발이나 저항이 발생할 수 있다.

(3) 즉흥적 · 권위적 결정에 의한 빈번한 수정

최고 관리층이 전임자의 계획을 법적 구속력이 없다는 이유로 즉흥적이고 권위적인 결정방식에 의해 빈번하게 수정하는 경우가 있다.

(4) 자원배분의 비효율성

한정된 자원이 행정 수요의 우선순위에 따라 집중적으로 배분되어야 하는데, 유사한 기능을 담당하는 기관 간의 대립 · 갈등으로 계획 집행에 차질이 생긴다.

3) 행정적 · 정치적 제약요인

(1) 기획 요원의 능력 부족

능력이 부족한 사람이 기획을 담당하는 경우에는 기획의 쇄신을 기대할 수 없으며, 경험과 기술이 부족한 직원에 의한 기획은 많은 문제점을 내포할 수 있다.

(2) 복잡한 행정절차 및 회계 제도

복잡한 행정절차 및 낙후된 회계 제도는 기획 운영을 저해하기 쉽다.

(3) 재원의 제약성

재원의 제약을 받게 되는 경우에는 제대로 수립된 기획이라 할지라도 집행상 어려움이 나타난다.

(4) 행정 조직의 비효율성

행정 조직의 효율성 결여는 기획의 집행을 저해한다.

(5) 기획 과정의 참여 부족

기획 과정의 참여가 제대로 이루어지지 않으면 기획에 대한 동의 또는 적극적인 협조를 받지 못할 수 있다.

03 보건프로그램 기획 모형

건강행동 중재를 비롯한 보건프로그램을 개발, 실행, 평가하는 단계와 각 단계별로 수행해야 할 사항을 제시하는 기획 모형은 여러 가지가 있다. 각각의 기획 모형은 그 나름대로 장점과 단점을 가지고 있어 어느 모형이 보건프로그램 기획에 가장 적합하다고 단정하기는 쉽지 않다. 그러므로 보건프로그램이 실시되는 현장의 상황과 대상자의 수준에 맞게 적절히 변형시켜 사용하면 된다.

1. PRECEDE-PROCEED 모형

Green과 Kreuter가 1980년에 발행한 저서 『보건교육기획(Health Education Planning)』에서 제시한 PRECEDE (Predisposing, Reinforcing and Enabling Constructs in Educational Diagnosis and Evaluation) 모형은 지금까지도 많은 보건교육자들로부터 주목을 받고 있다. PRECEDE 모형은 인간의 건강행위를 변화시킴으로써 건강문제의 발생이 감소되고, 궁극적으로 삶의 질 향상까지도 가져올 수 있다고 본다. 1991년 Green과 Kreuter는 『건강증진기획(Health Promotion Planning)』이란 저서를 발행하면서 이전에 제시하였던 요소 외에 정책, 규정, 조직 진단 및 사회환경적 요인을 추가한 PROCEED (Policy, Regulatory and Organizational Constructs in Educational and Environmental Development) 모형으로 수정하여 제시하였다. PROCEED 모형에서 인간의 건강행태는 개인과 환경 모두에 영향을 받는 것으로 생각하므로 대상자 참여와 생태학적 접근을 강조하고 있다.

PRECEDE-PROCEED 모형은 여러 차례 수정을 거쳐 현재의 틀을 갖추었으며, 최근 개정된(Green & Kreuter, 2005) 모형은 보건교육이나 건강증진 요구 사정 단계로, 1단계 사회적 사정-2단계 역학적 · 행동적 · 환경적 사정-3단계 교육 및 생태학적 사정-4단계 행정적 · 정책적 사정 및 중재 설계의 단계로 구성되어 있으며, PROCEED는 교육 프로그램 수행과 평가 단계로, 5단계 수행-6단계 과정평가-7단계 영향평가-8단계 결과평가로 구성되어 있다. PRECEDE-PROCEED 모형은 건강증진, 보건사업 교육, 기획 및 평가에 가장 널리 활용되고 있는 모형이다(그림 1.3).

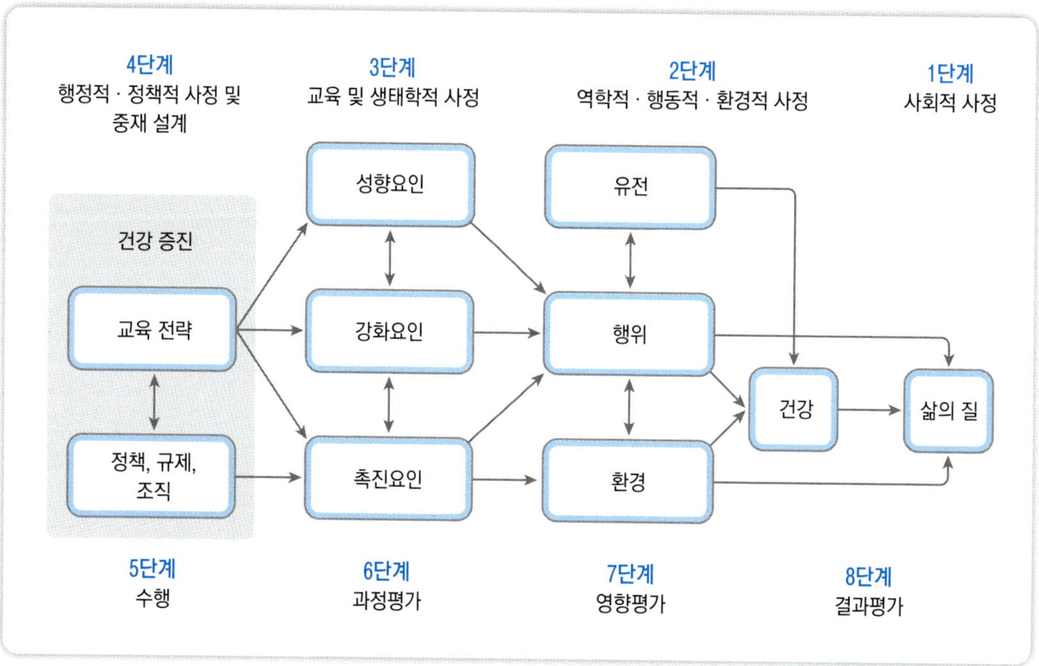

그림 1.3 PRECEDE-PROCEED 모형

출처: Glanz K, Rimer B. K. & Viswanath K. (2015). Health behavior: Theory, research, and practice(5th ed.). Jossey-Bass.

1) 1단계: 사회적 사정

1단계에서는 사회적 사정을 한다. 프로그램 계획은 가장 먼저 계획 대상자들, 예를 들면 지역사회 주민이 현재 누리고 있는 삶의 질에 대한 쟁점이 무엇인가를 고려한다. 이들의 삶의 질에 대한 쟁점을 파악하기 위하여 가능한 한 기존 자료를 이용하는 것이 좋지만 필요한 자료가 없을 경우에는 사회조사 · 면담 · 주민회의에 참석하여 여론을 청취하거나 직접 관찰하는 방법을 택한다. 이러한 방법들 가운데 대상자의 수적 크기 및 이에 관련된 상황, 동원될 수 있는 자원의 내용과 정도 등을 고려하여 그에 적절한 방법을 선택하여 건강상의 증상을 파악한다. 파악된 자료는 지역사회 대상자들의 우선순위를 결정하는 데 도움을 준다.

2) 2단계: 역학적 · 행동적 · 환경적 사정

2단계에서는 역학적 · 행동적 · 환경적 사정을 한다. 1단계에서 사회적 사정의 결과, 주목할 만한 사회적 문제로 보이는 구체적인 보건의료 문제들이 무엇인가를 파악한 후, 파악된 문제들을 분류하여 우선순위를 정하고, 우선순위가 높은 문제들을 개선 또는 해결하는 데에 활용될 수 있는 현재의 자원을 파악한다. 이 단계의 최종 산물은 건강상태를 개선할 것으로 예상되는 건강 관련 목적들이다.

3) 3단계: 교육 및 생태학적 사정

3단계에서는 교육 및 생태학적 사정을 한다. 이 단계에서 추구하는 것은 건강상 문제를 일으키는 개인 또는 조직행동의 행동적 결정요소는 무엇인가에 대한 해답을 얻으려는 것이다. 건강 관련 행동, 생활양식 그리고 환경에 영향을 미치는 많은 요인들 가운데 성향요인(predisposing factor), 강화요인(reinforcing factor), 촉진요인(enabling factor)을 중요한 요인으로 지적하였다. 각 요인을 구성하는 변수들에서 성향요인은 대상자의 지식, 태도, 신념, 가치관, 인식(perception) 등으로 구성되어 있다. 강화요인은 대상자의 행동과 환경 변화에 영향을 미칠 수 있는 다른 관련 변수들, 예를 들면 부모, 고용주, 보건요원, 동료 등의 태도, 행동으로 구성되어 있다. 촉진요인은 사회적 역량이나 체계에 의하여 대상자의 행동이나 환경 변화에 장애를 일으킬 수 있는 것들, 예를 들면, 자원의 이용성, 자원에 대한 접근성, 서비스의 이용 및 제공에 관한 규칙들 그리고 개인들의 기술(skill) 등으로 구성되어 있다고 기술하고 있다. 이 단계에서 얻어야 하는 산물은 성향요인, 강화요인, 촉진요인 중에서 바람직한 행위 변화에 도움을 주는 요인을 선택하는 것이다. 이 요인들은 각각 독립적으로 특성이 나타나는 것이 아니라 상호 영향을 미쳐 혼합되어 나타나므로 교육 전략 시 고려해야 할 요소이다.

4) 4단계: 행정적 · 정책적 사정 및 중재 설계

4단계에서는 행정적 · 정책적 사정 및 중재 설계를 한다. 이 단계에서 프로그램의 개발 및 시행과 관련되는 조직적 · 행정적 능력과 자원을 검토하고 평가한다. 파악된 조직 및 행정상의 제한점과 장애사항, 예를 들면 인력, 물자, 시설, 예산 등에서 보다 개선할 수 있는 방안을 제안한다.

5) 5단계: 수행

5단계에서는 프로그램을 개발하고 프로그램의 시행 방안을 마련한다. 특히 이 단계에서는 자원의 제약, 시간적 장애, 프로그램을 시행할 요원의 자질 등을 주의 깊게 관찰하여야 한다. 개인 전략을 검토하고 행정적 문제를 사정하며, 자원의 배분 상태를 점검하여 프로그램을 성공적으로 시행하기 위해 이것들을 어떻게 처리할 것인가에 대하여 결정한다.

6) 6단계: 과정평가

6단계에서 프로그램의 평가는 프로그램을 시행한 후 그 결과에 대한 사후적 평가는 물론이고 모든 과정에서 지속적으로 평가가 실시되어야 한다. 이 단계는 프로그램 진행 과정에서의 첫 번째 평가인 과정평가 단계로 보건교육 프로그램이 수행 계획에 따라 잘 진행되고 있는지를 평가하므로 수행 중 문제점을 찾아 수정할 수 있다.

7) 7단계: 영향평가

7단계는 영향평가로 수행 후 보건교육 프로그램을 통해 성향요인, 강화요인, 가용요인 및 환경요인이 목표 활동(건강행위, 생활양식, 환경)에 미치는 단기적인 효과에 대해서 평가한다.

8) 8단계: 결과평가

8단계는 결과평가로, 결과평가 계획의 수행 후 사정의 초기 단계에서 사정된 건강수준과 삶의 질의 변화에 미치는 장기적인 효과를 평가한다.

2. PATCH 모형

PATCH (Planned Approach to Community Health) 모형은 1980년대 중반 미국질병통제예방센터(Centers for Disease Control and Prevention, CDC)에서 주(State)의 지역사회 보건소 및 지역단체들과의 협력으로 개발한 지역사회 보건프로그램 기획 지침이다. 이 모형은 지역사회의 우선순위 건강문제 해결을 목표로 지역 단위의 실무팀을 구성하고, 지역사회의 자료 수집과 활용, 건강문제의 우선순위를 설정, 건강증진프로그램을 기획하며, 중재 계획, 효과평가 등을 할 수 있도록 돕는다(그림 1.4).

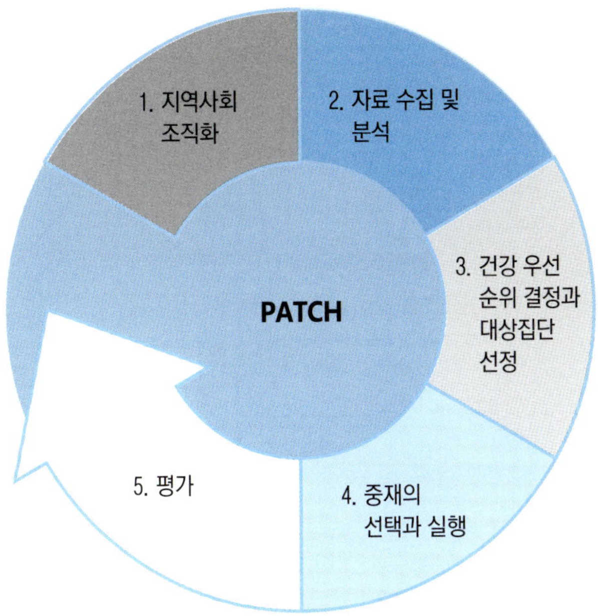

그림 1.4 PATCH 모형

1) 1단계: 지역사회 조직화

1단계는 추진위원회를 조직하고 지역회의를 개최하며, 실무 작업팀을 구성한다. 구성되는 조직은 지역사회의 건강 우선순위를 파악하기 위한 작업부터 시작한다. 이 단계에서는 충분한 지원을 받을 수 있도록 지역사회 전체를 대상으로 PATCH에 대한 홍보를 한다.

2) 2단계: 자료 수집 및 분석

2단계는 사망과 이환, 지역주민의 의식, 건강행동 등 지역사회 주요 건강문제의 자료를 수집하기 위한 실무팀을 구성하여 첫 지역회의를 개최하면서 시작된다. 수집된 자료는 실무 작업팀에 의해 분석되고, 다음번 개최되는 지역회의에서 지역사회의 주요 보건문제가 무엇인지 결정하기 위한 기초 자료가 된다. 수집된 자료를 분석한 결과, 때로는 추가 자료 수집의 필요성이 제기되기도 한다.

3) 3단계: 건강 우선순위 결정과 대상집단 선정

3단계에서는 건강행동 자료나 기타 추가적인 자료가 검토되고 우선순위가 결정된다. 지역사회 집단은 질병이나 조기사망의 위험에 있는 사람들의 행동에 영향을 미치는 사회경제적 · 정치적 · 환경적 요인을 분석하며, 그 결과에 따라 건강 우선순위를 결정하고 대상집단을 선정한다. 위험 행동과 대상집단에 초점을 맞추어 적합한 자원, 정책, 프로그램을 확인하고 사정하며, 행동적 중재를 위한 목표를 세우고 건강증진 전략을 계획한다.

4) 4단계: 중재의 선택과 실행

4단계는 3단계에서 결정된 우선순위에 따라 중재프로그램을 선정, 중재 및 평가 계획 개발, 주요 활동에 대한 일정표 준비, 자원봉사자의 모집과 훈련, 중재의 홍보와 실행, 중재 결과의 지역사회 통보 등이 포함된다.

5) 5단계: 평가

5단계에서 평가는 PATCH의 전체 과정에서 지속되며, 각 단계에서 이루어지는 일련의 과정이 지역사회에 미치는 영향, 중재 활동으로 인한 지역사회의 변화 확인 등으로 평가가 이루어진다.

3. MATCH 모형

MATCH (Multilevel Approach To Community Health) 모형은 중재 전략을 생태학적인 여러 수준으로 나누어 다양한 접근법을 채택하는 것이다. 개인의 행동과 환경에 영향을 미치는 요인을 개인에서부터 조직, 지역사회, 국가 등의 여러 수준으로 나누어 보건프로그램을 기획한다. 이 모형은 보건프로그램의 실행을 강조하며, 이를 위해 개입실행 표적(Target of the Intervention Actions, TIA)을 설정한다. 개입실행 표적은 건강행동 목적 달성을 위한 개입 대상이나 이들과 관련된 환경을 제공하는 사람을 의미한다. MATCH 모형은 질병이나 사고에 대한 위험요인과 예방방법이 알려져 있고, 우선순위가 정해져 있으며 실제 실행을 위한 보건프로그램을 개발할 때 적합한 방법이다(그림 1.5).

1) 1단계: 목적 설정

1단계에서는 유병률과 변화 가능성을 고려하여 건강상태 목적을 설정한다. 그 후에 우

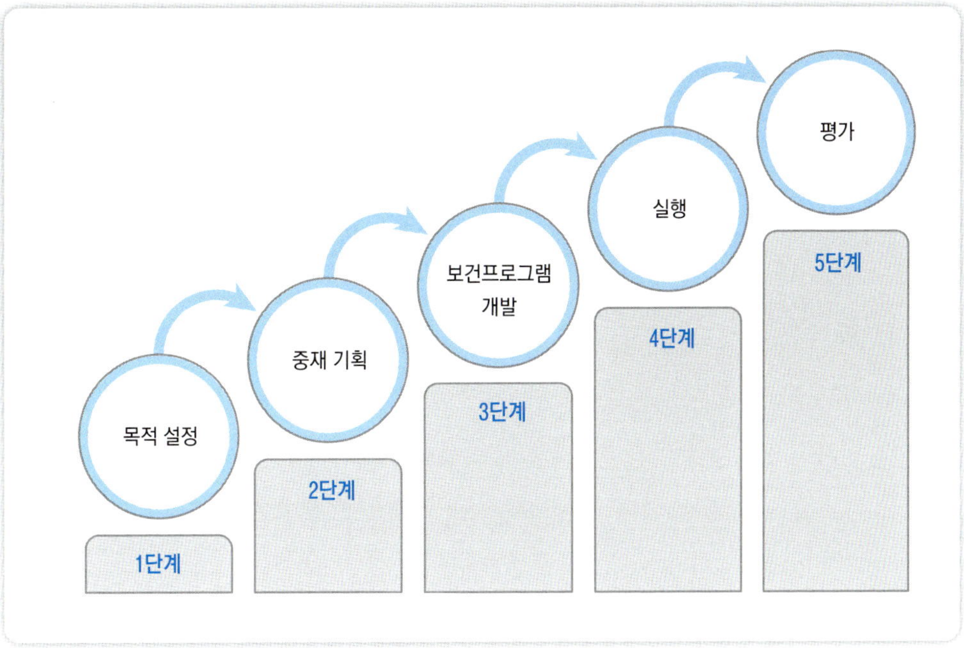

그림 1.5 MATCH 모형

선순위 인구집단을 선택하고, 행동요인 및 환경요인과 관련된 목적을 설정한다. 행동요인과 관련된 목적 설정 시에는 건강상태에 영향을 미치는 위험요인 중에서 행동요인을 파악하여 이에 대한 목적을 설정한다. 환경요인과 관련된 목적 설정에서는 건강행동을 실천하도록 하기 위한 접근성, 이용 가능성, 장애요인 등에 근거하여 환경적인 위험요인을 파악한다.

2) 2단계: 중재 기획

2단계 중재 기획은 중재 목표, 중재 대상, 중재 접근방법과 활동을 모두 알맞게 조합하는 것이다. 개입실행 표적은 중재가 어느 수준까지 영향을 미칠 수 있는지를 결정하는 것으로, 이러한 중재 활동의 목표가 되는 영역 범위를 정할 때에는 개인을 포함하여 지역사회, 공공기관과 제도, 정책 등 다양한 수준별로 나눌 수 있다.

3) 3단계: 보건프로그램 개발

3단계 보건프로그램 개발과 관련된 구체적인 절차는 다음과 같다.

① 보건프로그램 단위 또는 구성요소를 결정한다.

② 프로그램을 이루는 각 구성요소는 대상의 하위집단(성별, 연령별), 주제(흡연, 운동 등), 세팅, 교육 단위와 전달방법 등으로 나누어 자세히 기술한다.
③ 기존의 보건프로그램을 선택하거나 새로 개발한다.
④ 보건프로그램의 각 단위별로 계획안을 세운다.
⑤ 보건프로그램에 필요한 여러 가지 자료를 수집하고 필요한 자원을 준비한다.

4) 4단계: 실행

4단계는 효과적으로 보건프로그램을 실행하기 위해서 다음과 같은 내용을 준비한다.

① 변화를 위한 계획안을 작성하고 지원 활동을 준비한다.
② 변화를 위한 요구, 준비 정도, 환경적인 지지 조건 등에 대한 사안을 개발한다.
③ 중재가 효과적이라는 증거를 수집한다.
④ 중재를 통한 변화를 지지할 수 있는 사회지도자나 기관, 단체를 파악하여 이를 알린다.
⑤ 사회적인 의사결정권이 있는 사람과 협조관계를 유지한다.
⑥ 보건프로그램 실행자를 모집하여 업무를 훈련시키며, 실행 업무를 모니터링하고 지지할 수 있는 시스템을 개발한다.

5) 5단계: 평가

5단계는 평가 단계로 과정평가, 영향평가, 결과평가를 실시한다.

① 과정평가

중재 기획과 과정에 대한 유용성, 실제 수행에 대한 정도와 질 등을 평가한다.

② 영향평가

프로그램의 단기적인 결과로 지식, 태도, 기술을 포함한 중간 효과와 행위 변화 또는 환경적인 변화를 포함하여 평가한다.

③ 결과평가

장기적인 프로그램의 효과를 평가한다.

4. MAPP 모형

MAPP (Mobilizing for Action Planning & Partnership) 모형은 미국질병통제예방센터(CDC)와 미국지역보건공무원협의회(National Association of County & City Health Officials, NACCHO)가 공동 개발한 지역사회 건강증진을 위한 보건사업 기획 모형으로 공중보건에 대한 지역사회의 책임을 강조한다. 공중보건에 있어 CDC의 전략적 기획 능력과 추진 방식으로서, NACCHO가 제안한 공공–민간 협력 중심의 한 포괄적인 보건사업 수행 방안이다. MAPP 모형은 지역사회를 중심으로 구성된 지역 보건체계가 총체적 체계 사고를 통해 해당 지역사회의 보건 현황을 파악하고, 보건문제에 대응하는 역량 개발에 초점을 맞추고 있다. 그러므로 MAPP 모형은 실제 적용에 유용성이 있고 공중보건을 둘러싼 급격한 환경 변화와 도전에 직면해 있는 지역사회를 고려하여 공중보건을 향상하기 위한 전략적 기획의 하나로 인정받고 있다(그림 1.6).

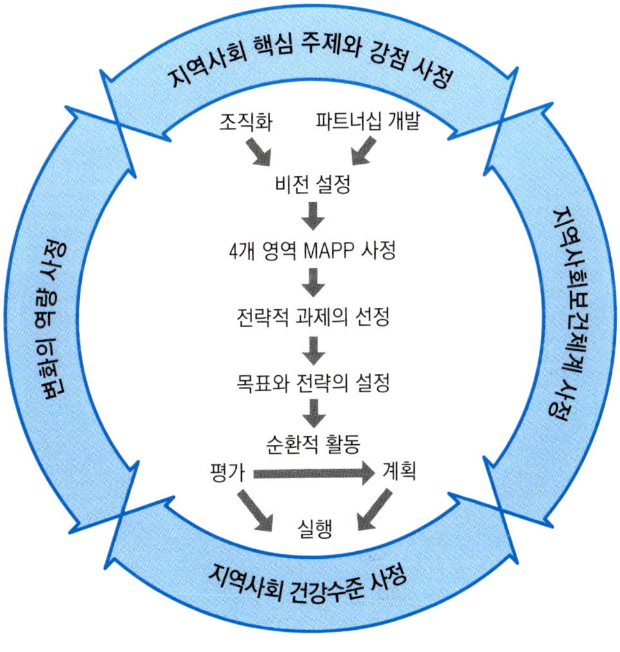

그림 1.6 MAPP 모형

1) 1단계: 기획의 성공을 위한 조직화와 파트너십 개발

1단계는 지역사회가 지금까지 경험한 것을 이해하고 MAPP의 필요성을 공감하면서 기획 과정에 참여할 조직 및 단계를 파악하고 동참하는 지역사회 주도형 기획 과정의 파트너십 구성에서 시작한다.

2) 2단계: 비전 설정

2단계는 지역사회가 공유할 수 있는 비전을 세운다. 비전에는 건강한 지역사회의 의미와 특성이 포함되어야 하고, 5~10년 후의 변화될 모습이 포함되어야 한다.

3) 3단계: 4개 영역의 지역사회 현황 분석

3단계는 단순한 요구조사로 국한된 것이 아니라 지역사회의 건강수준 사정, 지역사회 핵심 주제와 강점 사정, 지역사회 보건체계 사정, 변화의 역량 사정 등의 4가지 영역에 대해서 포괄적이고 심층적으로 이루어진다.

(1) 지역사회의 건강수준 사정

인구학적 특성, 사회경제적 특성, 보건자원 유용성, 건강위험요인, 환경지표, 정신건강, 모성건강, 사망, 질병, 부상, 감염성 질환 등을 통하여 지역사회의 건강 및 삶의 질과 관련된 주요 쟁점을 확인한다.

(2) 지역사회 핵심 주제와 강점 사정

지역사회 주민이 느끼는 핵심 주제와 강점에 대해 이해하는 것은 매우 중요하다. "지역사회에서 가장 중요한 것은 무엇인가요?", "우리는 지역사회의 건강을 증진시킬 수 있는 어떤 자산을 가지고 있나요?" 등과 같은 질문을 통하여 확인한다.

(3) 지역사회 보건체계 사정

지역사회 주민의 건강에 기여하는 모든 공중보건 조직 체계와 활동에 대해서 포괄적으로 확인한다. "우리 지역사회 공중보건체계의 활동, 강점, 역량은 무엇인가요?", "우리 지역사회에 제공되고 있는 필수적인 서비스는 어떤 수준인가요?" 등과 같은 질문을 통하여 확인한다.

(4) 변화의 역량 사정

지역사회나 공공보건체계에 영향을 미칠 수 있는 역량에 대한 사정으로 지역사회 주민의 건강문제와 보건체계에 영향을 미칠 수 있는 법적 · 기술적 문제와 기타 문제를 확인한다. “우리 지역사회의 건강문제나 보건체계에 영향을 미칠 수 있는 것으로 무슨 일이 발생할 수 있을까요?”, “이러한 발생으로 인해 어떤 종류의 구체적인 위협이나 기회가 있을까요?” 등과 같은 질문을 통하여 확인한다.

4) 4단계: 전략적 과제의 선정

4단계는 진단 결과에 따라 지역사회 보건의 우선순위 과제를 선정한다.

5) 5단계: 목표와 전략의 설정

5단계는 선정된 우선순위 과제에 대한 구체적 목표와 전략을 설정한다.

6) 6단계: 순환적 활동(계획–실행–평가)

6단계는 세 가지 활동으로, 보건프로그램은 계획–실행–평가로 구성된다. 이 단계는 MAPP 모형의 마지막 단계이나 최종 결과물은 새로운 과제로 제시되어 MAPP의 시작으로 이어진다.

5. 혁신확산모형

혁신확산모형(diffusion of innovations)은 Rogers(1983)가 농부들이 새로운 농업기술을 어떻게 수용하는지를 연구하게 되면서부터 시작되었으며, 오늘날은 현대사회에서 정보의 사회적 영향을 기술하는 용어로서 정보가 개인이나 국가 간에 또는 문화적으로 다른 지역 간에 채택되고 확산되는 과정을 설명한다. Rogers는 혁신(innovation)이란 수용 주체(개인이나 조직)가 새로운 것으로 인식하는 아이디어, 실천 또는 목표 등을 의미하며, 확산(diffusion)은 일정 기간 동안 특정 채널을 통하여 다수의 사회 구성원에게로 전달되는 의사소통 과정이라고 하였다. 혁신확산모형은 개인, 집단 또는 다른 채택 단위 등의 사회 체계(개인, 비공식 집단, 조직 등)에 의해서 어떤 혁신이 구체적인 채널(대중매체 또는 개인 간 의사소통 등)을 통하여 시간을 두고 채택되어 그 수용자의 수가 점차 확대되어 나아가는지를 설명하는 이론이다. 즉, 특정 개혁이 어떤 채널을 통해서 시간의 경과에 따라 사회체계 내의 구성원들 사이에 전달되는 과정이라고 볼 수 있다.

혁신확산모형은 개인, 집단 그리고 사회적 수준에 적용될 수 있는 모형으로 가족계획의 보급, 금연운동 확산 전략, 새로운 의학적 검사와 기술의 적용, 새로 개발된 신약의 보급 등에 널리 활용되고 있는 모형으로 6단계로 구성되어 있다(그림 1.7).

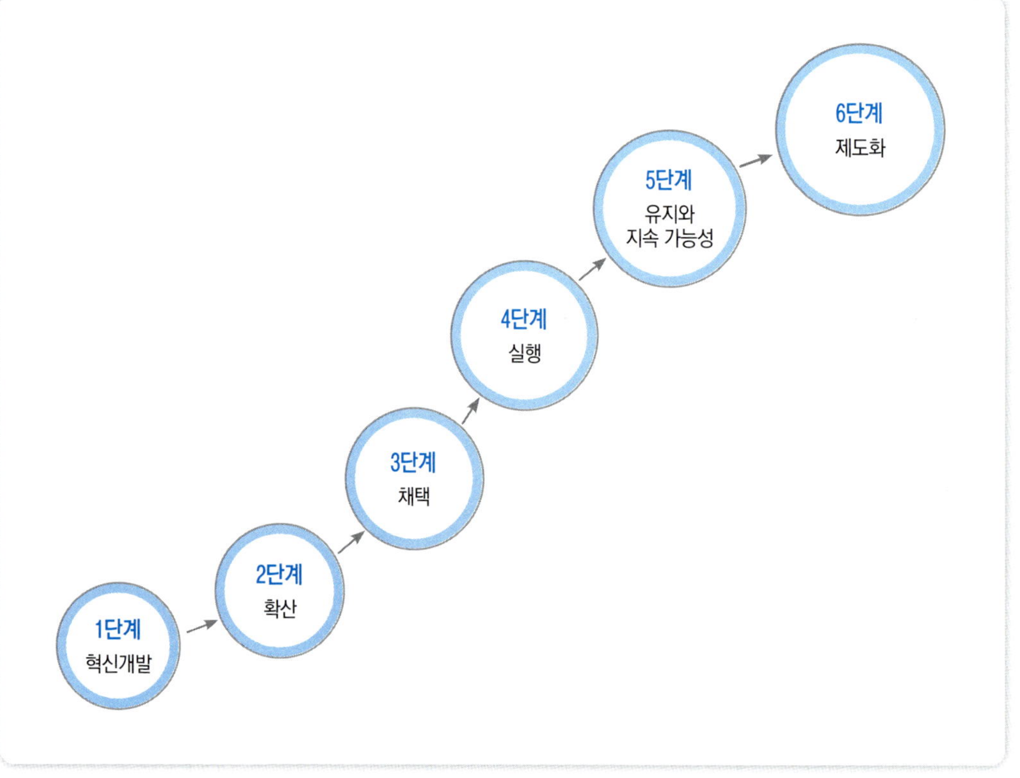

그림 1.7 혁신확산모형

1) 1단계: 혁신개발 Innovation development

1단계 혁신개발은 새로운 아이디어로부터 서비스나 상품이 개발되고 생산되는 초기의 모든 의사결정 및 활동을 포함한다. 혁신을 설계하고, 대상을 결정하고, 구체화시키고, 실행으로 옮기는 과정에 사회마케팅모형이 도움을 줄 수 있다.

2) 2단계: 확산 Dissemination

2단계 확산(보급)은 개발된 혁신이나 프로그램이 체계적이고 계획된 노력으로 널리 이용 가능하게 하는 것으로, 사회체계 수용자들에게 혁신을 확산시키기 위한 가장 효율적인 의사소통 채널과 사회체계에 대한 파악을 포함한다. 특정 혁신은 빠른 속도로 성공적으로 사회시스템 내에서 받아들여지고, 다른 혁신은 비교적 느린 속도로 확산되거나 사회시스템에서 퇴출되기도 한다. 혁신의 채택을 결정하는 변인들로는 사회체계 내의 구성원들이 인식하는 5가지 특성에 따라 결정된다.

(1) 상대적 이점 Relative advantage

상대적 이점이란 과거의 아이디어보다 얼마나 더 좋은가에 대해 개인이 인지하는 정도를 말한다. 상대적 이점의 정도는 경제적인 관점에서 계산될 수 있지만 흔히 사회적 지위, 편리함, 만족감 등이 척도가 된다. 수용자들에게 인지되는 새로운 아이디어의 상대적 이점은 그 아이디어의 채택과 긍정적인 관계에 있다.

(2) 호환성 Compatibility

혁신이 수용자들의 기존의 가치관, 과거의 경험 그리고 욕구와 일치한다고 인지되는 정도를 말한다. 수용자들에 의해 인지되는 새로운 아이디어의 호환성 역시 채택과 긍정적인 관계에 있다.

(3) 복잡성 Complexity

복잡성이란 혁신이 수용자들에 의해 상대적으로 이해되거나 사용되기 어렵다고 인지되는 정도를 말한다. 수용자들에 의해 인지되는 새로운 아이디어의 복잡성과 채택은 부정적인 관계에 있다.

(4) 시험 가능성 Trialability

수용자들이 혁신을 제한된 범위 내에서 큰 부담 없이 사용해 볼 수 있는지의 여부를 말한다. 일반적으로 시험 단계를 거쳐서 사용 결과를 쉽게 관찰할 수 있을 때가 시험이 불가능한 혁신보다 더 빨리 채택된다. 시험이 가능한 혁신은 수용자들에게 위험을 덜 느끼게 하기 때문이다.

(5) 관찰 가능성 Observability

혁신의 결과를 다른 수용자들이 관찰할 수 있는지의 여부를 말한다. 일반적으로 그 결과가 다른 사람에게 잘 보일수록 확산은 더 잘 일어난다. 따라서 혁신은 기존 방식과 비교하였을 때 상대적 이점이 크고, 호환이 되며, 복잡성이 낮고, 결과를 예측해 볼 수 있도록 시험 가능하며, 혁신으로 인한 성과 확인이 쉬울수록 채택이 잘 된다.

3) 3단계: 채택 Adoption

3단계 채택은 혁신이나 프로그램이 사회체계 대상 수용자들에 의해 받아들여지는 과정으로 수용자들의 이해와 관련이 있다. 새로운 변화에 대한 경험이 긍정적이었다면 혁신을 지속하거나 자신의 생활양식으로 통합하여 채택하며, 부정적이었다면 변화를 거부하게 된다. 그러므로 채택이 수용되는 과정에서 수용자들의 욕구, 가치와 태도, 혁신에 대한 반응, 채택률을 높이는 요인 등에 관심을 기울여야 한다.

혁신을 채택하는 과정은 혁신을 받아들이는 비율이 시간이 지남에 따라 확산되어 보통 정규분포를 이루는 종형(bell-shaped curve) 모양이 관찰되는 혁신수용곡선을 이룬다. 혁신수용곡선에 의해 수용자의 범주를 나누면 개인들은 다음과 같은 다섯 가지 유형으로 분류되며, 각각의 유형 구성원들의 특성은 다음과 같다(그림 1.8).

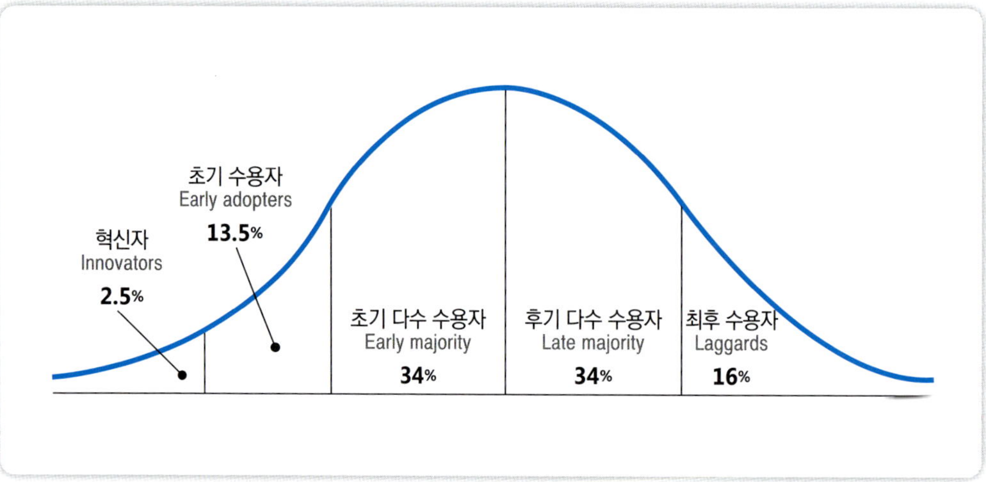

그림 1.8 혁신수용곡선

(1) 혁신자Innovators

혁신자란 모험을 좋아하고, 새로운 아이디어를 시도하려 하며, 소속 집단의 동료들보다 폭 넓은 인간관계를 가진 사람들이다. 교양이 있으나 사회 규범을 따르지 않는 다소 독립적인 성향을 지니고 있다. 전체 인구집단의 2.5% 정도로 매우 소수이다.

(2) 초기 수용자Early adopters

초기 수용자란 혁신자보다는 조금 늦지만 새로운 아이디어를 조심스럽게 시도하는 여론 주도자(opinion leader)이다. 교양이 있고 사회 규범을 잘 따르며 다른 사람의 모범이 되어 소속 집단 내에서 인기가 있고 존경받으며, 큰 영향력을 행사하는 사회적 리더이다. 특히 초기 수용자는 구전(word-of-mouth)으로 혁신을 하도록 설득하는 역할을 담당한다. 전체 인구의 약 13.5%가 해당된다.

(3) 초기 다수 수용자Early majority

초기 다수 수용자는 신중한 성향을 가진 사람들로 여론 주도자와 대중매체의 영향을 받아 변화를 받아들인다. 초기 수용자들이 시도하는 것을 보고 그 결과, 가치가 있다고 판단되면 새로운 것을 채택하는 경향을 보이며, 이웃, 동료 등과 같은 비공식적인 사회적 접촉을 통하여 정보를 얻는다. 일반적인 사람들보다 좀 더 빨리 변화를 수용하며 전체 인구의 34% 정도이다.

(4) 후기 다수 수용자Late majority

후기 다수 수용자는 변화에 회의적인 사람들로 새로운 아이디어를 대다수의 사람들이 받아들여 하나의 규범으로 정착될 때까지 기다리는 경향이 있으며, 주변 사람들과 동료에 의해 혁신의 개념을 받아들이게 된다. 낮은 사회경제적 위치에 있으며, 혁신에 대한 의심이 높아 많은 사람들이 변화를 수용한 후에야 받아들이는 경향을 지닌다. 전체 인구의 34%를 차지한다.

(5) 최후 수용자Laggards

최후 수용자는 지각 수용자라고도 하며 전체 인구의 16%를 차지한다. 사회경제적 상태와 교육 수준이 낮은 집단으로, 기존 방식을 좋아하고 새로운 아이디어에 대해 비판적이며, 새로운 아이디어가 보편적이 되거나 심지어 전통이 되어야 수용한다. 이웃들과 친구들이 주요한 정보의 원천이지만, 정보원은 비교적 제한적이다.

4) 4단계: 실행Implementation

4단계 실행은 혁신이나 프로그램의 채택 단계이다. 이 단계에서는 수용자들이 자기효능감을 증진시키고 기술을 향상시키며, 혁신의 시도를 격려하는 계획적이고 적극적인 노력이 필요하다.

5) 5단계: 유지와 지속 가능성Maintenance & Sustainability

5단계 유지와 지속 가능성은 혁신의 채택으로 지속적으로 실행하는 것을 의미한다. 이 단계에서 프로그램 개발자는 지속성이 유지되지 않는 요인을 발견하여 해결하고, 지속적으로 실행할 수 있도록 격려해야 하며, 거부요인을 발견하여 차기 프로그램 개발에 변화 전략으로 활용한다.

6) 6단계: 제도화Institutionalization

6단계 제도화는 혁신이나 프로그램이 사회체계에 흡수되어 상용화되는 것을 의미한다. 이 단계는 혁신이 사회체계 내에서 상용화될 수 있도록 조직 내 규정, 정책 등의 시행을 통하여 사회체계에 통합시키는 것을 말한다.

6. 사회마케팅모형

사회마케팅모형(social marketing)은 대상집단에 이익이 될 수 있는 행동 실천을 목적으로 프로그램을 개발하는 과정에 상업마케팅의 기술을 적용한 것이다. 그러므로 사회마케팅모형은 개인과 사회의 안녕 수준 향상을 위해 목표집단의 요구를 분석하여 자발적 행동 변화가 일어날 수 있도록 프로그램을 분석, 기획, 수행, 평가하는 과정이다.

오늘날 다양한 건강문제가 더 이상 개인적 문제가 아닌 사회적 문제로 인식되며, 건강문제로 인한 사회적 비용 감소를 위한 효과적인 변화 전략이 요구됨에 따라, 사회마케팅의 중요성은 더욱 강조되고 있다. 사회마케팅모형은 사회적 접근방식으로서의 사회마케팅의 원리와 기법을 도입하여 개인이나 기업의 이윤추구가 아니라, 공공단체나 정부기관이 사회공익을 목적으로 한 보건프로그램 개발에 주로 활용된다. 예컨대, “안전띠를 착용합시다”, “교통사고를 반으로 줄입시다”, “자연을 보호합시다” 등이 있다. 그러므로 지속적인 사회 변화를 유지하기 위해서는 보건프로그램이 일회성 캠페인 등 산발적이고 비체계적이지 않도록 하는 정부 차원의 정책 기반 마련이 필요하다(그림 1.9).

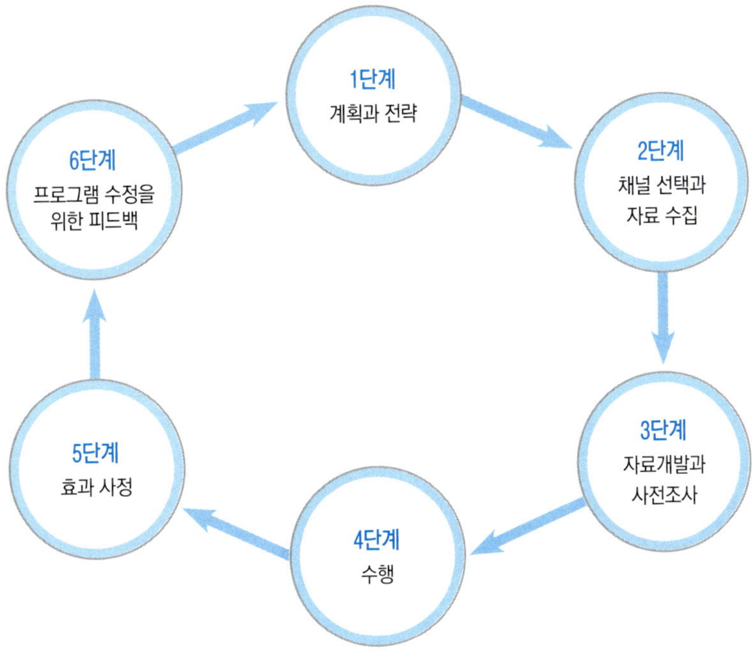

그림 1.9 사회마케팅모형

1) 1단계: 계획과 전략

1단계 계획과 전략은 프로그램 대상집단을 중심으로 기획한다. 보건문제를 해결하기 위해 대상집단의 요구가 무엇인지를 분석하고 각 집단의 요구도에 따라 전략 계획을 세운다. 계획과 전략에 영향을 미치는 요소는 대상집단의 건강증진 실천 행위에 참여할 가능성, 참여하는 정도, 집단 내 의사소통, 기대되는 동기와 행동 등이 있다.

2) 2단계: 채널 선택과 자료 수집

2단계는 대상집단이 가장 잘 참석하거나 긍정적인 반응을 보이는 상황, 시간, 장소를 결정하기 위해 의사소통 채널과 자료를 수집하여 분석한다. 마케팅 믹스(marketing mix)는 상업 및 사회마케팅에서 주로 사용되는 용어로 4P의 구성요소인 상품(product), 가격(price), 장소(place), 촉진(promotion)을 적절히 선택하는 것이다. 그러므로 이 단계에서는 대상집단의 주요 관심과 중요한 보건사업 환경 간의 적합성을 확인하고, 대상집단의 특성에 따라 선호하는 채널을 선택한다.

3) 3단계: 자료개발과 사전조사

3단계는 대상집단에게 보건사업에서 사용되는 새로운 용어나 의미를 정확하고 쉽게 설명할 자료를 개발한다. 또한 대상집단의 대표자를 중심으로 보건사업 서비스 구성에 대해 관련성이나 포괄성 및 동기의 특징과 영향을 결정하기 위한 사전조사를 실시한다.

4) 4단계: 수행

4단계는 대상자가 안내사항이나 보건사업 서비스를 최대한 이용할 수 있도록 유도하고, 계획과 수행에 있어 마케팅 믹스를 위한 다양하게 혼합된 마케팅 전략을 사용한다. 또한 보건사업 전 과정추적체계를 통해 마케팅 관리자가 프로그램을 관리하고 조정하도록 돕는 통합적이고 통제적인 기능을 수행한다.

5) 5단계: 효과 사정

5단계는 보건서비스 프로그램 제공자와 프로그램 이용 대상집단 간에 서비스 내용에 대한 자발적인 교환이 일어나는지를 사정하고, 제공자와 이용자 모두가 이익을 얻었는지에 대한 보건사업의 효과를 사정한다.

6) 6단계: 프로그램 수정을 위한 피드백

1단계 보건사업의 계획과 전략에서부터 5단계 보건사업의 효과 사정까지 마케팅 전 과정을 평가하여 프로그램 수정을 위한 피드백을 한다. 보건문제의 분석, 계획과 수행, 프로그램의 시기, 대상집단의 적절성, 마케팅 전략이나 과정추적체계, 효과성 및 행동 목표의 부합성 등을 확인하여 프로그램을 적절하게 수정한다.

04 건강행위이론

보건프로그램을 기획할 때 대상자의 건강에 영향을 미치는 수준별 건강행위이론을 적용할 필요가 있으며, 대표적인 건강행위이론은 다음과 같다.

1. 개인 수준의 건강행위이론

1) 건강신념모형Health Belief Model, HBM

Becker(1974)에 의해 발전된 건강신념모형은 가장 널리 쓰이는 건강행위이론 중 하나로, 1950년대 미국의 무료 혹은 유료로 제공된 결핵검사, 자궁경부암검사, 예방접종 등의 질병 예방 프로그램에 많은 사람 중 소수의 사람들만이 참여한 이유를 설명하기 위해서 미국 공중보건서비스(U.S. Public Health Service)의 사회심리학자들에 의해 개발되었다.

미국 정부는 당시 주요 공중보건문제였던 결핵 예방을 위해 이동식 엑스레이 차량을 각 지역으로 보내 무료 진료를 제공하여 보건의료서비스의 접근성과 이용의 편리성을 높였으나, 극소수의 사람만이 이용하는 결과를 보게 되었다. 이에 대한 원인을 분석하는 과정에서 자신이 질병에 걸릴 수 있다는 주관적인 민감성과 조기 발견 시의 이득을 인식한 사람들의 대다수가 자발적으로 검사를 받은 것이 확인되었고, 이후 증상에 대한 사람들의 반응, 진단을 받아들이고 의료진의 지시를 잘 이행하는 행동 등으로 확대된 것을 알게 되었다.

건강신념모형에서는 개인의 인지가 의사결정에 가장 중요한 역할을 하고, 개인의 신념은 어떤 행동의 결과에 대한 기대를 불러일으키므로, 실제 사실보다는 행동을 일으키는 특정 신념에 대한 예측이 더 중요하다고 설명한다. 따라서 건강신념모형의 경우 어떤 사람은 건강행위를 잘하는 반면, 어떤 사람은 좋은 줄 알면서도 참여하지 못하는 이유를 설명할 수 있어 특히 질병 예방이나 조기발견을 위한 예방적 행위를 설명하는 데 적합하다.

(1) 건강신념모형의 개념틀

건강신념모형의 개념틀은 그림 1.10과 같다.

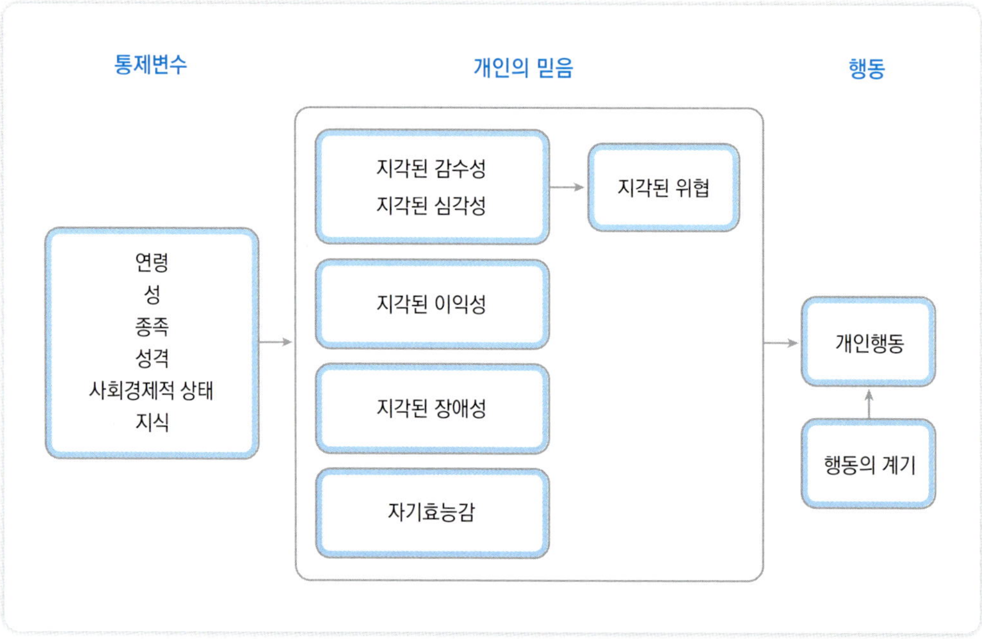

그림 1.10 건강신념모형의 개념틀

출처: Glanz K, Rimer B. K. & Viswanath K. (2015). Health behavior: Theory, research, and practice(5th ed.). Jossey-Bass.

(2) 건강신념모형의 구성요소

① 지각된 감수성

지각된 감수성(민감성, perceived susceptibility)은 질병에 걸릴 위험성에 대한 개인의 주관적 인지로, 자신이 그 질병에 걸릴 수 있다고 지각하는 정도이다. 진단된 병명을 받아들이고, 이 질병의 재발 가능성에 대한 판단 및 일반적인 질병에 대한 민감성을 포함한다.

이것은 심리학적 특성 및 환경 등에 영향을 받으며, 특정 질병에 대해 인지하는 민감성 정도에 따라 특정 행위를 할 가능성도 달라지기 때문이다. 예를 들어, 독감 유행 시기에 자신도 독감에 걸릴 수 있다고 생각하는 사람은 더 적극적으로 독감 예방접종을 하려고 할 것이다.

② 지각된 심각성

지각된 심각성(perceived seriousness)은 질병에 걸리거나 질병을 치료하지 않고 방치하는 것이 얼마나 심각한가를 지각하는 정도이다. 이는 자신이 특정 질병 자체의 심각성에 대해 인지하는 정도와 그 심각성이 자신의 생활양식에 미치는 영향을 인지하는 정도의 두 가지 측면을 설명한다. 이러한 개인의 심각성 여부에 따라 같은 질병이라도 가볍게 생각할 수도 있고 혹은 치명적으로 생각할 수도 있어 특정 건강행위를 할 가능성이 달라질 수 있다. 예를 들어, 독감에 대한 심각성이 높은 사람들은 경미한 증상이 있어도 병원을 방문할 것이며, 유행 시 더 적극적으로 독감 예방접종을 하려고 할 것이다.

③ 지각된 이익성

지각된 이익성(유익성, perceived benefits)은 위험이나 심각성을 줄이기 위한 행동의 효과성에 대한 신념으로 자신이 건강행위를 실행함으로써 질병을 피할 수 있는 혜택을 인지하는 정도이다. 높은 수준의 지각성과 심각성에 대한 신념을 가진 개인이라도 건강행동이 실행 가능하고 효과가 있는 것으로 인지되어야만 건강행위를 받아들이게 된다. 예를 들어, 독감 예방접종이 효과가 있다는 것을 인지한 경우 예방접종의 가능성이 높아질 수 있다.

④ 지각된 장애성

지각된 장애성(perceived barriers)은 개인이 실행하려는 행동에 방해가 될 수 있는 요인을 인지하는 정도이다. 이는 행동에 필요한 재료와 심리적 비용에 대한 신념으로, 건강행위를 실천하는 데 장애요인과 건강행동의 기대되는 효과에 대해 비교 검토를 하게 되는 것이다. 특정 건강행동에 대한 부정적인 측면인 건강행위 실천의 장애요인에는 필요한 비용, 수반되는 위험, 불쾌감, 통증, 시간 낭비 등이 포함된다. 예를 들어, 독감 예방접종을 위해 시간을 내기 어렵거나, 비용이 비싸거나, 주사가 아프다고 생각하고 있다면, 사람들은 예방접종을 하지 않으려고 할 것이다.

⑤ 행동의 계기

행동의 계기(cues to action)는 자신의 인식 속에 적절한 신념을 불러일으킴으로써 건강행위에 관한 의사결정 시 도움을 주게 된다. 즉, “변화할 준비”를 촉진시키는 요인들을 의미한다. 행동할 준비가 되었는데도 불구하고 다른 구체적이고 환경적인 사건 같은 계기가 있어야 행동이 가능해진다는 것이다. 예를 들어, 금연 행동의 계기는 동료가 흡연으로 인한 폐암으로 갑자기 사망한 경우 자신도 금연을 시도하려는 경우이다.

(3) 보건프로그램에의 적용 전략

건강신념모형에서는 행태 변화 중재가 사람들의 감수성, 이득, 장애요인, 자기효능감이라는 특정 인식을 다루면 더욱 효과적일 것이라고 간주한다. 보건프로그램에 적용할 때 대상 인구집단이 건강문제에 얼마나 영향받기 쉬운지(감수성이 있는지), 해당 건강문제를 얼마나 심각하다고 믿는지, 행동이 수용 가능한 비용으로 위협을 줄일 수 있다고 생각하는지 여부를 이해하기 위해 노력해야 한다(표 1.2).

표 1.2 건강신념모형의 구성요소에 따른 전략

구성요소에 따른 전략	내용
지각된 심각성을 높이는 전략	• 자신도 병에 걸릴 수 있다고 구체적으로 위험 상황을 느끼도록 한다.
지각된 감수성을 높이는 전략	• 위험집단과 수준을 알도록 하고, 개인의 특성에 근거하여 위험 상황을 개인화하고, 실제 위험과 일치시킨다.
지각된 이익성을 명료화하는 전략	• 질병 예방으로 인한 이득이 크다는 것을 체감하도록 중재를 실시한다. • 예상되는 긍정적 결과를 명확하게 제시하고 적정 행동을 언제, 어디서, 어떻게 할 것인가를 구체적으로 규정한다.
지각된 장애성을 명료화하는 전략	• 예방적 · 치료적 건강행위를 하는 데 장애가 되는 요인들, 즉 시간, 비용, 근접성, 수용성 등을 확인하여 잘못된 정보의 교정, 보상을 제공하고 실제 행동화에 도움을 주거나 어렵다고 느끼는 부분을 도와줌으로써 안심시킨다.
행동의 계기를 촉진하는 전략	• 행동화하는 데 필요한 정보를 체계적으로 제공하여 인식을 높이고, 기억을 돕는 기법을 적용하기도 한다.

2) 범이론 모형 Transtheoretical Model, TTM

범이론 모형은 Prochaska와 DiClemente(1982)가 고안한 모형으로 성인의 금연에 대한 폭넓은 연구에 바탕을 두고 있으며, 스스로 담배를 끊는 사람이 어떠한 단계를 거치면서 행동의 변화를 보이는지를 이해하는 데 도움이 된다. 범이론 모형은 건강행위를 '한다 또는 안 한다'라는 이분법적인 측면으로 해석하는 시각에서 벗어나 시간적 차원을 포함한 단계의 개념으로 이해함으로써 성공적인 금연을 유도할 수 있다는 새로운 접근법을 제시하고 있다. 또한 최근 보건교육 및 건강증진 연구와 수행에 가장 활발히 적용되고 있는 건강행위이론으로 건강행위를 향해 변화해 가는 단계로 인식 전 단계, 인식 단계, 준비 단계, 행동 단계, 유지 단계로 구분하며, 이러한 단계의 이동은 변화 과정, 자기효능감, 의사결정 균형에 영향을 받는다(그림 1.11).

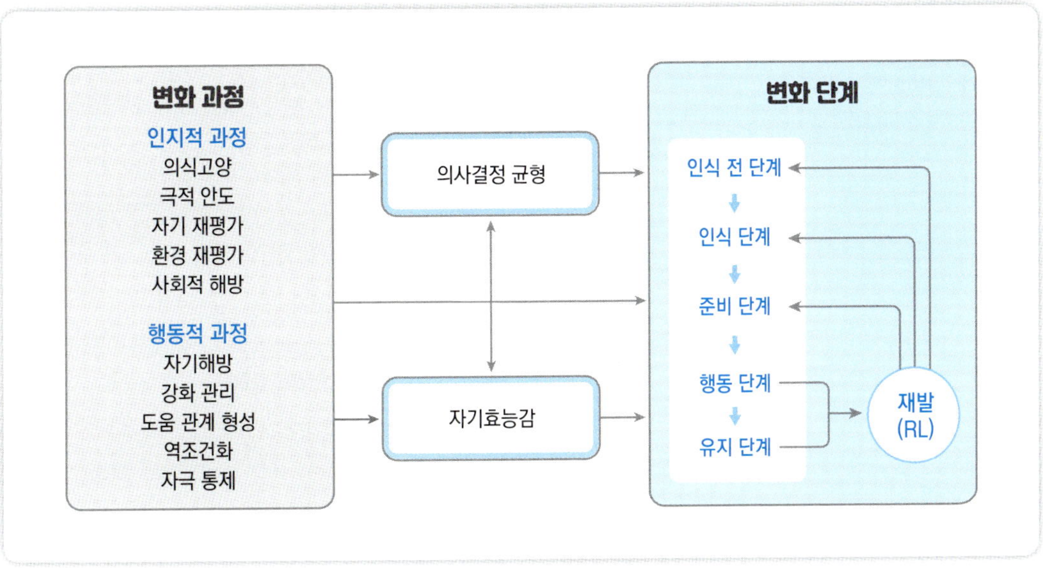

그림 1.11 범이론 모형

(1) 변화 단계

대상자가 현재 속해 있는 행위 단계를 의미하는 것으로 행위를 변화하려는 동기적 준비 정도에 따라 인식 전 단계, 인식 단계, 준비 단계, 행동 단계, 유지 단계의 5단계로 구분한다(표 1.3).

① 인식 전 단계

대상자는 향후 6개월 이내에 행동 변화를 하려는 생각이 없으며, 자신의 문제를 인지하지 못하는 상태이다.

② 인식 단계

향후 6개월 이내에 특정 건강행동을 할 것을 고려하는 단계로 상당 기간 이러한 상태에 머물러 있을 수 있다. 문제의 장단점과 해결책의 장단점을 고려하기 시작한다.

표 1.3 금연 변화 단계에 따른 행동 변화의 중재 전략

변화 단계	행동의 변화	중재 전략
1. 인식 전 단계 (precontemplation stage)	• 대상자는 6개월 이내에 금연할 의지가 없음 - 문제를 간과하거나 인식하지 못함 - 변화를 강요당하는 느낌을 받음	• 흡연을 함으로써 나타나는 건강위험에 관한 정보를 제공함
2. 인식 단계 (contemplation stage)	• 대상자는 6개월 이내에 금연할 의지가 있음 - 문제를 인식하고 가까운 미래에 변화할 의사가 있음 - 구체적인 계획이 없이 이 단계에 머무르고 준비 단계로 넘어가지 못하는 경우가 많음 - 자기효능감은 낮으나 이익적 요인은 높게 인지함	• 개인의 의식을 강화시킴 • 교육과 정보를 제공하고 자기 조절을 강조함 • 정서적으로 지지를 제공함
3. 준비 단계 (preparation stage)	• 1개월 이내에 금연할 의지를 가지고 적극적으로 금연하려고 계획함 - 과거에 계획을 세웠으나 실패했던 경험도 있음 - 행동의 변화가 조금씩 나타남	• 기술을 가르쳐 줌 • 실천 계획을 세우는 데 도움을 줌 • 자신감을 심어줌
4. 행동 단계 (action stage)	• 행동을 개시한 기간이 6개월 이내인 단계 - 문제를 극복하기 위하여 행동, 경험, 환경 등을 조성시키지만 행동이 지속되지는 않음 - 자율성과 자기효능감이 향상되지만 죄의식, 실패감, 개인의 자유가 제한되는 것을 느낌 - 오랜 시간과 정성이 필요	• 용기를 북돋아주고, 칭찬을 하며 성공할 수 있는 방법을 가르침 • 계속적으로 정서적 지지를 제공함 • 이전 행동으로 되돌아가려는 자극을 확인하고 조절하는 계획을 세우도록 함
5. 유지 단계 (maintenance stage)	• 6개월 이상 동안 금연 행위가 지속됨 - 흡연에 대한 중독성이나 습관적 행동이 없음 - 새로운 행동이 습관처럼 정착됨	• 계속 금연을 할 수 있도록 용기를 북돋아줌 • 흡연을 하게 되는 상황을 진단하고 자기 조절의 중요성을 지속적으로 강조함 • 긍정적 강화를 줌

③ 준비 단계

향후 1개월 이내에 건강행동을 하려고 고려하는 단계로 과거 1년간의 금연 노력 실패도 포함될 수 있다. 피는 담배의 개수를 줄인다든지, 피는 것을 지연하려는 노력이 나타난다. 하지만 아직 금연은 하고 있지 않다.

④ 행동 단계

행동시작 기간이 6개월 이내인 단계로 행동 변화가 실행되는 단계이다.

⑤ 유지 단계

행동 변화 후 6개월 이상 지속된다. 유지 단계는 고정되어 있는 것이 아니며, 다시 이전 단계로 되돌아갈 수도 있다. 담배를 피우지 않으면서, 다른 대체 행동을 하는 단계이다.

(2) 변화 과정

변화 과정은 변화 단계를 계속 유지하기 위하여 사람들이 사용하는 명백하거나 암묵적한 활동들로, 크게 경험적 과정(인지적 과정)과 행동적 과정으로 나눌 수 있다.

경험적 과정은 행동과 관련된 정서, 믿음, 가치 등 대상자의 인지적인 과정(동기부여)이며, 행동적 과정은 행동 변화에 적용이 되는 과정이다. 경험적 과정에는 의식 고양, 극적 안도, 환경 재평가, 사회적 해방, 자기 재평가 등이, 행동적 과정에는 자기해방, 강화 관리, 도움 관계, 역조건화, 자극 통제 등이 포함된다. 초기 변화 단계에 있는 사람을 다음 단계로 진전하도록 하는 변화 과정은 대상 또는 사회문화적 배경에 따라 차이가 있는 것으로 알려져 있다(그림 1.12).

① 인지적 과정

■ 의식 고양

의식 고양(consciousness raising)은 가장 많이 행해지는 과정으로, 관련된 정보를

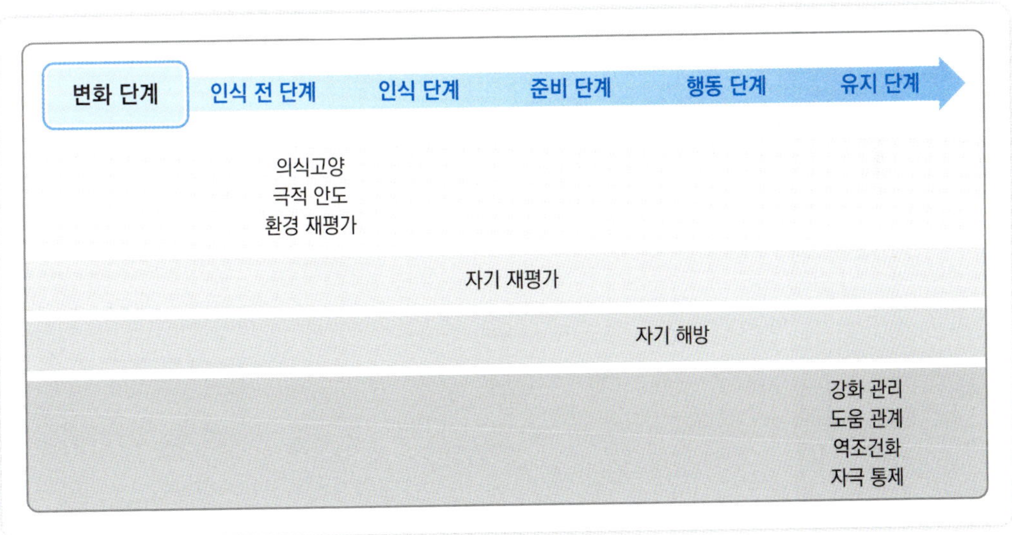

그림 1.12 변화 단계의 진전을 중재하는 변화 과정

출처: Glanz K, Rimer B. K. & Viswanath K. (2015). Health behavior: Theory, research, and practice(5th ed.). Jossey-Bass.

추구하며 문제를 이해하려고 대상자가 하는 활동이다. 예로서 담배의 독성에 대한 책, 담배 관련 신문과 잡지를 읽는 것, 자조집단으로부터 정보를 습득하는 것 등이 있다.

■ 극적 안도

극적 안도(dramatic relief)는 문제 행위의 결과에 대한 감정을 경험하고 느끼는 것으로 심리극, 우울감 해결, 역할극 등을 통해 얻을 수 있다.

■ 환경 재평가

환경 재평가(environmental reevaluation)는 흡연이 환경에 미치는 영향을 재평가하는 것이다. 예로 금연이 맑은 공기를 만드는 데 도움이 된다는 것을 인식하는 것이 있다.

■ 사회적 해방

사회적 해방(social liberation)은 사회 내에서 생활방식에 대한 개인의 인식이다. 예로 금연 표지를 보는 것, 공공장소에서는 금연해야 한다는 사실을 인식하는 것 등이 있다.

■ 자기 재평가

자기 재평가(self-reevaluation)는 숙고 단계에서 준비 단계로 이동할 때, 자신의 가치관과 신념에 맞추어 자신의 행동을 평가하게 되며, 자기 기준이나 이미지와 맞지 않는 행동을 수정하려는 동기를 스스로 부여하는 일이 일어난다. 예로 담배에 찌든 자신의 모습에 불만을 느끼는 것, 자신의 이미지에 담배보다는 운동이 적합하다고 생각하는 것 등이 있다.

② 행동적 과정

■ 자기해방

자기해방(self liberation)은 변화할 수 있다고 믿고 결심하는 것이다.

■ 강화 관리

강화 관리(reinforcement management)는 강화는 물질적, 사회적 또는 자기 자신을 통하여 이루어질 수 있다. 예를 들어, 스스로 담배를 끊은 것을 칭찬하는 것 또는 친구들의 칭찬 등이 있다.

■ 도움 관계

도움 관계(helping relationships)는 타인과의 행동에 대한 지지 관계를 형성하는 것으로, 문제가 있을 때 도와주거나 들어주는 지지 세력을 형성한다.

■ 역조건화

역조건화(counterconditioning)는 자극과 반응과의 연결을 끊어주는 것과 관련된 과정으로, 행동 단계나 유지 단계에서 적절(유용)하다. 예로 흡연 대신 운동에 참여하여 흡연의 욕구를 없애는 것, 흡연하고 싶을 때 요리를 하거나 음악을 듣는 것 등이 있다.

■ 자극 통제

자극 통제(stimulus control)는 행동을 유발시키는 자극이나 상황을 조정하는 것으로 행동을 일으키는 선행적 상황을 조정하는 행동이다. 예로 담배를 생각나게 하는 물건을 치우는 것, 담배와 관련된 잡지 광고를 보지 않는 것 등이 있다.

③ 자기효능감

자기효능감(self-efficacy)은 행위를 지속해야 하는 상황에서 개인이 긍정적인 행위를 지속시키고자 하거나 또는 문제 행위에서 벗어나고자 하는 것에 대한 각 개인의 신념의 정도이며 '행위를 성공적으로 수행할 수 있다는 확신'이다. 자기효능감은 행동변화의 시작 및 유지에 중요하며, 질병을 예방하거나 건강에 유익한 행위를 하기 위해서는 장애물을 극복해야 되고, 이것을 스스로 극복할 수 있다는 자신의 유능감을 확신할 때 가능해진다.

④ 의사결정 균형

의사결정 균형(decisional balance)은 Janis와 Mann(1977)에 의해 개념화된 것으로, 어떤 행위를 변화시킬 때 자신과 중요한 타인에게 생기는 이득 및 손실과 자신과 다른 사람으로부터 인정을 받는지 못 받는지에 대해서 비교 평가하는 의사결정이 결정적인 역할을 하게 된다는 것이다. 변화 단계별로 의사결정상 행위의 이득적 요인(pros)과 손실적 요인(cons)의 균형에 차이가 있다. 예를 들면, 금연 변화 단계에서 인식 전 단계에서는 흡연에 대한 이익이 높고 손실이 매우 낮은 반면, 행동과 유지 단계로 갈수록 흡연의 이익은 낮고 손실이 매우 높게 나타났다.

2. 개인 간 수준의 건강행위이론

1) 사회인지이론 Social cognitive theory

Bandura(1963, 1977)에 의하여 제시된 사회인지이론의 기본 원리는 인간 행동은 개인, 환경, 행동의 역동적 상호작용에 의해 학습되는 것으로, 인간의 행동적 요소, 인지를 포함한 개인적 요소, 환경적 요소가 서로 역동적으로 상호작용하여 개인의 행위가 결정된다는 상호결정론이다. 인간의 행동은 개인의 현재 상태나 환경을 반영한 것이므로 사람들의 인지와 이 인지가 행위에 미치는 영향을 강조하며, 인간이 건강과 관련된 행동을 하게 되는 사회심리적 요소들의 역동적 관계와 행동 변화를 촉진시키는 방법을 설명하는 이론이다. 즉, 행동은 환경이나 개인의 영향에 따른 결과가 아니라, 개인, 행동, 환경은 동적인 상호작용을 끊임없이 계속하기 때문에 상호작용의 과정에 있다고 본다(그림 1.13).

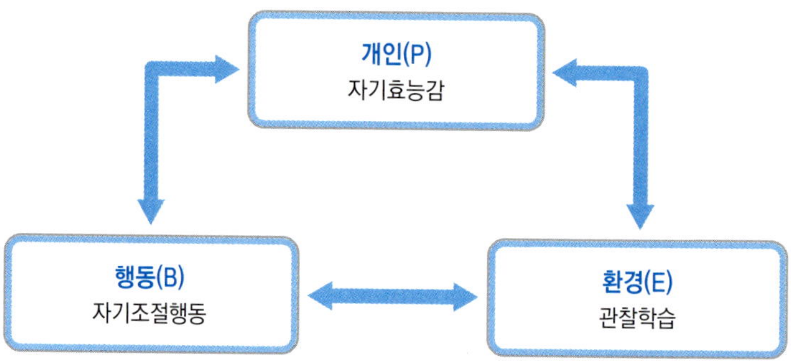

그림 1.13 사회인지이론 개념틀

(1) 개인적 요소: 자기효능감

자기효능감(self-efficacy)은 특정한 상황에서 특정한 행동의 조직과 수행을 얼마나 잘 할 수 있는가에 대한 주관적인 판단을 의미한다. 따라서 효능기대는 결과를 얻는 데 필요한 행동을 성공적으로 수행할 수 있느냐에 대한 신념을 뜻하는 것으로, 행동의 예측요인이 된다.

① 자기효능감을 강화하는 요소

- 수행 경험

자기효능감을 발달시키는 가장 효과적인 방법은 목표가 되는 행동을 성공적으로 수행해보는 경험을 갖는 것이다. 직접수행을 통한 성공의 경험은 자기효능감을 증가시키며 반복적인 실패의 경험은 자기효능감을 감소시키게 된다.

- 대리 경험

자신이 직접 경험하지는 않았지만 자신과 비슷한 능력을 가진 타인의 목표 행동 수행을 관찰함으로써 자기효능감을 발달시킬 수 있다. 이러한 대리 경험을 통하여 목표 행동을 위한 기술을 배울 수 있을 뿐 아니라 자신이 수행할 수 있는 능력에 대한 자신감을 갖게 된다.

- 언어적인 설득

어떤 특정한 목표 행동을 수행할 수 있는 능력에 대한 자신감은 타인으로부터의 격려의 말이나 비판의 말에 의하여 영향을 받는다.

- 생리적 상태

통증, 피로 및 질병 등은 과제를 수행하는 사람의 능력에 영향을 미친다. 실제적인 생리적 상태뿐만 아니라 자신의 생리적 상태에 대한 인식 정도도 자기효능감에 직접적인 영향을 준다.

(2) 행동요소: 자기조절행동

자기조절행동(self-regulated behavior)이란 인간이 타인을 관찰하거나 사회화되는 과정 속에서 세운 행동 수행의 기준에 의해 자기 자신의 행동을 평가하는 것이다. 설정된 기준 이상의 수행은 긍정적으로 평가되어 자기존경, 자기만족의 자기강화로 나타나고, 기준 이하의 수행은 부정적으로 평가되어 자기비하, 자기모멸 등의 자기처벌로 나타나 심한 경우에는 우울증, 만성적 무기력감, 무가치함 등의 병리 현상을 초래한다.

① 자기조절행동의 단계

- 자기관찰 단계

자기관찰(self-observation) 단계는 공식적이거나 비공식적인 학습경험을 통하여 인간행동의 다양한 측면에 대하여 더 많이 알게 될수록 이전에는 중요하지 않게 생각했던 자신들의 행동의 많은 부분에 좀 더 관심을 기울이게 된다. 인간은 자신의 행동을 객관적 시각으로 보는 능력에 있어서도 개인차가 다양하다. 특히 감정은 자신의 행동에 대한 개인의 시각을 왜곡시킬 수 있는 요인이다.

- 자기평가 단계

인간은 자신의 행동을 관찰하면서 그 행동이 어떠한 일을 완성하는데 효과적이었는지 그리고 윤리적·사회적 의미로 비교적 좋은 일이었는지, 나쁜 일이었는지를 평가하게 된다. 이러한 평가는 개인이 타당하고 현 상황에서 적용 가능하다고 생각하는 일련의 내면화된 기준에 의하게 된다. 이러한 기준은 직접적인 교육에 의하여, 특정 행동에 대한 사회의 평가반응으로부터 또는 타인에 의해 만들어진 자기평가(self-judgement)적 기준을 통하여 형성된다.

- 자기반응 단계

자기반응(self-reaction)이란 특정한 일을 하는 자신을 관찰하고 판단한 후 그에 따른 보상을 주거나 처벌을 하는 과정이다. 보상이나 처벌은 은밀하게 내재적으로 행해질 수도 있고, 직접 외부로 나타나는 행동으로 행해질 수도 있다.

(3) 환경요소: 관찰학습

환경의 영향을 중요시하는 이유는 강화와 관찰학습이 행동 모델에 영향을 미친다고 보기 때문이다.

① 관찰학습의 유형

- 대리강화

특정 행위에 대한 보상받는 타인들을 관찰할 때, 마치 자신이 그러한 결과를 받는 것처럼 자신의 행동을 변화시키고 수정한다.

- 대리처벌

특정 행위에 대한 처벌받는 타인들을 관찰할 때, 마치 자신이 그러한 결과를 받는 것처럼 자신의 행동을 변화시키고 수정한다.

- 모방

관찰 대상인 모델의 행동을 모방함으로써 이루어질 수 있다. 모방은 타인의 행동을 그대로 따라하는 것이지만 관찰은 타인의 행동을 따라하거나 따라하지 않을 수도 있다. 따라서 관찰학습은 모방을 포함할 수도 있고, 포함하지 않을 수도 있다.

② 관찰학습의 과정

▪ 주의집중 과정

사람은 모델이 되는 행동의 중요한 특성에 주의를 집중하고 다른 사람이 어떤 행동을 하면 어떤 결과가 나타나는지 관찰한다. 관찰자의 선택적 주의집중은 과거의 강화에 의해 영향을 받게 된다. 주의집중이 높은 경우는 모델의 성별이나 연령 등이 관찰자와 비슷할 때, 존경하는 사람일 때, 지위가 높을 때, 유능할 때, 매력적일 때 등이다.

▪ 파지 과정

파지란 일단 기억된 정보가 잊혀지지 않고, 인지적으로 저장되어 있는 상태를 말한다. 관찰자가 특정 행동을 행해야 한다면 그 행동은 적절할 때 사용될 수 있도록 기억에 저장된다. 파지능력은 개인에 따라 다르지만 자극이 특출한 것이거나 말과 이미지가 관찰자와 관련 있는 것일 때, 기억을 방해하고 주의를 산만하게 하는 요인들이 거의 없을 때 그리고 기억된 정보를 회상하고 이용할 직접적 기회가 있는 경우 기억에 잘 저장된다.

▪ 운동재생 과정

파지된 기억을 실제 행동으로 재연하는 것으로, 관찰된 행동에 대한 기억을 신체적 행동으로 전환시켜 따라해 보는 과정이다. 관찰자가 관찰하여 파지한 행동은 즉시 해보아야 모방이 가능해진다.

▪ 동기화 과정

관찰을 통해 학습한 행동은 강화를 받아야 동기화되어 실행에 옮겨진다. 관찰자는 어떻게 반응하면 강화를 받을 수 있는가에 관심을 기울인다. 만일 어떤 모델의 행위를 모방함으로써 강화를 받을 수 있다고 예상이 되면 그 행동은 기억하려고 노력할 것이나, 아무런 강화를 받을 수 없다고 예상되면 모델의 행동을 그대로 수행하지 않을 것이다. 즉 강화를 통해서 행동의 동기화가 높아진다.

05 보건프로그램 기획 과정

보건프로그램의 기획 과정은 여러 가지 측면으로 기술되고 있으며, 전문직 분야마다 각각의 개념, 방법, 기술을 가지고 기획 단계를 개발하여 활용하고 있다. 그러나 각종 기획 과정은 각 단계마다 용어와 사용되는 방법, 진술의 차이가 있을 뿐 그 기본 원리는 같다. 보건프로그램의 기획 과정은 전문가에 따라 조금씩 상이하나, 가장 선행되어야 할 단계는 지역사회 이해관계자가 두루 참여한 기획팀을 조직하는 것이다. 기획의 활용성을 높이기 위해서는 기획 과정에 주요 이해관계자의 참여를 확대해야 한다. 즉, 모든 보건프로그램 기획 과정에는 담당자만 참여해서는 안 되며, 지역사회 주요 이해관계자의 참여가 보장되어야 한다. 그 이후 보건프로그램 기획 과정은 현황 분석을 통한 요구도 사정, 우선순위 설정, 목적 및 목표의 설정, 보건프로그램 설계, 보건프로그램 실행, 보건프로그램 평가 및 재계획의 단계로 이루어진다(그림 1.14, Box 1.1).

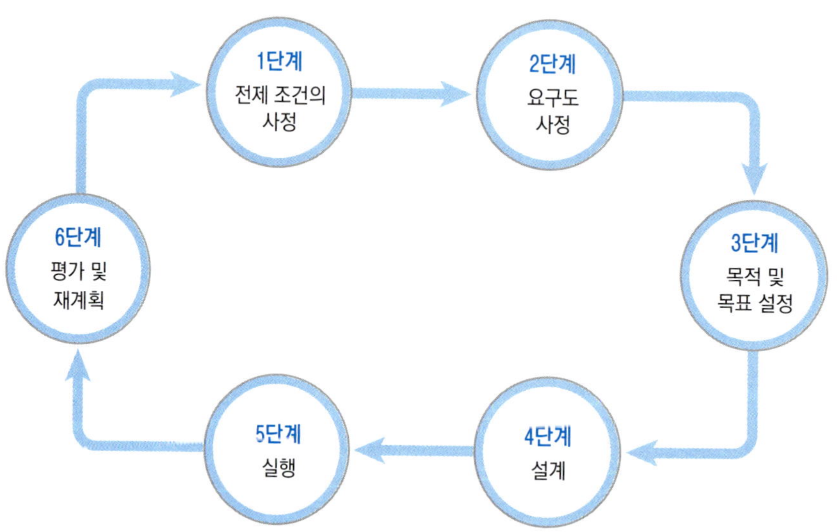

그림 1.14 보건프로그램 기획 과정

Box 1.1 보건프로그램의 출발 과정

보건프로그램의 성공을 위해서는 조직의 의사결정자 또는 경영진, 책임자로부터 동의를 구하고 지지를 얻는 일이 가장 우선되어야 한다. 그 이유는 이들이 보건프로그램을 실행 시, 여러 가지 지원이 필요한 경우에 주요 의사결정을 하기 때문이다. 또한 McKenzie 등(2002)은 보건프로그램 기획자가 의사결정자들의 지원을 명확하고 포괄적으로 이끌어내기 위해서는 기획위원회를 조직하는 일이 필요하다고 하였다.

1. 전제 조건의 사정: 이해관계자의 참여

1) 이해관계자의 정의

이해관계자(stakeholder)는 보건사업에 포함되어 있거나, 사업 결과에 흥미를 느끼고, 사업 결과로 무엇이 행해질지에 이해관계를 지니고 있는 사람 또는 조직을 말한다. 구체적으로는 다음과 같은 사람 또는 조직을 일컫는다.

- 사업을 기획, 실행, 평가하는 사람 또는 조직
- 사업의 기획, 실행, 평가에 없어서는 안 될 파트너
- 사업에 의해 영향을 받는 사람 또는 조직
- 사업에 관심이 있는 사람 또는 조직

2) 이해관계자의 기획 과정에의 참여 범위

흔히 이해관계자를 보건사업 기획 과정에 전혀 참여시키지 않거나 혹시 참여시킨다 해도 현황 분석이나 우선순위 결정 과정에 맛보기 정도로 참여시키는 경우가 많은데, 이는 잘못된 방법이다. 이해관계자는 현황 분석, 우선순위 결정, 전략 및 행동의 선정, 사업 평가 과정 등에 모두 적극적으로 참여하는 것이 바람직하다. 이해관계자의 참여 과정을 구체화하면 다음과 같다.

- 보건프로그램의 논리 모형 개발에 참여한다.
- 지역 건강문제의 확인 과정에 참여한다.
- 보건프로그램 평가 설계에 참여한다.

- 사업 결과를 해석하고, 사업의 유지 · 확대를 위한 과정에 참여한다.

3) 이해관계자의 참여 정도

이해관계자는 참여 정도에 따라 주변집단, 지지집단, 참여집단, 핵심집단 등으로 구분할 수 있다(그림 1.15).

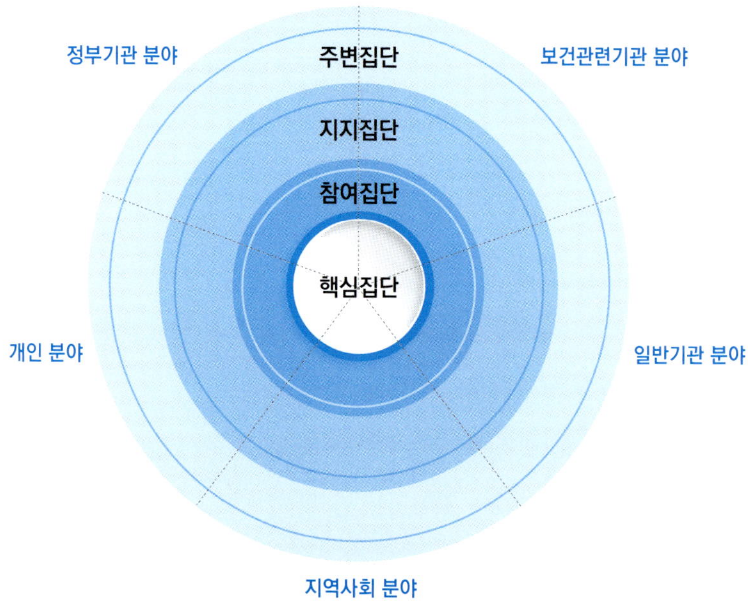

그림 1.15 참여 정도에 따른 보건사업의 이해관계자 유형

- 주변집단은 단순히 기획 과정에 필요한 정보를 제공하는 이해관계자로, 일반 주민이 이에 해당한다.
- 지지집단은 보건사업의 기획 및 평가의 필요성을 지지하고, 완성된 사업계획안의 실현을 위해 사회적 지지를 보내는 집단으로, 여기에는 여론지도층이 포함되어야 한다.
- 참여집단은 지역 보건의료관계 전문단체나 건강 관련 시민단체 인사로서, 기획 및 평가 과정에서 필요에 따라 참여시키거나 자문을 얻어야 한다.
- 핵심집단은 참여집단이나 지지집단의 인사 중 지역 보건문제에 관심이 매우 높거나 사업계획 및 평가의 신뢰성을 높이고 사업의 실행 및 결과의 확산을 위해 필요한 사람으로, 기획팀에 포함시켜 활동하도록 해야 한다.

4) 핵심 이해관계자 선정

핵심 이해관계자는 다음과 같은 세 개의 주요한 그룹으로 분류할 수 있다(그림 1.16).

(1) 프로그램 운영에 포함된 사람

후원자, 협력자, 연합 동맹, 자금제공자, 관리자, 경영자, 직원

(2) 프로그램을 제공받거나 이에 영향을 받는 사람

대상자, 가족 구성원, 주변조직, 학술기관, 선출된 공무원, 옹호그룹, 지역사회, 전문가집단, 의견관계자

(3) 프로그램의 일차사용자

정책/행정당국자, 협력자, 재원 조달 기관, 연합 구성원, 옹호자/기관, 납세자, 프로그램에 대한 의사결정을 하는 직위의 사람

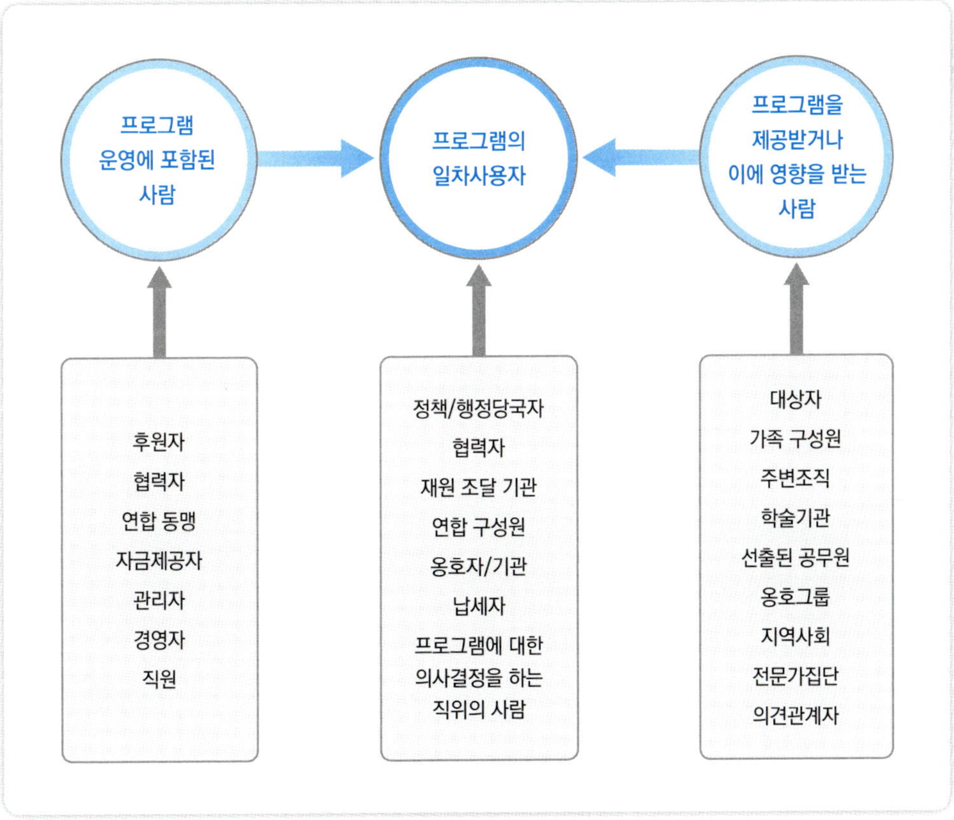

그림 1.16 보건사업의 핵심 이해관계자

5) 이해관계자의 참여 필요성

이해관계자를 보건사업 기획 과정에 참여시켜야 하는 이유는 이해관계자의 관점이 보건사업 기획 및 평가의 모든 단계에 영향을 미치기 때문이다. 다음은 실제 이해관계자의 생각이나 관점이 보건사업 기획과 평가 과정에 어떻게 영향을 미치고 도움을 줄 수 있는가에 대한 예시이다.

(1) 사업의 우선순위 설정

주민의 실제 요구에 부합되고 우선순위가 높은 사업을 선정할 수 있게 해 준다.

(2) 자료 수집

효과적이고 적절한 자료 수집 방법에 대한 통찰력을 제공한다.

(3) 논리 모형 작성

프로그램 구성요소, 특히 활동과 결과를 분명하게 이해할 수 있도록 보장해 준다.

(4) 사업의 전략 개발

지역자원 활용을 가능하게 해 주며 이용자의 편의성이 높은 사업을 개발할 수 있게 해 준다.

(5) 사업의 실행

지역사회 참여와 역량 강화가 현실화될 수 있도록 해 준다.

(6) 사업의 평가

평가의 초점을 확인하고 중요한 핵심 질문이 누락되지 않도록 보장해준다.

(7) 사업 결과의 정당화와 활용

이해관계자의 참여는 평가 결과를 정당화하는 데 도움을 주고 평가 결과의 사용을 보장한다. 기획 및 평가 과정에 포함된 이해관계자는 사업 결과를 지지하고 결과에 따라 행동할 가능성이 높다. 많은 사람들이 자신에게 동조적인 사람만을 기획 및 평가 과정에 참여시키기를 원하는데, 이는 매우 잘못된 생각이다. 사업에 비판적인 이해관계자의 참여는 특히 필요한데, 그 이유는 비판적인 이해관계자는 공격받거나 신뢰성이 떨어질 수 있는 정보와 전략을 확인하는 데 도움을 주고, 비판자의 논리를 이해하며, 비판자 중 옹호자로 변화할 가능성이 있는 사람을 검토하는 데 도움을 주기 때문이다.

2. 요구도 사정

현재의 보건문제, 보건의료 사업, 각종 자원에 대한 정보를 수집하고 연구한다. 이들 정보는 프로그램의 수요와 공급을 결정하고 사업의 경향, 제한점, 목표, 정책, 우선순위, 일반적인 기준, 자원의 분배를 결정하는 데 필요하다. 우선적으로 표적대상의 건강수준 평가, 대상자의 관심과 장점, 지역 보건체계의 평가, 건강문제와 해결능력에 영향을 미치는 환경의 변화 등 대상자의 현황을 분석한다. 대상자의 보건문제에 영향을 미치는 행위적 · 사회적 · 경제적 · 정치적 · 환경적 요인을 파악하고 우선순위를 확인한다. 여러 가지 보건문제나 대안 중에서 어떤 것을 먼저 선택할 것인지의 우선순위를 결정해야 한다. 가장 중요한 보건문제나 대상자를 선택하여 집중적으로 관리해야 보건사업의 효과를 높일 수 있다.

3. 목적 및 목표 설정

보건프로그램의 비전(vision), 목적(goal), 목표(objective) 및 전략(strategy)을 제안하여 보건프로그램의 방향성을 설정한다. 프로그램에서 확인된 전략적 이슈를 바탕으로 이러한 이슈와 관련된 목적을 수립하게 된다.

4. 보건프로그램 설계

기획을 위한 환경과 전략을 고려하고, 기획을 위한 전제 조건에 대한 사정 및 수립, 보건 현황의 분석, 우선순위의 선정, 사업의 구체적 목표, 각종 방법 및 수단의 연구 등을 계획서로 작성한다. 보건프로그램 설계(실행 계획)는 복잡한 상황에서 발생하는 새로운 문제를 해결함으로써 바람직한 목표를 달성하기 위해 최적의 전략을 개발하려는 의도된 사회 활동으로, 미리 정해진 방법에 따라 대상자에게 변화를 일으킬 행동을 설계하는 것이다.

프로그램 설계는 의도된 미래의 목표에 도달하기 위해 현재를 변화시키는 과정이며, 모든 기획에는 현재의 상태, 미래에 원하는 목적 및 목표, 원하는 방향으로 가기 위한 전략과 사업 내용 등이 기본적인 요소로 포함된다. 프로그램이 가지고 있는 궁극적인 목표를 달성하기 위해 보건현황을 분석하여 얻은 자료를 기반으로 어느 사업을 가장 우선적으로 할 것인지, 선정된 사업을 어느 정도에서(구체적 목표), 어떤 방법과 수단으로 수행할 수 있을 것인지 각종 방법 및 수단에 대한 장 · 단점을 고려하여 가장 효과적이고 효율적인 방법을 선정한다.

보건사업에서 적합한 전략을 설정하여 개인, 집단 및 지역사회 특성에 맞는 차별화된 실행 및 평가 계획을 구체적으로 수립한다.

5. 보건프로그램 실행

보건프로그램의 세부계획서에 근거하여 사업을 수행한다. 기존 서비스와 중복을 피하기 위해 기존 자원, 정책, 환경 조치 등을 확인한다. 프로그램의 목표를 달성하기 위해 구체적인 프로그램 수행을 계획한다. 예를 들면, 프로그램 수행을 위한 조직의 설립 계획, 요원의 교육 및 채용 계획 혹은 자원의 활용 계획 등을 시행하는 것을 의미한다.

6. 보건프로그램 평가 및 재계획

평가는 기획 과정의 마지막 단계인 동시에 기획의 순환 과정에서의 첫 단계가 된다. 그러므로 평가 결과는 다음 기획의 자료가 되어 재계획을 하게 된다. 평가는 계획되어 수행된 사업의 결과를 양적 · 질적으로 측정하여 정해진 기준에 따라 비교하는 것을 의미한다. 평가는 보건프로그램 개발 과정의 필수 부분이라고 할 수 있다. 이것은 지속적인 과정으로, 보건프로그램의 각 단계를 모니터하게 된다. 보건프로그램의 구조, 과정 및 결과 평가뿐만 아니라 경제성 평가를 실시한다. 마지막으로 프로그램 결과에 대한 환류를 통해 표적대상의 참여를 확대하고, 중재안의 향상을 도모한다.

학습포인트

1. 프로그램의 목적을 달성하기 위해 갖추어야 할 8가지 요건을 기술하시오.

2. 프로그램의 개발 과정을 제시하고 간단히 기술하시오.

3. 프로그램 기획의 유형과 유형별 특성에 대해 기술하시오.

4. 보건프로그램 기획 모형은 여러 가지가 있다. 각 모형별 특성에 대해 간단히 설명하시오.
   - PRECEDE-PROCEED 모형
   - PATCH 모형
   - MATCH 모형
   - MAPP 모형
   - 혁신확산모형
   - 사회마케팅모형

5. 프로그램 기획 과정과 각 과정별 핵심요소를 간단히 기술하시오.

CHAPTER 02

요구도 사정

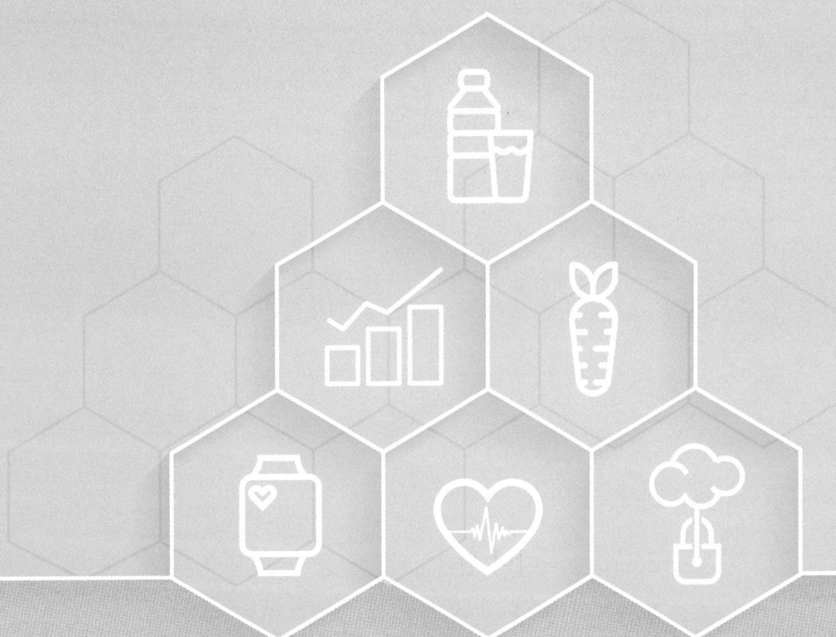

학습성과

01. 요구도 조사의 중요성과 필요성을 이해한다.
02. 요구도 조사방법을 이해한다.
03. 자료 수집의 기본원칙을 이해한다.
04. 요구도 사정에 따라 우선순위를 결정한다.

01 요구도 조사의 중요성 및 필요성

보건프로그램 개발에서 요구도 조사는 개인 또는 지역주민의 요구를 충족시키기 위해 문제를 확인하고 발견하는 출발점이 되며, 문제 해결을 위한 기획과 방향 설정에 도움이 된다. 요구에 따라 보건프로그램이 결정되고, 보건자원의 효율적인 구성과 사용의 근거가 되기 때문에 기획 과정의 다른 단계를 시작하기 전에 반드시 이루어져야 한다. 요구도 조사는 특별한 문제를 지닌 지역사회 내부 역량을 찾아낼 수 있으며, 요구도 조사를 하지 않으면 건강문제 해결에서 방향을 잃거나 지연될 수도 있다. 이러한 이유로 보건프로그램 개발에서 요구도 조사가 중요하게 다루어지고 있다.

1. 요구도 조사의 개념과 목적

1) 요구의 개념

요구(need)는 사람이 원하는 것 또는 다른 것과 비교했을 때, 부족한 경우로 충족이 필요한 상태를 말한다. 개인 또는 인구집단의 현재 상태와 기대하는 가장 바람직한 상태와의 차이로 설명되며, '필요'로 번역되기도 한다. 'want'는 무엇이 필요하나 충족되지 못할 때 생기는 개인의 인지 또는 정서 상태를 말하며, 'need'는 어떤 사람이 필요한 그 무엇이 다른 이의 판단 과정을 거쳐 확인된 것을 의미한다. 즉 'want'가 외부에 표현되기 전의 주관적인 개인적 차원의 개념이라면, 'need'는 사회적 차원의 개념으로 이해할 수 있다.

Bradshaw(1972)는 지역사회 건강사정을 위한 인구집단의 특성 유형을 이해하기 위해 'need'를 인지된 요구, 표현된 요구, 규범적 요구와 상대적 요구의 4가지로 구분하였다.

(1) 인지된 요구 Perceived need

인지된 요구는 개인이 느끼는 주관적인 욕구(want)로 표출되지 않을 수 있고, 표출될 수도 있다. 대상자에게 어떤 서비스가 필요한지 질문하게 되면, 이때에 인지되어 적용되는 요구이다. 개인의 인식에 따라 표현을 꺼리기도 하고, 부풀려지기도 하여 실제 요구를 반영하기에는 어려움이 있다. 이런 문제점을 해결하기 위해 현재 상태에 대한 만족 정도와 서비스 제공에 대한 희망 여부를 질문하게 된다.

(2) 표현된 요구 Expressed need

표현된 요구는 실제로 건강 추구 행동으로 요구가 표출된 것이다. 표현된 요구는 대상집단이 시장에서 서비스를 구매하는 활동으로 나타난다. 표현된 필요의 척도로는 서비스를 요청하는 사람의 수, 원하는 서비스 유형 및 이용률이 포함된다.

(3) 규범적 요구 Normative need

규범적 요구는 보건전문가, 관리자 등이 대상집단의 결핍과 결손을 규정한 상태로 과학적 개념에 근거하여 규정하며, 계량화가 쉽다.

(4) 상대적 요구 Comparative need

상대적 요구는 두 집단이나 개인을 비교함으로써 발생하는 차이에 기초한 요구를 의미한다. 유사한 지역사회 내 두 집단에서 한 집단이 다른 집단과 비교할 때 서비스 수준 간 차이로 측정되기도 한다. 집단별 특성을 고려하지 않고 단순 비교할 경우에 잘못된 결과를 얻기도 한다.

2) 요구도 조사의 개념

요구도 조사는 대상 인구의 문제나 필요를 파악하기 위한 것으로, 특정 인구집단이 경험하고 있는 건강에 직 · 간접적으로 영향을 미치는 문제의 크기와 성격을 결정하는 체계적인 과정이다. 요구도 조사에서는 건강문제와 환경적 · 사회적 · 경제적 · 행태학적 결정요인을 찾아내기 위해 역학적 · 사회학적 · 질적 방법론을 이용한다. 유사 용어로 현황 분석과 지역사회 진단이 있다.

(1) 현황 분석 Situational assessment

현황 분석은 지역사회에서 현 상황과 바람직한 상황 사이의 차이(gap)를 규명하고,

목표 달성을 위해 해결해야 할 요인과 조직 또는 지역사회의 문제 해결을 위한 능력과 한계를 분석하는 과정이다.

(2) 지역사회 진단 Community diagnosis

지역사회 진단은 지역사회를 기반으로 건강 관련 통계 및 건강결정요인에 관한 정보를 수집하고, 건강결정요인 분석과 건강의 관계를 검증하는 방법을 통해 지역사회의 건강상태를 평가하는 과정을 말한다.

3) 요구도 조사의 목적

요구도 조사는 특별한 문제를 가진 지역사회 내부역량을 찾아낼 수 있고, 우선순위를 두어야 할 인구집단의 요구를 파악함으로써 미래에 이루어질 요구도 사정과 비교할 수 있는 근거를 제공하는 것을 목적으로 한다.

(1) 지역사회의 건강문제 파악

핵심과제와 주요 건강문제를 확인하는 동시에 사업의 우선순위를 결정하기 위함이다.

(2) 건강문제의 해결 능력 파악

지역사회의 인적 · 물적 자원 및 정보를 확인함으로써 건강문제를 해결할 수 있는 역량을 알 수 있다.

(3) 보건사업 평가를 위한 기초 자료 확보

지역사회의 현 건강상태를 측정함으로써 사업이 끝난 후 건강상태와 비교할 수 있는 기초 자료로 활용할 수 있다. 현재의 상태가 정확히 측정되어야 사업의 결과가 어느 정도 달성되었는지, 목표 달성이 어느 정도 이루어졌는지 정확히 평가할 수 있다.

(4) 환경변화에 따른 건강문제 예측

환경의 추이를 파악하고 분석함으로써 지역사회 주민의 건강에 미치게 될 환경의 변화를 예측할 수 있다.

02 요구도 조사방법

요구도 조사의 기본 절차는 일반조사 절차와 거의 같고, 설계 면에서 볼 때 보건 조사방법 중 비실험 조사의 일원적 설계에 해당한다. 요구도 조사방법은 직접 조사법, 간접자료 조사법, 사례 조사법으로 구분할 수 있다.

1. 직접 조사법

1) 일반인구 조사General population survey

정해진 지역의 전체 대상자 중에서 표본을 추출하여 질문지나 면담을 통하여 자료를 얻고, 이를 기초로 요구를 파악하는 방법이다. 전문적 조사기술이 필요하며, 수집된 자료를 통해 여러 문제를 동시에 파악 가능하다.

2) 표적인구 조사Target population survey

일반 인구집단 중에서 특정 인구를 대상으로 질문지나 면담을 통하여 요구를 파악하는 방법이다. 일반 인구를 성별, 연령, 소득 등으로 구분하고 계층화하여 나눈 집단이 표적집단이다. 일반 인구를 단계적으로 나누어 일부만을 표본으로 한다.

3) 델파이Delpi

델파이는 해결하려는 문제의 정확한 정보가 없을 때 전문가 집단에 의해 체계적으로 세밀하게 작성된 일련의 몇 단계 질문지를 통해 대상집단으로부터 그들의 요구를 조사하는 방법이다. 치밀하게 계획된 익명의 설문조사를 반복적으로 실시하기 때문에 설문 응답자가 직접 한곳에 모여 논쟁을 하지 않고도 합의를 도출할 수 있는 방법이다. 대면으로 한 곳에 모여 토론할 경우에 발생할 수 있는 권위 있는 사람의 발언에 의한 심리적 효과를 제거한 방법이다. 심층적인 의견 수렴과 자유로운 의사결정이 가능하지만, 패널 선정이 잘못된 경우에 왜곡된 참여 가능성과 질문지 송부와 회송 등의 번거로운 절차가 단점이다.

4) 심층면접 In-depth interview

선정된 집단 중에서 중요한 정보를 제공해 줄 수 있는 특정인을 다수 정하고, 조사자가 참가자를 대상으로 자유롭게 말할 수 있도록 면담을 실시하여 자료를 수집하는 방법이다. 심층면접은 조사자의 면담기술이 중요하며, 참가자와의 관계 형성 후 이야기를 시작해 내용을 자세하게 기록한다.

5) 관찰 Observation

관찰은 조사자가 직접 현장에 가서 관찰하여 자료를 수집하는 방법이다. 관찰조사는 질적 자료, 즉 쉽게 숫자로 표현할 수 없는 자료를 얻고자 할 때 사용하는 기법이지만, 조사자에 따라 다르게 의미를 부여할 수 있어서 신뢰성과 타당성을 고려해야 한다.

6) 직접 경험 Field experience

직접 경험은 조사자가 실제 상황을 직접 체험하면서 대상자의 요구를 파악하는 방법이다. 단순한 현장 방문이 아닌 요구를 파악하기 위한 현장 체험이기 때문에 사전에 다양한 정보를 알고 있어야 효과적으로 활동할 수 있다.

7) 공청회 Public hearing

공청회는 조사자가 지역사회의 모든 사람이 참여할 수 있는 공개적인 모임을 개최하여 지역사회 주민의 요구나 문제를 파악하는 방법이다. 짧은 시간에 집단의 의견을 들을 수 있으나 관심 있는 사람들만 참여하기 때문에 편향(bias)이 있을 수 있다.

2. 간접자료 조사법

1) 보건지표 분석

인간의 건강상태뿐만 아니라 이와 관련된 제반사항, 즉 보건정책, 보건의료제도, 보건의료자원, 인구구조, 보건의식 등에 대한 전반적인 수준이나 특성을 말한다. 보건지표와 관련된 대표적인 자료는 인구센서스 및 생정통계자료, 사회지표 등 통계연보, 국민건강영양조사 결과, 건강보험 자료 등이 있다. 각 지역별로 실시되는 주민 건강조사 결과도 중요한 보건지표 자료이다.

2) 행정자료 조사

행정기관이 업무 수행을 위해서 수집하거나 보관하고 있는 자료는 지역사회 주민의 요구 사정에 도움이 된다. 행정기관이 보유하고 있는 자료에는 주민의 특성에 관한 정보가 포함되어 있기 때문에 주민의 문제를 파악하는 데 도움이 된다. 특히 행정자료는 주민의 요청사항, 공익사업의 동향, 특별한 관심을 요하는 대상 인구 또는 지역에 관한 중요한 정보를 제공한다.

3) 개인별 기록자료 조사

개인별로 기록되어 있는 각종 자료를 분석하여 대상자의 요구를 확인하는 방법이다. 예를 들면, 학생의 생활기록부, 병원에 입원한 사람의 개인별 차트에 보관되어 있는 개인별 기록을 분석하여 주민의 요구를 확인하는 방법이다.

3. 사례 조사법

1) 보건프로그램 운영자 및 서비스 제공자 조사

보건사업을 직접 제공하거나 보건프로그램의 운영을 담당하고 있는 사람을 만나 지역주민과 관련된 여러 가지 상황을 알고 있는 운영자로부터 주민의 요구를 확인하는 방법이다.

2) 주요 정보 제공자 조사

보건프로그램 운영이나 사업 전달에는 직접 참여하지 않지만 지역사회에서 오랫동안 거주했거나, 지역 사정을 잘 알고 대변할 수 있는 사람을 주요 정보 제공자라고 한다. 이들로부터 대상집단의 요구 및 서비스 이용 상태를 파악하는 방법이다.

03 자료 수집

자료란 직 · 간접적으로 이용되는 모든 정보를 말한다. 요구도 조사를 위해 수집되는 정보의 양은 정보의 유용성 정도와 활용 가능한 자원, 사업에 임하는 보건전문가의 자세 등에 따라 달라진다. 자료는 수집방법에 따라 1차 자료와 2차 자료로 구분하고, 자료의 특성에 따라 양적 자료와 질적 자료로 구분한다.

1. 자료의 수집방법에 따른 분류

1) 1차 자료(직접자료 수집)

1차 자료는 조사자가 직접 대상자의 가정, 시설 및 기관 등을 방문하여 수집하고 작성한 자료이다. 조사 목적에 따라 조사 설계를 직접 수집하는 자료로, 2차 자료에 비해 자료를 수집하는 데 비용, 인력, 시간이 많이 소요된다.

2) 2차 자료(기존자료 조사)

2차 자료는 개인, 집단, 조직, 기관 등에 의해서 이미 만들어진 기존 조사자료를 이용하여 자료를 수집하는 방법이다. 자료 수집 기간과 비용이 절약되고, 바로 사용 가능하기 때문에 최대한 2차 자료를 활용하는 것도 바람직하다.

2. 자료의 특성에 따른 분류

1) 양적 자료 Quantitative data

양적 자료는 수량화되어 있는 자료를 수집하는 것이다. 양적 자료에는 설문조사자료

(survey data), 관측자료(observational data), 실험자료(experimental data) 등이 포함된다.

2) 질적 자료 Qualitative data

질적 자료는 수량화되어 있지 않은 자료를 수집하는 것이다. 질적 조사는 어떤 상황, 사건, 관찰된 인간의 행위 등이 자세하게 서술된 자료를 일컫는다. 질적 자료는 적은 수의 참여자로부터 심층적인 분석이 이루어지며, 비구조화된 방법으로 자료 수집이 된다는 점이 양적 자료 조사와 구분되는 점이다. 질적 자료에는 초점집단 면담(focus group interview)자료, 심층면접(in-depth interview)자료, 관찰자료, 내용분석자료, 현장 기록, 중요 사건 보고서, 의무 기록 등이 포함된다.

3. 자료 수집의 기본원칙

자료 수집은 보건프로그램 기획자가 대상집단의 실제 요구를 확인하는 데 가장 도움을 주는 타당한 자료를 선택하여 수집하는 것이 중요하다. 자료 수집의 기본원칙은 다음과 같다.

1) 정보 제공자와 자료 수집자의 자세

정보 제공자는 동의를 통해 개인의 권리와 안전이 보장되어야 하며, 자료 수집자는 편견 없는 자세로 정보를 받아들여야 한다.

2) 비교 가능한 자료 수집

건강문제는 절대적 크기뿐만 아니라 상대적 크기도 중요하게 다루어야 한다. 건강형평성 달성은 보건프로그램이 추구하는 궁극적 가치의 하나이다. 제한된 자원의 효율성을 높이기 위해서는 표적집단의 선정이 중요하다. 이를 위해서는 자료를 수집할 때 건강수준이나 보건서비스 이용에 차이를 알 수 있는 여러 특성별로 자료를 수집해야 한다.

3) 기존 자료의 최대한 활용

1차 자료를 수집할 경우에는 비용이 많이 소요되기 때문에 가능하면 2차 자료를 적극 활용하는 것이 바람직하다. 최근에는 사회적으로 통계자료에 대한 관심이 크게 증가하여 다양한 2차 자료가 생산되고 있어 자료 수집에 도움이 된다.

4) 다양하고 복합적인 자료 수집

지역사회 건강상태를 파악할 때 어떤 종류의 자료를 가지고 분석하고 해석하는가에 따라 지역사회에 대한 이해가 달라질 수 있다. 그러므로 지역사회의 건강상태를 파악하기 위해서는 1가지 이상의 수집 가능한 자료를 다양하게 확보하고, 이 자료를 이용하여 분석 가능한 지표를 모두 산출해 본다.

5) 수집된 자료의 질 평가

수집된 자료는 분석하기 전에 자료의 질을 평가해야 한다. 자료의 질을 평가할 때 고려해야 할 내용은 첫째, 자료에 필요한 정보를 모두 가지고 있어야 한다. 둘째, 분석하고자 하는 자료는 타당성과 신뢰성이 있어야 한다. 셋째, 조사 대상자가 전체 모집단을 대표해야 한다. 넷째, 가능한 최근 자료를 활용한다. 다섯째, 다른 자료와의 연계가 쉬워야 한다.

4. 자료 수집방법

1) 양적 자료 수집방법

(1) 면접조사법

언어적인 상호작용의 한 형식으로 조사자와 응답자가 대면하거나 전화를 이용하여 조사 목적에 필요한 정보를 얻는 방법이다. 대상집단의 견해를 정확하게 표현해 줄 수 있는 핵심 정보 제공자와 지역사회 여론 지도자와의 면담을 통해 자료를 수집할 수 있다. 지역사회에 거주하는 주민 또는 보건의료 분야 전문 인력 등과의 직접적인 상호작용을 통해 자료를 수집하는 방법이다.

① 면접 상황에 따른 구분

- **개별면접법:** 가장 많이 사용하는 방법으로 면접자가 응답자를 개인적으로 만나 자료를 얻어내는 방법이다. 면접자에 의해 정확한 조사가 이루어질 수 있으나 응답자의 수와 범위가 큰 경우 비용문제가 발생한다.

- **전화면접법:** 전화를 이용하여 응답자와 면접자 간에 면접을 하는 방법이다. 전화면접법은 간편하고 시간과 비용을 절약할 수 있다는 점과 익명성이 보장되어 민감한 질문도 가능하나 응답자가 전화를 쉽게 끊을 수 있다.
- **집단면접법:** 의도적으로 조성된 집단 상황에서 발생하는 집단 역동에 따라 나타나는 구성원의 다양한 모습을 통해 자료를 수집하는 방법으로, 집단 구성원과 자유로운 대화를 통해 필요한 정보를 얻는 방법이다. 개인의 불분명한 정보가 정정되는 장점이 있지만 집단 내 형성된 규범, 지위에 따라 개인의 의견과 태도가 달라질 수 있다.

② 면접의 조직화 정도에 따른 구분

구조화 면접조사법과 비구조화 면접조사법의 장 · 단점은 표 2.1과 같다.

- **구조화 면접조사법:** 사전에 개발된 구조화된 질문지를 이용함으로써 응답의 비교가 가능하고 자료의 수량적 표준화를 확인할 수 있는 전형적인 면접조사법이다.
- **비구조화 면접조사법:** 구조화된 면접조사표 없이 면접자에게 질문 순서나 질문에 있어 재량을 주는 방법이다. 면접자는 필요한 경우 얼마든지 심도 있게 질문을 할 수 있기 때문에 이를 심층면접이라고도 한다.

③ 면접의 영향 요인

- **면접 상황:** 시간, 장소, 제3자의 존재 등
- **면접자:** 인구사회학적 특성, 인성, 기술과 경험, 동기, 태도, 기대, 행동 등

표 2.1 구조화 · 비구조화 면접조사법의 장 · 단점 비교

구분	장점	단점
구조화 면접조사법	① 신뢰성이 높음 ② 활용 범위가 넓음 ③ 조사원 행동의 일관성 ④ 면접 결과의 비교가 가능함 ⑤ 면접 결과의 분석이 공통적임	① 조사자 재량이 없음 ② 새로운 사실의 발견 가능성이 희박함 ③ 면접 상황에 대한 유연성이 낮음
비구조화 면접조사법	① 조사원의 재량이 있음 ② 면접 결과의 타당성이 높음 ③ 새로운 사실의 발견이 가능함 ④ 면접 상황에 대한 유연성이 높음	① 신뢰도가 낮음 ② 비교 가능성이 낮을 수 있음 ③ 면접 결과의 처리가 용이하지 않음

- **피면접자:** 인구사회학적 특성, 인성, 응답능력, 응답용의, 동기 등
- **주제의 내용:** 정치적 민감성, 사생활 관련성, 난해도, 관심도, 불안 요소 등

(2) 설문지 조사법

설문지란 일련의 질문들을 체계적으로 담은 질문서라 할 수 있다. 설문지 조사법이란 조사에 필요한 정보를 얻기 위해 조사 대상자에게 설문지를 통해 질문하고 그 응답 내용을 자료로 수집하는 방법을 말한다.

- **집단조사법:** 조사 대상자를 개별적으로 만나서 면접하는 것이 아니라 집단적으로 설문지를 배포하고 자신이 기입하는 방식이다. 학교, 사업장, 군대, 교도소, 기타 각종 사회집단을 대상으로 조사할 때 유용하고 편리한 방법이다.
- **우편조사법:** 조사 대상자들에게 개별적으로 설문지를 발송하고 응답 후 회송하도록 하여 응답을 받아내는 방법이다.
- **개별 자기기입법:** 개별 자기기입법은 직접 가정이나 직장을 방문해서 설문지를 나눠주고 직접 기입하게 한 후 다시 회수하는 방법이다.
- **인터넷조사법:** 정보통신이 발달함에 따라 인터넷을 통해 웹사이트에 접속하여 응답하거나 이메일 설문지를 보내고 회신을 받아 자료를 얻는 방법이다. 또한 최근에는 Google, Naver 등의 포털을 통해 온라인 설문지를 무료로 사용할 수 있으며, Qualtrics 등을 활용하여 유료 설문조사를 실시할 수도 있다.

2) 질적 자료 수집방법

질적 자료는 어떤 사건, 상황 또는 관찰된 인간 행위 등을 상세하게 서술한 자료를 말한다. 질적 자료 수집방법은 다음과 같다.

(1) 브레인스토밍 Brainstorming

① 목적

브레인스토밍의 목적은 아이디어를 이끌어내는데 있다.

② 기본 절차

진행자(facilitator, FT)가 주관한다.

- 회의(session) 소개
  - 목적 · 토론규칙 · 절차 등을 설명한다.

■ 준비(warm-up)

- 5~10분간 자유로운 분위기 조성을 위한 대화 및 아이디어를 교환한다.

■ 브레인스토밍

- 조장이 서기를 겸해도 무방하다.
- 가능한 한 많은 아이디어가 도출되도록 유도한다.
- 제안된 아이디어의 내용이 지나치게 긴 경우에는 제안자의 확인 하에 간단하게 요약한다.

■ 아이디어 도출 과정

- 아이디어를 분명하게 하기 위해 다시 확인한다.
- 주제와 도출된 아이디어를 참여자가 이해하고 있는지 확인한다.
- 비슷한 아이디어는 통합한다.

■ 합의(consensus) 형성

- 주제 당 15~20개의 아이디어 도출 후 우선순위를 결정한다.

③ 기본 규칙: 이 규칙들은 반드시 준수해야 한다.

■ 상호비방 금지

- 다른 사람의 아이디어가 자신과 다르다 하여 공격하거나 논쟁하지 않는다(갑론을박 절대 금지).

■ 자유로운 분위기

- 조직 내 상 · 하 간 계층적 분위기가 해소되도록 FT의 역할이 중요하다.
- 참여자는 모두 동등한 위치에서 아이디어를 발표한다(직급/직위에 의한 상호 계층의 벽이 없어야 하며, 이를 의식적으로 무시하고 자유스러운 분위기를 조성해야 하는 FT의 역할이 중요함).

■ 질보다 양 중심의 아이디어 도출

- 전문가적 고견뿐만 아니라 즉석에서 생각나는 대로 아이디어를 발표한다.
- 아이디어를 제시하지 않는 참여자가 있을 경우, FT는 참여자가 아이디어를 발표할 수 있도록 기회를 주거나 유도한다. 그리하여 참여자 전체가 한 번이라도 아이디어를 제시하도록 한다.

■ 아이디어의 결합 또는 통합

- 비슷한 아이디어는 발표자의 동의를 얻어 유사한 의견을 통합 · 조정한다.
- 아이디어에 대해 긴 설명을 하지 않도록 하며, 간단하게 한 문장으로 표현하도록 유도한다.

■ 아이디어 발표 독점 금지

- 토론 주제에 대해 자신이 전문가라 할지라도 한 번의 기회에 한 가지의 아이디어만 발표한다.
- 직급/직위가 높은 참석자가 의견을 독점하지 않도록 FT는 주의해야 한다.

■ 도출된 아이디어의 우선순위 결정에서 거수 또는 ○, ×와 같은 공개적 방법은 사용하지 않는다(우선순위 결정방법: Pay-off Matrix, Dotting).

④ 아이디어의 발표 방법

■ Free wheeling

- 앉은 위치에서 순서에 관계없이 자유롭게 자신의 아이디어를 발표하는 방법이다.

■ Round robin

- 원탁 형태로 돌아가면서 앉은 순서대로 아이디어를 발표하는 방법이다.

■ Slip method

- 쪽지나 포스트잇 등을 사용하여 아이디어를 무기명으로 기록하여 제출하는 방법이다.
- 처음 만나 조원들이 서로 서먹서먹한 경우 또는 주제가 민감하여 공개적으로 하면 어딘가 모르게 관련자의 시선이 따갑게 느껴지는 경우에 많이 활용한다.

⑤ 우선순위 결정방법

■ Dotting

- 브레인스토밍 결과, 도출된 다수의 아이디어에 대해 우선순위를 결정할 때 구성원이 Dot(점/●)를 사용하여 가장 좋은 아이디어를 결정한다.
- 전지나 화이트보드 등에 기록한 아이디어에 번호를 붙이고, 각 아이디어에 대해 Dot를 사용하여 투표한다.
- 1인당 4~5개의 Dot를 사용할 수 있으며, 자신의 판단에 매우 중요하다고 생각할

경우에는 하나의 아이디어에 대해 최대 2개의 Dot를 투표할 수 있다. 모든 참여자가 직접 화이트보드나 플립차트 앞으로 나와 Dotting을 한다.

- Dot의 빈도수를 기준으로 우선순위를 결정한다(최대 빈도수 아이디어가 핵심 문제점/핵심 근본 원인이 됨).
- Dot의 색에 의미가 있는 것은 아니며, 동일 색만 있을 경우 단조로우므로 3가지 색을 사용한다.
- 조원 상호 간 Dot를 활용, 투표할 때 상대의 의견을 묻거나 동조를 유도하여서는 안 된다.
- 오직 자신의 판단 하에 투표한다.
- Dotting 방법은 가장 쉽게 활용할 수 있는 방법이며, Round 1, 2, 3에 관계없이 활용 가능하다.

■ Pay-off Matrix

- Pay-off Matrix는 야구경기에서 사용되는 용어를 원용한 것이다(그림 2.1).
- 브레인스토밍 결과, 도출된 20~30여 개의 아이디어 번호를 Pay-off Matrix 상에 표시한다.

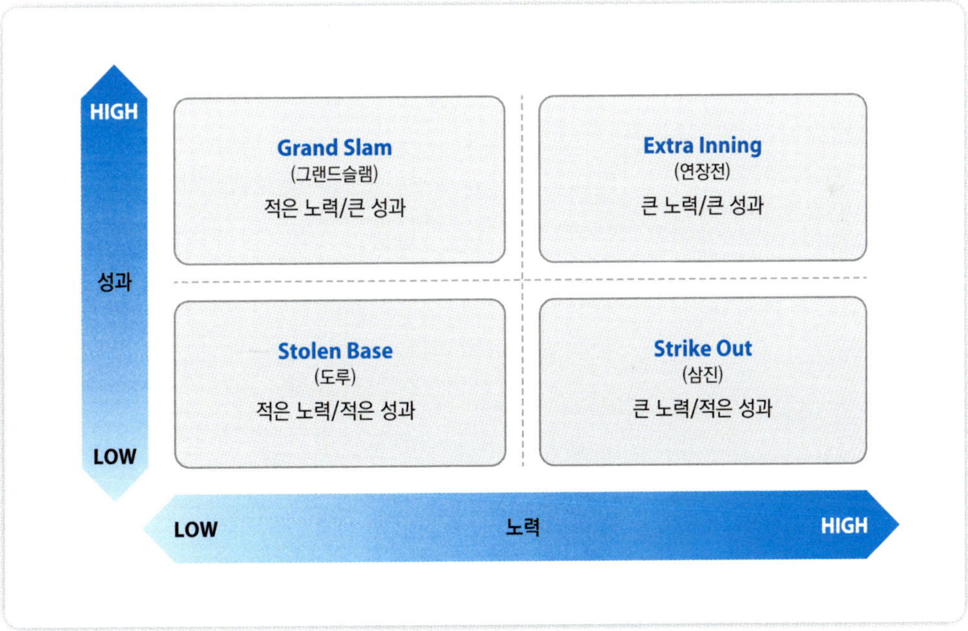
HIGH
성과
LOW
Grand Slam
(그랜드슬램)
적은 노력/큰 성과
Extra Inning
(연장전)
큰 노력/큰 성과
Stolen Base
(도루)
적은 노력/적은 성과
Strike Out
(삼진)
큰 노력/적은 성과
LOW
노력
HIGH

그림 2.1 Pay-off Matrix

- 초기에는 작은 성공의 경험을 조직 구성원이 공유함으로써 자신감을 가질 수 있도록 도루(stolen base)에 해당하는 아이디어를, 경험이 축적됨에 따라 그랜드슬램(grand slam)에 해당하는 아이디어를 우선 선택한다.
- 도출된 아이디어를 실천함에 투입되는 노력에 비하여 성과가 어느 정도인가를 기준으로 Matrix상에서의 아이디어의 위치를 결정한다.
- 개인별로 작성한 후, 팀별로 종합한다.
- 문제점이나 근본 원인을 해결하는 데 노력대비 성과(결과)가 어떠한지에 따라 그 위치를 결정한다(조원 각자의 주관적 판단에 의함).

(2) 5-Why 기법

'5-Why 기법'은 주어진 문제에 대해 계속 이유를 물어봄으로써 가장 근본적인 원인을 찾는 기법이다(그림 2.2).

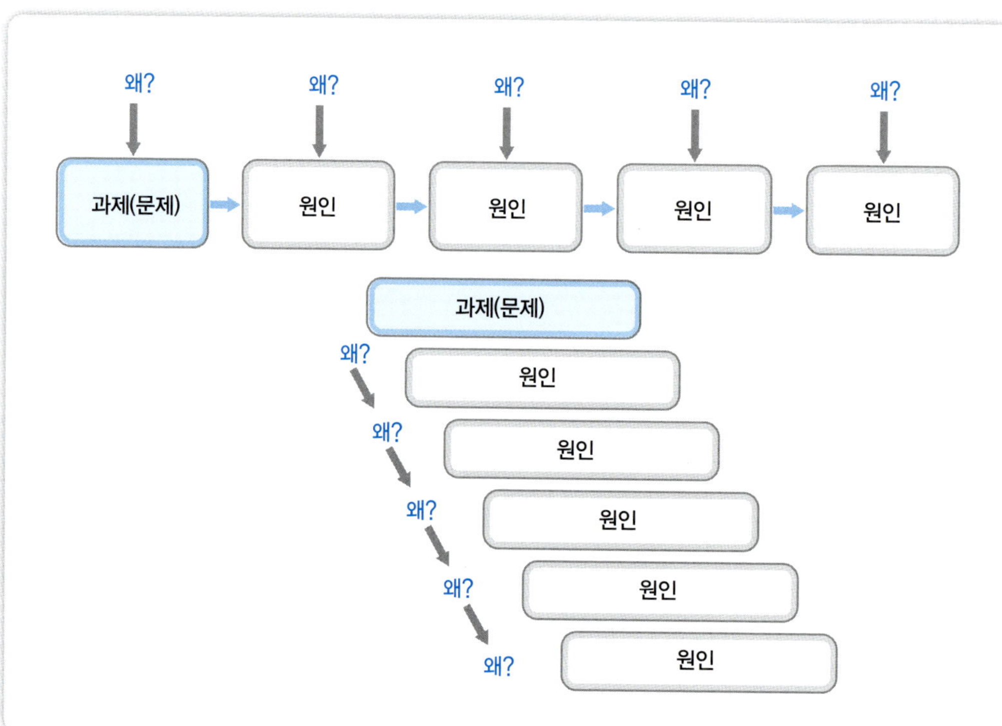

그림 2.2 5-Why 기법

(3) 초점집단 면담Focus group interviews, FGI

① 개념

초점집단 면담은 신중하게 선정한 소수의 사람을 대상으로 수행하는 심층적인 질적 면접조사를 말한다.

② 방법

■ 초점집단 면담의 진행자

- 초점집단 면담은 집단 역동(group dynamics) 관리에 능숙한 훈련된 진행자(moderator)가 수행한다. 초점십단 면담의 목적에 따라 해당 분야 전문가가 진행자가 될 수 있다. 진행자는 초점집단의 성격에 따라 적절한 접근방법을 선택해야 한다.
- 진행자의 가장 큰 역할은 초점집단 구성원이 활발하고 생산적으로 토의할 수 있도록 이끄는 것, 즉 참석자들의 토의가 초점을 잃지 않도록 유도하는 것이다. 따라서 진행자가 연구의 목적을 잘 이해하는 것이 중요하다.

■ 초점집단 면담의 질문 개요

초점집단 면담에서 쓰는 질문은 가능한 한 많은 답변을 이끌어낼 수 있도록 개방형 질문이어야 한다. "예" 또는 "아니오" 식의 답변이 나오기 쉬운 단답형 질문은 피해야 한다.

진행자의 의견이나 가치가 반영된 질문도 피하는 것이 중요하다. 제시되는 질문은 다음과 같아야 한다.

- 명확하게 진술되고 이해하기 쉬워야 한다.
- 질문의 구성이 답변에 영향을 미치지 않도록 중립적이어야 한다.
- 쉬운 질문에서 어려운 질문의 순서로 제시해야 한다.
- 일반적인 질문으로 시작하여 구체적이고 개인적인 질문 순서로 제시해야 한다.

진행자가 참석자에게 먼저 질문을 던지고 참석자가 스스로 토의하고 서로 추가 질문을 던지며 그에 대해 상호 답변하는 식으로 진행되는 것이 이상적이다. 이렇듯 초점집단 면담은 집단면접(group interview, 한 번에 10명까지 면접하는 것)이나 연속면접(serial interview, 같은 질문을 여러 사람에게 차례로 던져 답변을 얻는 것)과는 구분된다.

■ 초점집단의 구성과 선정

- 초점집단은 구성원 간에 동질성 혹은 유사성이 보장되어야 한다. 비슷한 경험을 지니거나 이해관계가 같은 사람이 모일수록 생산적으로 토의하기가 좋다. 연구나 프로젝트의 목적에 따라 다양한 시각을 파악하기 위해 상이한 집단을 초점집단으로 삼는 경우도 있다. 어떤 경우든 각 초점집단의 구성원은 모집단을 대표하지 못하므로 초점집단별로 얻은 결과를 계량적으로 비교하기 어렵다.
- 초점집단의 크기는 6~12명 정도가 이상적이다. 인원수가 너무 적으면 한두 사람이 논의 전체를 주도하거나 아무도 말하지 않아 논의 자체가 실패할 가능성이 있다. 인원수가 너무 많으면 논점이 흐려지거나 좀처럼 발언 기회를 얻지 못해 참석자가 의욕을 잃을 수도 있다. 초점집단 참여자는 전화로 모으는 것이 일반적이며, 선생과 학생 또는 상사와 부하 등 지휘명령 계통에 있는 사람이 같은 세션(session)에 참석하지 않도록 주의한다.

③ 진행 과정

초점집단 참여자가 정해지면, 초점집단 면담의 목적을 간단하게 설명하고 참여의 자발성과 비밀보장을 다시 한 번 확인한다. 초점집단 면담 참여자에게는 시간 및 교통비용으로 소정의 사례금을 지불할 수 있다. 부담 없는 토의 분위기를 만들기 위해 사전에 긴장을 풀어주는 환담을 나누거나 간단한 간식거리를 제공하는 것도 좋다. 초점집단 면담을 시작하게 되면, 먼저 진행자(moderator)는 다음과 같은 사항을 포함한 사전 설명을 하게 된다.

- 초점집단 면담의 목적을 설명한다.
- 모든 참석자가 토의에 참여할 수 있도록 기본 규칙을 정한다.
- 참석자는 토의 참여가 자발적이며 비밀이 보장된다는 사실을 재확인한다.
- 진행자와 보조진행자를 소개하고, 초점집단 구성원이 초청된 이유와 과정을 설명한다.
- 토의 내용 기록의 목적을 설명한다.

토의는 초점집단 구성원의 사기소개부터 시작하며, 일단 소개가 끝난 후, 진행자는 질문 개요 목록을 사용하여 논제의 다양한 측면이 다뤄지도록 토의를 이끌어 나간다. 참석자가 질문에 대답하면, 진행자는 더 많은 정보를 제공할 것을 요청하거나 더 많은 토의를 이끌기 위한 추가 질문을 던질 수 있다.

초점집단 면담의 소요 시간은 대략 두 시간 정도로 계획하되, 실제 토의 시간은 90분 정도가 적당하다. 질문이 모두 제기되고 토의가 어느 정도 이루어졌다면 진행자는 토의 결과를 요약한 후, 요약 내용에 관하여 참석자의 의견을 묻는다. 또는 모든 참석자에게 토의 내용을 반추하여 각자가 가장 중요하다고 생각한 사항을 제시해 달라고 요청할 수도 있다. 토의 결과는 비디오 녹화, 오디오 녹음, 노트 필기 등으로 기록할 수 있으며, 노트 필기와 녹화 내지 녹음을 병행할 수도 있다. 다만, 노트 필기 시에 보조진행자가 필요하며, 진행자 한 사람에게 토의 결과 기록을 모두 맡겨서는 안 된다.

④ 초점집단 면담의 장 · 단점

초점집단 면담은 질적 연구방법론의 하나이다. 중요한 것은 응답 종류별 빈도가 아니라 질문에 대한 토의 참석자의 실제 답변(words)과 행태(behaviors)이다.

■ 장점

- 비교적 짧은 시간 동안 광범위한 정보를 얻을 수 있다.
- 토의 과정에서 제기된 예상치 못한 주제에 대해 추가적으로 토의할 수 있다.
- 초점집단을 선정하기 위한 복잡한 표집 기법이 필요하지 않다.

■ 단점

- 초점집단이 무작위로 추출되거나 모집단을 대표하는 것이 아니므로 일반화가 어렵다.
- 자료의 질적 수준이 진행자의 능력과 동기부여에 좌우된다.
- 초점집단 면담의 결과를 계량화하여 통계적으로 처리하기 어렵다.

(4) 특성요인도 Fishbone diagram, Ishikawa diagram

① 개념

어떤 일의 특성(결과)과 그것을 유발하는 요인(원인)이 서로 어떻게 관계되고 영향을 미치고 있는지 한눈에 알 수 있게 생선 뼈 모양으로 나타내는 기법이며, 물고기뼈 도표라고도 한다.

② 용어의 설명

특성(결과), 요인(원인)의 의미와 구체적인 설명은 다음과 같다(표 2.2).

표 2.2 특성요인도

용어	본래의 의미	구체적 설명
특성(결과)	유의 성질	• 일의 결과로 나타나는 것으로 제품의 품질, 원가, 생산량, 불량품, 안전 상황 등(문제의 정도를 재는 척도) • 건강문제는 실천율, 이용률 등의 건강 행태, 서비스 제공량이나 생산성, 서비스의 질 등 건강결정요인 위주
요인(원인)	주요한 원인	• 일의 결과에 대해 영향을 미치는 원인으로서 특성에 직접적으로 영향을 미치는 것 • 요인은 분석 대상 사업의 특성에 따라 분류가 달라지나 주요 유형은 다음과 같음 – 사람(man), 장비(machine), 재료(material), 방법(method), 자금(money), 환경(environment), 기술(technology), 구조(structure), 절차(process), 정책/방침(policy), 시스템(system), 4P(product/price/place/promotion) 등 • 건강문제는 기여요인 위주

출처: David S. Gochman(2003). Handbook of Health Behavior Research. Plenum Press, New York and London.

③ **작성 방법**

기본 골격은 그림 2.3과 같다.

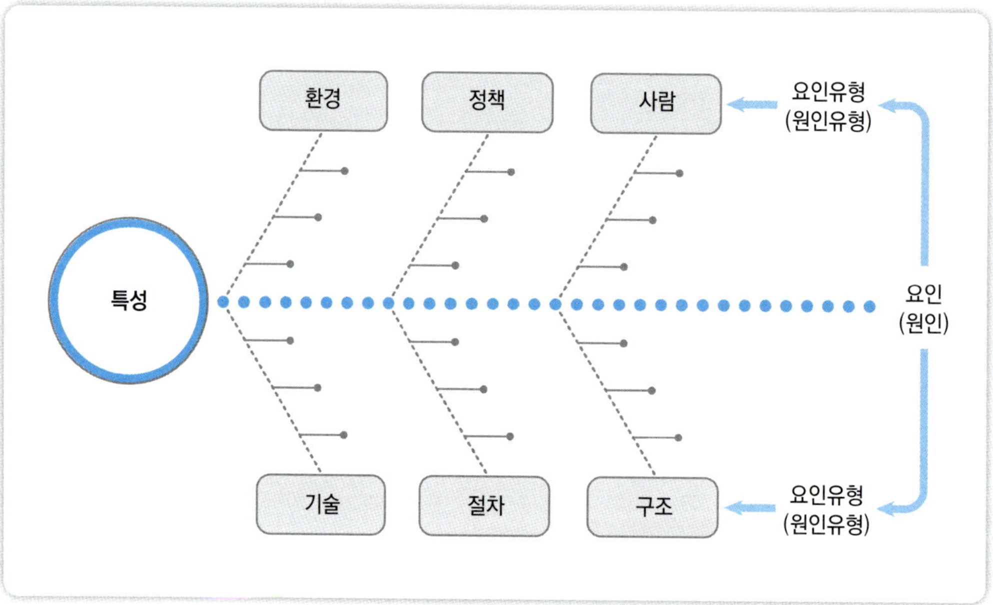

그림 2.3 특성요인도의 기본 골격

(5) 역장분석 Force field analysis

① 개념

목표 달성을 지지하는 힘과 방해하는 힘을 분석하여, 성공적인 변화가 이루어지도록 하는 분석도구이다(그림 2.4).

② 활용

- 원인을 도출할 때
- 잠재적 해결책이나 대안을 도출할 때
- 성공적 변화를 위한 방안을 도출할 때

③ 방법

- 플립 차트 중앙에 현재 상태(as is)를 나타내는 수직선(점선)을 내려 긋는다.
- 수직선과 평행이 되게 오른쪽에 수직선을 긋고, 우측에 목표(to be, 바람직한 상태)를 기술한다.
- '현재 상태' 칸에서 중앙 수직선의 좌측상단에 '목표를 지지하는 힘'을, 우측 상단

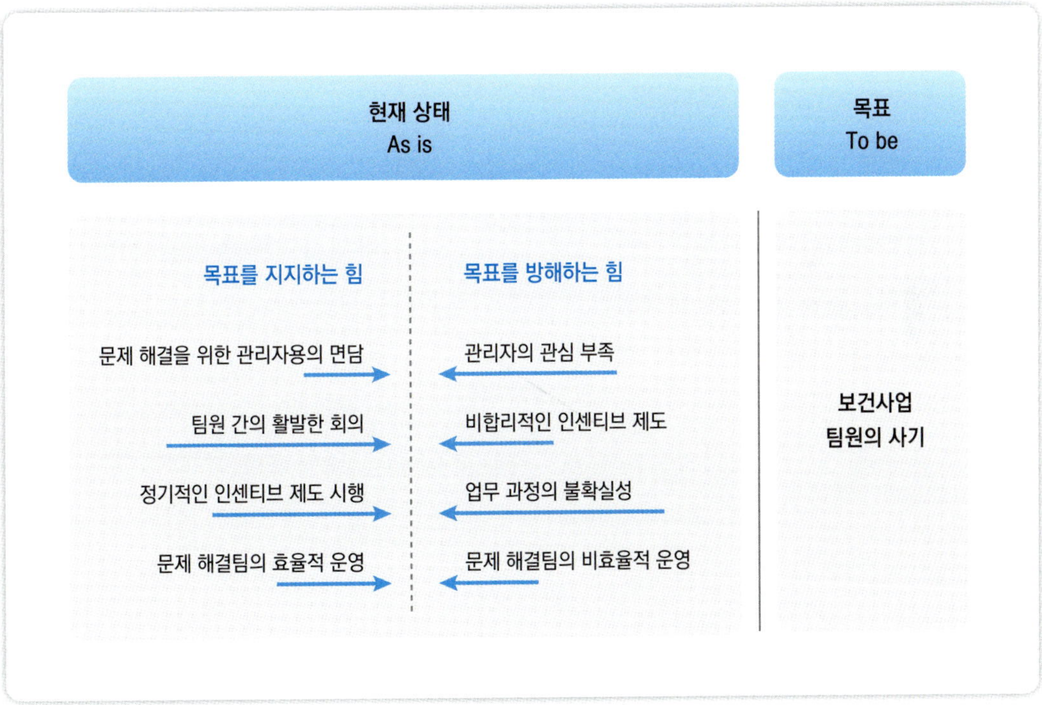

그림 2.4 역장분석

에 '목표를 방해하는 힘'이라고 기록한다.

- 지지/방해하는 힘의 상대적 강도를 화살표의 크기 또는 가중치로 나타낸다.

5. 자료의 신뢰도와 타당도

1) 신뢰도

(1) 신뢰도의 개념

신뢰도(reliability)는 같은 대상을 반복 측정하는 경우에 얼마나 안정적으로 일관성 있게 일치하는 값을 얻을 수 있는가를 의미한다. 반복 측정할 때 동일한 결과가 나온다면 측정 결과를 예측할 수 있고 안정성이 높다고 본다.

신뢰도는 측정 결과의 총 분산에 대한 참값 변량의 비율로 표시되고, 0~1 사이의 값을 가진다. 일반적으로 기본적 신뢰도 수준은 0.7 이상, 연구 수준의 신뢰도는 0.8, 임상적 결정을 위한 신뢰도 수준은 0.8 이상으로 본다.

(2) 종류

신뢰도의 종류는 신뢰도의 추정방법에 따른 구분이다. 신뢰도의 추정은 재검사법, 복수양식법, 알파계수, 이분법 등이 있다.

① **재검사법** Test-retest method

재검사법은 동일한 대상자에게 같은 검사를 두 번 이상 측정한 측정값 사이의 상관 정도를 통해 신뢰도를 평가한다. 자료의 수집방법이 면접, 질문지, 실험 등인 경우에는 두 번 정도가 적당하고, 직접관찰이면 그 이상 반복하는 것이 좋다.

재검사법을 통해 신뢰도를 추정하는 경우 검사와 재검사의 기간에 측정의 타당성을 저해하는 검사요인의 효과(처음의 측정이 재검사 점수에 영향을 미치는 효과), 성숙요인의 효과(측정 간격이 길면 조사 대상집단의 특성 변화에 따른 변화), 역사요인의 효과(측정 기간 중 발생한 사건의 영향) 등이 발생할 수 있다.

② **복수양식법** Multiple forms techniques

복수양식법은 동형검사 신뢰도(alternate forms reliability) 혹은 평행검사 신뢰도(parallel form reliability)를 측정하기 위한 것이다.

복수양식법은 검사의 시간적 차이로 인해 발생하는 재검사법의 문제점을 보완하기 위해 같은 대상자에 유사한 형태의 측정도구를 두 개 이상 사용해 결과를 비교하여 신뢰도를 측정한다. 그러나 두 개 이상의 측정도구의 등가성(equivalence)을 미리 확인할 수 없다는 부분과 몇 가지 통계학적 절차를 통해 두 양식이 유사한지 알 수 있더라도 두 개의 양식으로 나누는 작업은 직관적인 판단에 의존하게 되는 부분이 있다.

③ 내적 일관성Internal consistency procedure

내적 일관성 방법은 신뢰도 추정 방법 중에서 가장 널리 쓰이는 기법 중 하나로서 알파계수(Cronbach's alpha)와 Kuder & Richardson 방법이 있다. Kuder & Richardson 방법은 검사를 반분하는 방법에 따라 신뢰도가 변하는 문제를 해결하기 위해서 개발된 것으로 각 문항들의 분산과 공분산을 사용하여 문항들 간 측정의 일관성을 추정하는 방법이다. 내적 합치도인 알파계수는 검사 문항을 반분하지 않고 문항점수의 분산을 이용하여 추정하는 것이다.

크론바하의 α값은 신뢰 수준이 0.60을 넘을 때 만족할 만하다고 여겨진다. 신뢰도를 추정하기 위한 크론바하의 α값은 0~1 사이의 값을 가진다.

④ 이분법Split-half method

- 재검사법을 사용하는 경우 시간적 차이로 인해 신뢰도가 낮아지고, 복수양식법을 사용하는 경우 측정도구의 등가성을 담보하기 어렵다. 이분법은 측정도구를 반으로 나누어 두 개 검사 점수 간의 상관계수로 신뢰도를 추정하는 방법이다.
- 이분법은 측정도구가 같은 개념을 측정해야 하며, 양분된 측정도구가 각각 완전한 척도를 이룰 만큼 문항수가 충분해야 한다. 항목을 나누는 방식은 짝수 문항, 홀수 문항으로 나누는 것이 일반적이지만 반드시 그런 것은 아니며, 신뢰도 계수의 추정이 항목을 나누는 방식에 의해 달라지기도 한다.

2) 타당도

(1) 타당도의 개념

타당도(validity)는 측정 타당도(measurement validity)와 조사연구 타당도(study validity)로 분류한다. 측정 타당도는 어떤 측정방법이 측정하고자 하는 것을 어느 정도까지 측정할 수 있는지 그 정도를 나타낸다. 조사연구 타당도는 어떤 평가에서 얻은 결과를 평가 대상이 된 보건프로그램에 의한 것이라고 할 수 있는지의 여부(내적 타당도)와 어떤 특정한 상황에서의 평가 결과를 더욱 일반적인 상황에도 적용할 수 있는가의 여부(외적 타당도)를 보고자 한다.

① 측정 타당도

타당도는 측정의 정확성을 의미하며, 인과관계를 얼마나 진실에 가깝게 추론하는가와 관련된다. 측정도구가 원래 측정하고자 하는 내용을 올바르게 측정하는지, 측정 결과가 측정하고자 하는 대상이 갖는 사실 상태를 그대로 나타내고 있는가를 보고자 한다. 타당도가 높다는 것은 측정도구가 적합함을 의미하며, 측정도구의 적합성은 수집된 자료의 질을 보장할 수 있게 된다.

■ 내용 타당도

내용 타당도(content validity)는 어떠한 측정방법이 측정해야 할 영역을 어느 정도 적절하게 반영하고 있는가를 표시하는 개념으로 측정지표가 측정하고자 하는 내용을 대표하고 있는가를 나타낸다. 내용 타당도는 해당 분야의 전문가들이 측정도구가 얼마나 적합한가를 검토하여 구한 주관적인 척도이다. 따라서 내용 타당도는 평가자에 따라서 타당도가 달라질 수 있어서 과학적인 척도는 될 수 없기 때문에 전문가에게 측정도구가 적합한지를 확인하는 것이 좋다. 연구자 외 관련 분야 전문가를 통해서 측정도구의 적합성을 검증받을 수 있다.

■ 기준 타당도

기준 타당도(criterion-related validity)는 경험적 근거를 통해 타당도를 확인한다. 새로운 측정도구의 타당도는 기존의 측정도구와 비교하여 판단한다. 새로운 측정도구에 의해 산출된 측정값과 비교 기준이 되는 다른 측정도구의 결과와 높은 연관성을 가지면 기준 타당도가 높다고 본다.

기준 타당도에서 예측 타당도(predictive validity)는 평가의 기준변수가 미래 시점이며, 동시 타당도(concurrent validity)는 현재 시점의 상태를 나타낸다. 예를 들어, 연구대상자의 장애 정도를 중증, 경증으로 구분하는 경우, 장애인 생활 수행척도는 동시 타당도가 있다고 본다. 고등학생의 약물수용 행태를 측정하여 수년 뒤이 약물중독이 예상 가능하다면, 예측 타당도가 있다고 한다.

측정대상(U)과 비교기준(Q)의 값을 기준으로 삼아 측정값(M)과 비교기준(Q)의 상관관계가 어떠한지 경험적으로 확인한다. 측정값(M)과 비교기준(Q)의 상관관계가 높으면 측정값(M)과 측정대상(U)은 적절하게 반영하고 있다고 보며, 측정도구가 타당도를 가진다고 할 수 있다. 타당도 계수(rMQ)는 측정값(M)과 비교기준(Q) 사이의 상관관계(r)로 설명되며, 측정값(M)과 비교기준(Q) 사이 상관관계의 크기를 나타내는 상관관계 계수(correlation coefficient)를 주로 타당도 계수로 사용한다.

- 구성 타당도

구성 타당도(construct validity)는 연구자가 측정하고자 하는 추상적 개념을 측정도구로 측정했을 때 제대로 측정되었는지의 정도를 나타낸다. 예를 들어, 체중은 체중계로 측정이 가능하지만, 구성개념이라고 하는 불안과 같은 추상적인 개념은 측정이 불가능하다. 구성 타당도는 특정 측정방법이 불안을 어느 정도 측정할 수 있는가를 조사하는 방법이다.

구성개념의 측정 시 수렴 타당도(convergent validity)와 판별 타당도(discriminant validity)를 확인한다. 수렴 타당도는 같은 개념을 서로 다른 측정방법으로 측정 시 같은 개념을 측정하는 여러 지표 간의 상관관계가 높으면 그 지표는 타당도가 높고, 낮으면 타당도가 낮다고 본다. 판별 타당도는 서로 다른 이론적 구성개념을 나타내는 측정지표 간의 관계를 측정하였을 때, 측정지표 간의 상관관계가 낮으면 타당도가 높다고 본다.

② 조사연구 타당도

- 내적 타당도

내적 타당도(internal validity)는 종속변수에 나타나는 변화가 독립변수의 영향이라는 것을 확신할 수 있는 정도이다. 어떤 결과가 평가의 대상이 된 보건프로그램의 영향이라고 볼 수 있을지에 대한 문제이다. 내적 타당도를 위협하는 요인을 제거하는 것이 중요하다. 실험설계 시 내적 타당도를 위협하는 요인을 제거할 수 있는데, 일반적으로 단일맹검법, 이중맹검법, 삼중맹검법을 사용한다. 이러한 은폐법(blinding)은 과학 실험의 엄밀성을 위해 반드시 지켜야 할 과학적 방법 중의 하나이다.

- **단일맹검법(single-blind test)**: 가장 기초적인 맹검법으로 실험에 참여한 대상자를 무작위 할당함으로써 실험 대상자가 자신이 실험군과 대조군 중 어느 군에 할당되는지를 모르게 함으로써 편향을 줄일 수 있다.
- **이중맹검법(double-blind test)**: 실험에 참여한 대상자와 연구자 모두 자신이 어떤 실험방법에 참여하게 되는지를 모르게 하는 방법이다. 예를 들면, 의약품 개발 연구에서 실험 참가자와 연구자 모두 어떤 약이 진짜 약이고 어떤 약이 위약인지

모르게 하여 의약품의 효과를 검증하는 것이다. 복수의 방법이 보건교육에 사용될 때도 대상자와 연구자를 각 방법으로 회전(rotation)시킴으로써 어느 방법이 평가의 대상이 되어 있는지를 대상자와 연구자 모두 모르게 하는 방법이다.

- **삼중맹검법(triple-blind test):** 실험에 참여한 대상자, 연구자, 통계 결과 분석가 모두 자신이 어떤 실험방법에 참여하고 있는지를 모르게 하는 방법이다.

■ 외적 타당도

외적 타당도(external validity)는 조사를 통해 파악한 결과를 다른 경우에도 일반화할 수 있는지에 대한 부분으로 특정한 상황에서 조사한 결과를 다른 집단, 다른 시기, 다른 상황에 일반화시킬 수 있는 것을 말한다.

3) 신뢰도와 타당도의 관계

신뢰도와 타당도를 동시에 확보하는 것은 중요한 문제이지만, 실제로 측정하는 과정에서 이 두 가지 측면에 대해 갈등하게 될 수도 있다. 신뢰도와 타당도가 모두 높은 척도를 새로 작성하고 개발하는 일은 간단하지 않으며 노력과 비용이 많이 든다. 따라서 보건전문가, 연구자, 자료수집자는 타당도와 신뢰도에 내포된 의미를 정확하게 파악해 상황에 맞게 최선의 선택을 해야 한다. 특히 이미 신뢰도와 타당도가 높다고 확인된 기존의 조사도구, 척도를 사용하는 것이 바람직하다.

04 우선순위 결정

1. 보건프로그램 우선순위 결정

보건프로그램 우선순위는 한꺼번에 당면한 여러 문제를 체계적이고 효과적으로 해결하기 위해 긴급성 및 우선성을 가지는 것이 무엇인지를 결정하는 것이다. 따라서 우선순위를 정할 때는 누구나 객관적으로 인정할 수 있는 타당성을 가진 합의된 기준에 의거해 정해야 한다. 합리적인 분배를 위해서는 인구집단의 많은 사람에게 끼치는 영향이 큰 문제에 우선순위를 두어야 한다.

우선순위를 결정하는 기준에 대해서는 여러 전문가가 다양한 의견을 제시하고 있는데, 문제 해결을 위한 일반적인 기준은 실현성, 효과성, 효율성, 사회적 수용성, 경제성 등이다. 또한 국가 정책과 일치하여 정책적으로 보건프로그램 지원을 받을 수 있는지, 사용 가능한 지역사회자원이 무엇인지 등을 파악해 두어야 한다.

1) 우선순위 결정 과정

우선순위 결정을 위해서는 구성원 간의 합의 도출을 위해 끊임없는 의사결정 과정을 거쳐야 한다. 전체 구성원의 합의를 통해 도출된 우선순위는 건강프로그램의 목표 도달과 지역사회 구성원의 요구에 합치될 가능성이 크지만, 특정 개인의 주장에 의해 의견을 채택한다면 지역사회 주민의 요구를 만족시키기도 어려우며, 기획된 건강프로그램의 목표와는 정반대의 결과가 나올 가능성이 높다. 따라서 건강프로그램 기획자는 우선순위 결정 과정을 객관적 · 효율적으로 진행할 수 있는 방법에 대해 익숙해질 필요가 있다. 우선순위를 결정하는 과정을 정리하면 다음과 같다.

(1) 보건사업기획팀을 구성

건강프로그램 사업 관계자와 주요 이해관계자가 참여하여 기획 인력을 구성함으로써 공정성을 보장한다.

(2) 보건프로그램 관계자가 우선순위 결정기준 선정

프로그램 사업의 목적, 상황을 고려하여 우선순위를 결정하는 데 가장 적절한 기준을 정한다. 우선순위 결정을 위한 평가기준 항목에 건강문제의 크기와 심각성, 사업의 효과성 항목이 누락되지 않게 한다.

(3) 평가기준 측정을 위한 척도 결정

평가기준 측정을 위한 척도뿐 아니라 척도에 따라 점수를 어떻게 부여할 것인지 기준을 마련한다.

(4) 선정된 평가기준에 가중치 부여

선택된 평가기준의 중요성은 동등하나 경우에 따라 특정 기준이 더 중요하다고 생각하면 가중치를 주어 산정한다.

(5) 건강문제별로 평가기준에 따라 점수를 부여하고 선정된 건강문제별로 우선순위 결정

사업의 효과 측정을 위해 필요한 자료를 수집한 후 평가기준별 척도로 점수를 산정하여 총점이 높은 순으로 건강문제의 우선순위를 정한다. 주민의 관심사나 지역사회 역량, 사업의 합법성 같은 기준을 측정하기 위해서는 지역 주민이나 외부 전문가에게 조사를 실시하도록 위임할 수 있다.

(6) 참여자 간 우선순위의 차이에 대한 토의 및 수정

우선순위 결정을 위한 기준 항목에 의거해 점수를 매긴다고 하여도 참여자 간 가중 차이가 있을 수 있다. 따라서 서로 차이가 발생한 부분에 대해 원인이 무엇인지를 토론하여 민주적으로 타당하고, 합당하게 순위를 수정한다.

(7) 윤리적 문제를 고려하여 우선순위 보완

기획 의도가 아무리 좋았더라도 지역사회 주민의 인간으로서의 윤리적 문제를 간과할 수는 없다. 우선순위가 높은 건강문제일지라도 지역사회 주민에게 윤리적으로 문제를 유발할 것 같다고 판단이 되는 건강문제는 다시 확인하여 우선순위를 수정할 수 있다.

2) 우선순위 결정방법

(1) 단순결정방법

단순결정방법은 도출된 문제점에 대한 결정기준 항목을 구조화된 설문지로 작성하여 의사결정 집단에게 배포한다. 의사결정 집단에 참여하는 위원은 설문지의 각 문항에 대해 주관적으로 판단하여 개별적으로 설문지를 완성한다. 제출된 설문지의 점수를 집계하여 최고점 또는 최저점을 최고 우선순위로 정한다. 단순결정방법의 진행절차는 다음과 같다.

① 제1단계: 설문지 개발

설문지 개발팀을 구성하여 설문지를 만들고 최종 의사결정 집단의 승인을 받아 설문지 개발을 완료한다.

② 제2단계: 설문지 내용 설명

사전에 의사결정 집단에 참여할 위원에게 설문지 개발 문항에 대해 질문의 의도, 질문의 범주, 응답의 기대효과 등에 대한 정보를 충분히 설명한다.

③ 제3단계: 설문지 작성(의사결정 대표집단 위원 대상)

의사결정 집단에 참여하는 위원을 대상으로 설문지를 작성하게 하되, 설문 내용, 결정기준에 대한 토론 없이 작성한다.

④ 제4단계: 설문지 취합 및 점수 통계(서술적 통계)

설문지를 취합하고 점수를 통계 처리한다.

⑤ 제5단계: 결과분석

점수순위에 따라 우선순위를 정한다.

(2) 대표집단에 의한 결정방법

대표집단에 의한 결정방법은 다양한 배경을 가진 전문적 지식과 식견을 갖춘 인사로 의사결정 집단을 구성하여 토론을 통해 다양한 견해를 수렴하고 합의를 도출하는 것이다.

이 방법은 우선순위 결정 과정에서 숫자적 조작이 적은 대신 집단 내부의 광범위한 토론과 정보 교환을 통해 결정요인과 결정기준을 도출하게 된다. 지역사회에 존재하는 모든 보건의료 관련 문제를 나열하여 문제 목록을 작성하고, 문제에 관한 정보를 교환한다. 이후 상호 간의 활발한 토론을 거쳐 결정기준을 정하고, 이 기준에 근거하여 문제에 대한 토론을 거쳐 문제점을 선정한 후, 문제점에 대한 토론을 통해 우선순위를 결정하게 된다.

우선순위 결정을 위한 기준을 기초로 지역사회 주민, 전문가, 행정가, 자원을 제공할 수 있는 사람의 의견을 수렴한 후 다음의 단계를 거쳐 결정한다(Vollman, Anderson, & McFarlane, 2002).

① **제1단계: 대표집단 구성**

문제의 우선순위 설정을 위해 지역사회 대표자를 선정한다. 대표자는 15~20명이 적당하다.

② **제2단계: 문제 목록 및 결정기준 작성**

대표자의 지역사회 문제에 대한 인식 정도를 확인한다. 프로그램 기획자와 지역사회 대표자가 모여 지역사회의 문제 해결을 위한 인식의 중요성을 확인한다.

- 일정한 서식을 배포, 지정된 시간 내에 독립적으로 작성하되 서술형으로 기록한다.
- 개별적으로 작성한 문제와 결정기준을 각각 하나의 차트에 전체 항목으로 기재한다.

③ **제3단계: 1차 토론**

- 토론을 통해 기재된 항목을 명료화 · 세분화하고 제안된 항목에 대한 지지 또는 반박이 이루어질 수 있도록 토론을 진행한다.
- 새로운 항목의 추가는 가능하지만 가능한 삭제는 허용하지 않는다.

④ **제4단계: 문제 평가**

- 토론에서 선정된 기준에 근거하여 위원은 각자가 선호하는 기준을 근거로 각 문제점을 평가한다.

⑤ **제5단계: 순위 결정**

- 지역사회 대표가 제각기 지역사회 문제에 대해 1점(낮음)에서 10점(높음)까지 점수를 매긴다.
- 각 기준에 대해 비중과 점수를 곱하여 합계를 낸다.
- 각 점수를 비교하여 우선순위를 정한다.
- 문제별로 순위를 기재하여 모든 위원이 부여한 순위를 집계한다.

⑥ 제6단계: 순위에 대한 토론

- 기준에 따라 우선순위를 반복하여 시행한다.
- 선정된 순위에 대해 지지 혹은 반대 의견에 대한 토론을 한다.

⑦ 제7단계: 최종 결정

- 가중치를 부여한 순위를 기재하여 전 위원이 부여한 순위를 집계한다.
- 설정된 지역사회 문제를 변화시킬 수 있는지 질문한다.
- 프로그램 기획자와 지역사회 주민대표가 각 문제의 비중과 점수에 대해 동의한다.

3) 우선순위 결정기준

(1) BPRS

BPRS (Basic Priority Rating System)는 John Hanlon과 George Pickett(1973)이 지역사회 내 서로 다른 건강문제의 상대적 중요성을 객관적 방식으로 제시하기 위해 개발한 방법이다. 이것은 지역 내 보건문제를 목록화하여 문제별 평가항목을 기준 공식에 따라 점수화하는 방법이다. BPRS 공식에 사용되는 항목은 건강문제의 크기(A), 건강문제의 심각성(B), 사업의 추정효과(C)이다.

$$BPRS = (A + 2B) \times C$$

건강문제의 크기(A)는 건강문제를 지닌 인구비율을 반영하여 0~10점까지 점수를 부여하는 방식으로 유병률(만성질환) 및 발생률(급성질환)의 크기를 점수화하는 방법이다. 건강문제를 많이 가지고 있는 인구비율이 높을수록 점수가 높다(표 2.3).

표 2.3 건강문제의 크기(A) 계산방법

건강문제를 지닌 인구 크기	평점
25% 이상	9점 혹은 10점
10~24.9%	7점 혹은 8점
1.0~9.99%	5점 혹은 6점
0.1~0.9%	3점 혹은 4점
0.01~0.09%	1점 혹은 2점
0.01% 미만	0점

건강문제의 심각성(B)은 건강문제의 심각한 정도를 반영하여 0~10점까지 점수를 부여하는 방식이다. 문제 해결의 긴급성, 중증도(사망률, 장애 정도, 잠재적 수명 손실 연수), 개인이나 지역사회의 경제적 손실, 타인에게 미치는 경제적 손실 이외의 사회적 영향 변수 항목을 포함하여 '심각하지 않음'부터 '매우 심각함'까지 점수화하여 계산한다. 건강문제가 심각할수록 점수가 높다(표 2.4).

표 2.4 건강문제의 심각성(B) 계산방법

건강문제의 심각성	평점
매우 심각함	9점 혹은 10점
심각함	6점 혹은 7점 혹은 8점
다소 심각함	3점 혹은 4점 혹은 5점
심각하지 않음	0점 혹은 1점 혹은 2점

사업의 추정효과(C)는 사업의 최소효과와 최대효과를 추정하여 0~10점까지 점수를 부여하는 방식으로, '전적으로 비효과적' 0점부터 '매우 효과적' 10점까지 계산한다. 사업의 추정효과가 효과적이라고 판정할수록 점수가 높다(표 2.5).

표 2.5 사업의 추정효과(C) 계산방법

사업의 추정효과	평점
매우 효과적(80% 이상)	9점 혹은 10점
상대적으로 효과적(60~80%)	7점 혹은 8점
효과적(40~60%)	5점 혹은 6점
다소 효과적(20~40%)	3점 혹은 4점
상대적으로 비효과적(5~20%)	1점 혹은 2점
전적으로 비효과적(5% 미만)	0점

BPRS는 평가항목별로 점수가 계량화되므로 우선순위 결정에 있어 객관적인 방법으로 보이지만, 우선순위에 영향을 가장 크게 미치는 것은 사업의 추정효과이고, 그 다음으로 문제의 심각도, 문제의 크기 순이다. 따라서 객관적 자료가 가장 부족한 사업효과가 BPRS 점수에 가장 큰 영향을 미친다는 것이 타당성을 저해할 수 있다. 이러한 단점을 보완하기 위해서는 문헌이나 연구보고서를 통한 확인이 필요하다(표 2.6).

표 2.6 BPRS를 이용한 건강문제의 순위 결정 예시

건강문제	평가 항목			BPRS	순위
	건강문제의 크기(A)	건강문제의 심각성(B)	사업의 추정효과(C)	(A+2B)×C	
고혈압	8	8	10	240	1
당뇨	7	10	8	216	2
관절염	10	6	6	132	3

(2) PEARL

PEARL (Propriety, Economics, Acceptability, Resource, Legality)은 Vilnius와 Dandoy(1990)가 개발한 방법으로, BPRS를 이용하여 우선순위를 결정한 후 프로그램의 실행 가능성 여부를 판단하는 기준으로, 장기 계획이나 사업의 우선순위가 쉽게 드러나지 않는 경우에 활용할 수 있는 우선순위 결정의 보완방식이지만 충분한 데이터를 얻기 전에는 불가능한 방법이다. PEARL의 기준 척도는 보건문제의 적절성, 경제성, 수용성, 자원 이용 가능성, 합법성 5가지이다. 보건문제의 적절성(propriety)은 문제 해결을 위한 보건프로그램의 적절성 정도를 보는 것이고, 경제성(economics)은 보건문제를 해결하는 것이 경제적으로 편익이 있는지의 정도를 보는 것이다. 수용성(acceptability)은 지역사회가 문제 해결을 위한 프로그램을 수용하고 원하는 것인지를, 자원(resource) 이용 가능성은 프로그램 운영에 사용할 재원이나 자원의 조달 가능성 정도를 보는 것이고, 합법성(legality)은 법적으로 프로그램 운영에 제한이 없는지를 확인하는 것이다. 점수는 각 척도 항목별로 0점 혹은 1점을 부여한 후 5가지 항목의 점수를 모두 곱하여 우선순위를 정함으로써 보건프로그램의 실행 가능성 여부를 결정한다. 단, 5가지 기준 척도 중 하나라도 불가 판정을 받으면 점수가 0점이 되므로 보건사업을 수행의 우선순위에서 배제한다(표 2.7).

표 2.7 PEARL을 이용한 건강문제의 순위 결정 방식

건강문제	적절성(P)	경제성(E)	수용성(A)	자원 이용 가능성(R)	합법성(L)	총점
1.						
2.						
3.						

(3) PATCH

PATCH (Planned Approach to Community Health)는 미국의 질병예방통제센터(Centers for Disease Control and Prevention)에서 지역 보건요원의 보건사업기획 지침서로 개발한 것으로, 지역사회에서 건강증진 및 질병예방 프로그램의 계획 및 수행에 이용한다. 문제의 중요성과 변화 가능성을 우선순위 결정의 평가기준으로 사용한다. 즉, 건강문제가 지역사회에 얼마나 심각한 영향을 미치는지와 건강문제를 변화시키면 건강수준에 어느 정도 효과가 나타나는지를 평가하여 우선순위를 결정하는 방식이다.

① 건강문제의 중요성

건강문제의 중요성은 건강문제가 지역사회에 얼마나 퍼져 있고, 심각한 영향을 미치는지를 평가하는 것이다(표 2.8). 건강문제의 중요성을 평가하기 위해서는 유병률이나 발생률과 같은 측정지표를 이용하게 된다. 이때, 유병률이나 발생률의 절대적 크기뿐만 아니라, 상대적 크기도 중요하게 평가해야 한다.

표 2.8 건강문제의 중요성 평가기준

사망 또는 상병	건강결정요인
• 지역사회에 광범위하게 퍼져 있는 문제인가? • 전국 평균치나 비교 지역보다 문제비율의 평균이 높은가? • 지역 주민의 건강 수준이나 삶의 질에 미치는 영향이 심각한가?	• 지역사회에 광범위하게 퍼져 있는 문제인가? • 전국 평균이나 비교 지역보다 문제비율이 높은가? • 지역 주민의 건강 수준이나 삶의 질에 미치는 영향이 심각한가? • 지역 주민의 행위와 건강문제가 밀접하게 관련되어 있는가?

즉, 현재 조사지역의 유병률이나 발생률만을 가지고 건강문제의 중요성이 높다고 평가하기보다는 전국의 평균치나 타 지역과의 유병률, 발생률 비교를 통해 건강문제의 중요도를 평가해야 한다. 확인된 건강문제가 지역의 건강 수준에 얼마나 심각한 영향을 미치는지 알고자 할 경우, 질병 사망률이나 장애 발생률 같은 측정지표를 사용하게 된다.

건강결정요인의 경우, 해당 건강결정요인이 초래하는 질병의 위중도(예: 질병 사망률, 장애 발생률)에 건강결정요인의 질병별 귀속위험도를 곱해 준다. 귀속위험도

(attributable risk)는 특정한 위험요인에 노출된 집단에서 비노출된 집단의 발생률을 뺀 것을 말한다(표 2.9).

귀속위험도 = 노출군에서의 발생률(A/A+B) – 비노출군에서의 발생률(C/C+D)

표 2.9 위험 노출과 질병 발생

질병유무 / 노출	질병 유	질병 무	합계
노출 유	A	B	A + B
노출 무	C	D	C + D
합계	A + C	B + D	A + B + C + D

② 변화 가능성

건강문제의 변화 가능성은 건강문제가 얼마나 용이하게 변화할 수 있는지를 평가하는 것이다(표 2.10). 건강문제의 변화 가능성을 알기 위해서는 건강문제를 해결해 본 경험이나 효과적인 해결 경험을 객관적이고 신뢰성 있는 문헌 등을 참조하여 과학적 근거에 따라 평가한다.

표 2.10 건강문제의 변화 가능성 평가기준

사망 또는 상병	건강결정요인
• 다른 사업에서 사망 또는 상병을 성공적으로 감소시킨 경험이 있는가? • 사망 또는 상병을 감소시킬 수 있다고 제시한 문헌이 있는가?	• 다른 사업에서 사망 또는 상병을 성공적으로 감소시킨 경험이 있는가? • 사망 또는 상병을 감소시킬 수 있다고 제시한 문헌이 있는가? • 건강결정요인이 고착되지 않고 아직 형성 단계에 있는가?

건강문제는 생활행태가 고착되면 변화 가능성은 낮다고 볼 수 있다. 예를 들면, 노인과 아동의 염분 섭취를 비교할 때, 노인의 염분 섭취 수준은 오랜 기간 행해진 고착화된 습관이기에 아동보다 건강한 습관으로 변화시킬 가능성은 낮다고 볼 수 있다(표 2.11). 표 2.12에서 건강문제가 중요하든(A) 중요하지 않든(B) 변화 가능성이

높으면 우선순위가 높다고 할 수 있지만, (C)처럼 건강문제도 중요하지만 변화 가능성이 낮다면 대상자의 행동 변화를 위한 강력한 프로그램 개발이 필요하다. (D)의 경우는 문제가 중요하지도 않고 변화 가능성도 낮으므로 보건프로그램을 적용할 가치가 없다.

표 2.11 PATCH를 이용한 건강문제 목록 작성

사망	질병	건강결정요인	
		행위요인	비행위요인

표 2.12 PATCH를 이용한 건강문제 우선순위 결정

	중요함	중요하지 않음
변화 가능성이 높음	A	B
변화 가능성이 낮음	C	D

PATCH는 지역사회에서 발생하는 다양한 건강문제에 적용할 수 있다(표 2.13). PATCH는 우선순위를 결정하는 기준이 2가지로 간단하다는 장점이 있는 반면, 기준 척도의 점수부여기준이 객관적으로 제시되어 있지 않아 프로그램을 기획하는 사람이

표 2.13 PATCH를 이용한 우선순위에 따른 건강문제

우선순위	사망	질병	건강결정요인	
			행위요인	비행위요인
1.				
2.				
3.				

측정기준에 대한 척도 내지는 점수부여기준을 결정해야 한다는 단점이 있다.

(4) Bryant

Bryant는 PATCH의 기준에 주민의 관심도 항목이 추가된 것을 말한다. Bryant의 우선순위 결정기준은 보건문제의 크기, 보건문제의 심각도, 보건사업의 기술적 문제 해결 가능성, 주민의 관심도 4가지이다. 자료 분석에서 추출된 각 건강문제별로 우선순위 결정기준 4가지에 대해 해당 점수를 부여한 후, 총점이 높게 나온 건강문제 순으로 우선순위를 매기는 방식이다(표 2.14).

표 2.14 Bryant 우선순위 척도

건강문제	문제의 크기	문제의 심각도	문제 해결 가능성	주민의 관심도	총점	우선순위
1.						
2.						
3.						

(5) NIBP

NIBP (Needs/Impact-Based Planning)는 캐나다의 MTDHC (Metropolitan Toronto District Health Council)가 개발한 보건프로그램 기획방법이다(표 2.15). NIBP는 건강문제의 크기(need)와 해결방법의 효과(impact)를 기준으로 우선순위를

표 2.15 NIBP를 이용한 우선순위 결정

해결방법의 효과 추정 \ 건강문제의 크기	질병 유	질병 무	중요하지 않음
효과 매우 좋음	A(반드시 실행)	B(반드시 실행)	C(실행)
효과 좋음	D(반드시 실행)	E(실행)	F(실행)
효과 기대	G(시행 검토 혹은 연구 촉진)	H(시행 검토 혹은 연구 촉진)	I(연구 촉진)
효과 없음	J(사업의 중지 혹은 시작 금지)	K(사업의 중지 혹은 시작 금지)	L(사업의 중지 혹은 시작 금지)

평가하는 방법이다. NIBP의 우선순위 결정기준은 건강문제의 크기(3점 척도)와 해결방법의 효과를 추정한 정도(4점 척도)에 따라 보건프로그램을 반드시 실행해야 할 문제, 실행하면 좋을 문제, 연구를 촉진해야 할 문제, 프로그램 실행을 금지해야 할 문제로 구분한다. NIBP는 사업시행에 윤리적 문제가 없는지 검토하는 기준을 제시하고 있으므로 보건사업을 시행 전 윤리적 문제 여부를 평가하는데 사용한다.

(6) CLEAR

CLEAR (Community Capacity, Legality, Efficiency, Acceptability, Resource Availability)은 NIBP 방식으로 결정된 건강문제의 우선순위가 프로그램 실행 가능성 측면에서도 효과를 나타낼지를 확인하는 기준으로 이용되고 있다. CLEAR는 지역사회의 역량, 합법성, 효율성, 수용성, 자원의 활용 가능성을 말한다.

① 지역사회의 역량 Community capacity

보건프로그램 시행 시 대상자가 보건사업에 대해 관심을 가지고 기획, 수행, 평가 등 전 과정에 적극적으로 참여하며, 문제 해결과 보건사업을 수행할 수 있는 능력이 있고, 환경 변화에 탄력적으로 대응할 수 있는지 확인한다.

② 합법성 Legality

보건프로그램 사업과 관련된 법적 기준과 지침을 확인하여 보건사업 수행 시 법적인 제한점이나 문제가 없는지, 법적 책임이 있는지 확인한다.

③ 효율성 Efficiency

보건프로그램 시행에 드는 투입 비용 대비 결과가 효과적인지 확인한다.

④ 수용성 Acceptability

대상자가 보건프로그램 시행 시 거부감 없이 받아들여 보건사업에 참여하고, 문제를 해결하고자 하는 의지가 있으며, 보건사업으로 인한 불편감도 감수할 수 있는지 확인한다.

⑤ 자원의 활용 가능성 Resource availability

주민이나 보건프로그램 관련 요인이 확보하고 있는 인적 자원과 건물, 시설, 도구, 물품, 비품 등의 물적 자원, 재원 등이 활용 가능한지 확인한다.

(7) 황금 다이아몬드 Golden diamond 방식

건강 문제의 우선순위를 정할 때 지역사회의 유병률이나 발생률의 절대적 크기도 중요하지만 전국 평균이나 다른 지역과의 차이를 비교하는 상대적 크기가 더 중요할 수도 있다.

예를 들어, 메릴랜드 주의 건강문제 중 우선순위를 결정할 때 황금 다이아몬드 상자에 표시하면, 메릴랜드 주의 주요 건강문제의 변화 추세에(조율) 따라 '나빠짐', '비슷함', '좋아짐'으로 분류한 후 건강문제를 미국 전체와 비교하여(표준화율) '나쁨', '보통', '좋음'으로 구분한다. 이 방법을 이용하면 메릴랜드 주에서 1순위 문제라 하더라도 미국 전체와 다시 비교하므로 우선순위가 달라질 수 있다(그림 2.5).

황금 다이아몬드 방식은 자치단체별로 건강지표 자료 확보가 가능하고, 질병별 과거의 추세를 알 수만 있다면 우선순위를 쉽게 정할 수 있는 방식으로, 형평성을 추구하는 데 매우 적합한 우선순위 방식이라 할 수 있다.

황금 다이아몬드 방식은 유병률과 사망률이 높고, 추세가 악화되어도 기준 지역

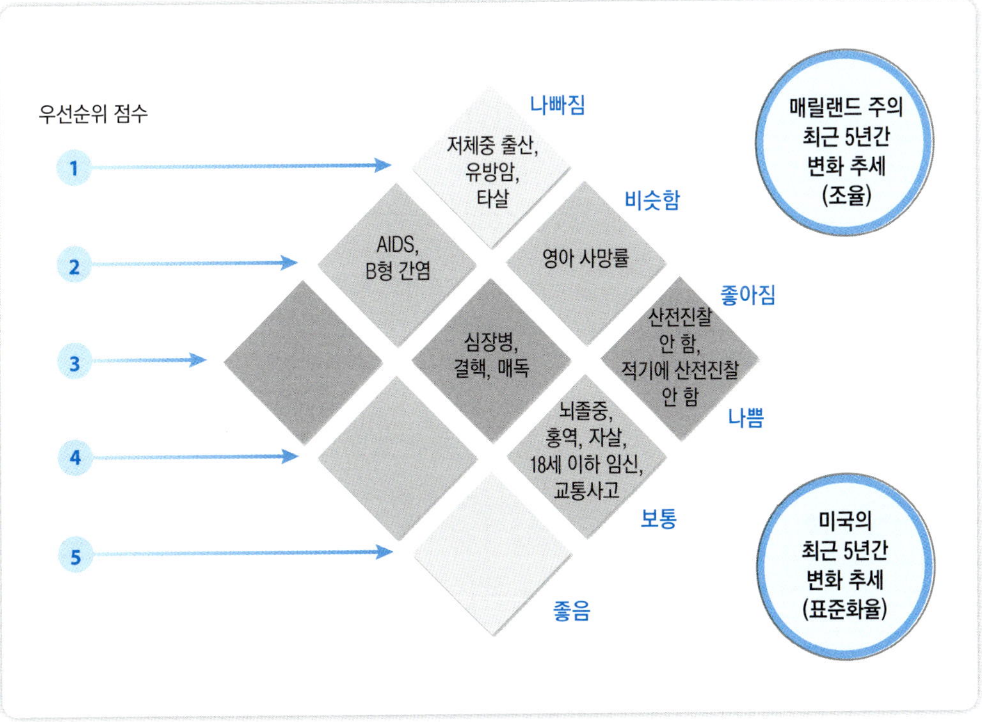

그림 2.5 황금 다이아몬드 방식

이나 전국 평균치에 비해 양호하면 보건사업의 우선순위에서 뒤로 밀리게 되므로, 건강문제의 절대적 크기와 사업의 효과를 감안하여 보정해서 사용하는 것이 바람직하다.

4) 우선순위 결정을 위한 유의사항

보건프로그램이 성공하려면 지역사회 대상자가 가지고 있는 핵심 건강문제가 무엇인지를 찾고 건강문제를 가장 잘 해결할 수 있는 적합한 방안을 적용할 수 있는 능력을 갖추어야 한다. 따라서 우선순위 결정은 보건프로그램 기획에서 중요한 문제를 푸는 첫 단계라고 할 수 있다. 우선순위 결정을 잘하기 위한 유의사항을 제시해 보면 다음과 같다.

(1) 건강문제 선정

주요 건강문제를 선정하기 위해서는 질병에 의한 사망/유병의 크기를 비교하는 것이 보통이나 경우에 따라 건강위험요인과 비교할 수도 있다. 질병과 건강위험요인을 같이 비교하는 것은 둘의 성격이 다르므로 객관적으로 무엇이 더 중요한지 파악하기가 어렵다. 그러나 질병(예: 암)과 건강위험요인(예: 스트레스)을 비교해야 한다면, 해당 건강위험요인이 초래하는 질병의 크기를 귀속위험도를 이용하여 산출한 후 비교하도록 한다.

(2) 우선순위 판단기준

우선순위를 판단할 때 전문가들이 정해 놓은 기준을 사용하기보다는 기획팀의 합의에 의해 지역사회의 현실에 맞는 판단기준을 정하는 것이 좋다. 사업의 효과 측정은 건강문제의 특성을 고려하여 치료적 효과, 예방적 효과, 사회적 효과로 나누어 측정할 수 있다.

(3) 평가기준별 점수

유병률이나 사망률의 절대적 수치에 의해 점수를 산정하기 어려우면 건강문제의 크기에 따라 상대적 순위(예: 상, 중, 하)를 부여하여 점수를 산정한다. 또한, 건강문제의 절대적 크기뿐만 아니라 상대적 중요성도 점수 산정 시 중요한 부분이므로 간과하지 않는다. 그리고 지역사회의 지역적 크기 및 과거 상황과 전국 평균치의 비교를 통해 점수를 산정할 수 있다.

(4) 의사결정의 공정성 및 전문성 확보

의사결정의 공정성을 위해서는 첫째, 관련 대상자가 많이 참여하여 다수의 민주적 토론에 의해 의사결정이 이루어져야 한다. 둘째, 전문가가 올바른 의사결정을 할 수 있도록 방향을 제시한다. 셋째, 우선순위 결정을 위해 보건프로그램 기획자와 관련 대상자 간 의견을 수렴하는 과정이 필요하다. 의견 수렴의 단계는 다음과 같다.

- 전문가의 지도하에 사업팀 간 토의: 필요한 자료 수집과 분석, 결정
- 전문가의 자문
- 공청회, 정책토론 등을 통해 지역사회 주민의 의견 수렴
- 지역사회의 능력에 맞게 해결할 수 있는 문제 선정

(5) 투입 가능한 자원을 고려한 사업 대상자 수 선정

선정된 건강문제의 해결을 위해 협력/활용이 가능한 기관, 지역의 전문조직, 자원봉사, 지역사회의 지지 정도 등을 고려하여 선정한다.

2. 우선순위 결정 사례

1) 국내 사례: BPRS 이용

당뇨병은 전 세계적으로 흔한 만성질환으로 아시아, 아프리카, 카리브해 출신 인종에게 3~4배 더 흔하기 때문에 다양한 인종으로 구성되어 있는 국가의 경우 당뇨병은 더욱 문제가 된다. 또한, 당뇨병 유병률의 증가는 인구 노령화와 관련 있을 것으로 예측되는데, 소수인종이 사는 지역은 주민의 의료서비스 접근에 대한 어려움이 유병률 증가에 영향을 끼쳤을 것으로 생각된다.

당뇨병 발생 위험이 높은 군에서 적절한 체중 관리와 신체 활동으로 제2형 당뇨병의 발생을 예방할 수 있다는 연구 결과에 따라, 혈당이나 혈압 조절에 의해 제2형 당뇨병 환자의 건강 수준을 유의하게 향상시킬 수 있다. 또한, 제1형 당뇨병 환자의 경우도 혈당조절을 통해 효과를 보고 있다. 당뇨병 합병증에 대한 정기적 감시 및 조기치료와 함께 흡연, 고혈압, 신체적 활동, 비만 등과 같은 심혈관계질환 위험요인의 감시 및 주의 깊은 관리를 통해 건강 수준을 향상시킬 수 있다는 근거가 증가하고 있다.

당뇨병 관리를 위한 조직 구성은 복잡하며 보건 분야의 모든 영역이 포함되어야 한다. 즉, 당뇨병 예방 및 환자 관리를 위해서는 사회 서비스, 주택, 여가활동 제공자, 학교, 지역사회 자원봉사조직 등의 서비스 제공이 필요하며, 당뇨관리 및 제공된 서비스의 질과 결과를 모니터링하기 위한 지침을 마련해야 한다.

BPRS를 이용하여 건강문제의 우선순위를 결정하는 예제에 관해 알아보자(표 2.16).

표 2.16 BPRS를 이용한 건강문제 우선순위 결정의 예제

건강문제	평가 항목			BPRS	순위
	건강문제의 크기(A)	건강문제의 심각성(B)	사업의 추정효과(C)	(A+2B)×C	
고혈압	7	9	7	175	2
관절염	8	7	6	132	3
당뇨병	9	10	7	203	1

① 제1단계: 설문지 개발

- 지역사회 보건사업의 우선순위를 결정하기 위해 보건사업을 추진하는 부서에서 설문지를 개발하기 위한 팀을 구성하고 지역사회의 요구를 사정한 자료를 바탕으로 설문지를 개발한다.
- 전문가의 자문과 최종 의사결정 집단의 승인을 받아 설문지 개발을 완성한다.

② 제2단계: 설문지 내용 설명

- 개발된 설문지의 타당성, 신뢰도를 확보하기 위해 의사결정에 참여하는 위원들에게 설문지 개발 문항에 대해 질문의 의도, 질문의 범주, 응답의 기대효과 등에 대한 정보를 충분히 설명하여 질문지에 정확히 응답하게 한다.

③ 제3단계: 설문지 작성

- 의사결정 대표집단 위원이 최대한 객관적으로 질문에 응답하게 한다.

④ 제4단계: 설문지 취합 및 BPRS 이용하여 우선순위 설정

- 의사결정 대표집단 위원들이 작성한 설문지를 수집하고 BPRS 방법을 이용하여 점수를 내고 서술적 통계에 의해 분석한다.

⑤ 제5단계: 결과 분석

- 통계 결과에서 산출된 점수에 따라 우선순위를 매긴다.

2) 국내 사례: Bryant 우선순위 척도 이용

서울특별시는 우선순위가 높은 당뇨병의 내분비질환과 고혈압, 심장혈관계질환, 뇌혈관질환을 포함한 순환계질환, 악성 신생물의 위험요인을 분석한 결과, 이들 질환의 공통 위험요인으로 비만을 우선적으로 관리해야 할 위험요인으로 선정하였다.

우선순위를 결정하기 위해 대표집단에 의해 우선순위를 정하는 예제와 Bryant 우선순위 척도에 의해 우선순위를 정하는 예제를 살펴보자(표 2.17).

표 2.17 Bryant 우선순위 척도를 이용한 우선순위 결정의 예시

건강문제	문제의 크기	문제의 심각도	문제 해결 가능성	주민의 관심도	총점	우선순위
심혈관계질환	3	3	1	3	10	2
악성 신생물	2	3	1	1	7	5
순환계질환	3	2	2	2	9	3
당뇨병	3	2	3	3	11	1
고혈압	2	1	2	3	8	4
내분비질환	1	2	1	2	6	6

① 제1단계: 대표집단 구성

- 보건소 각 팀별로 1~2명을 선발하여 보건사업기획팀을 구성한다.

② 제2단계: 문제 목록 및 결정기준 작성

- 브레인스토밍 과정을 통해 지역의 주요 문제가 무엇인지 사정한다.
- 연령대별로 건강문제를 확인하여 주요 건강문제가 편중되는 것을 방지한다.

③ 제3단계

- 1차 토론: 질병과 위험요인을 직접 비교하기 어려우므로 질병과 위험요인별로 구분하여 중요한 문제를 확인한다.
- 우선순위 결정 기준 항목을 명료화 · 세분화하는 토론을 진행한다.

④ 제4단계: 문제 평가

- 위원들은 토론에서 선정된 기준에 근거하여 문제점을 평가한다.

⑤ 제5단계: Bryant 우선순위 척도를 이용한 우선순위 결정

- 지역사회 대표들이 지역사회의 건강문제에 대해 낮음에서 높음까지 제각기 점수를 매긴다.
- 모든 위원이 건강문제별로 순위를 기재하여 부여한 순위를 집계한다.

⑥ 제6단계: 순위에 대한 토론

- 기준에 따라 우선순위를 반복하여 측정한다.
- 위원들은 선정된 순위에 대해 지지 혹은 반대 의견을 제시하고 토론한다.

학습포인트

1. 우선순위 결정방식 중 BPRS의 공식을 서술하시오.

2. BPRS를 이용하여 우선순위를 결정한 후, 보건프로그램의 실행 가능성 여부를 판단하는 기준을 서술하시오.

3. PATCH에서 우선순위 결정의 평가기준 2가지는 무엇인지 서술하시오.

4. Bryant의 우선순위 결정기준은 무엇인지 서술하시오.

5. 지자체 별로 건강지표 자료 확보가 가능하고 질병별 과거 추세를 알 수 있다면 우선순위를 쉽게 정하는 방식을 서술하시오.

6. 우선순위를 결정하는 과정 단계를 서술하시오.

CHAPTER 03

보건프로그램의 목적과 목표 설정

학습성과

01. 비전, 미션, 목적과 목표의 개념을 설명한다.
02. 보건프로그램의 목표 설정기준인 SMART에 대하여 설명한다.
03. 보건프로그램의 목표를 설정한다.

01 목적과 목표의 개념

효과적인 보건프로그램 개발을 위해서는 기초를 다지는 것이 선행되어야 한다. 비전과 미션, 목적과 목표는 보건프로그램의 방향을 제시하며 평가의 기반이 된다. 또한 사업의 논리적 기틀을 마련해 주고, 사업 전략과 활동을 조직화하는 근거로도 활용되며 보건프로그램 개발의 기초를 제공해준다. 그러므로 비전과 미션, 목적과 목표가 명확하게 설정되지 않을 경우, 다음 단계로의 진행이 순조롭지 못할 수도 있다.

그림 3.1은 미션, 목적, 목표 간의 관계를 보여준다.

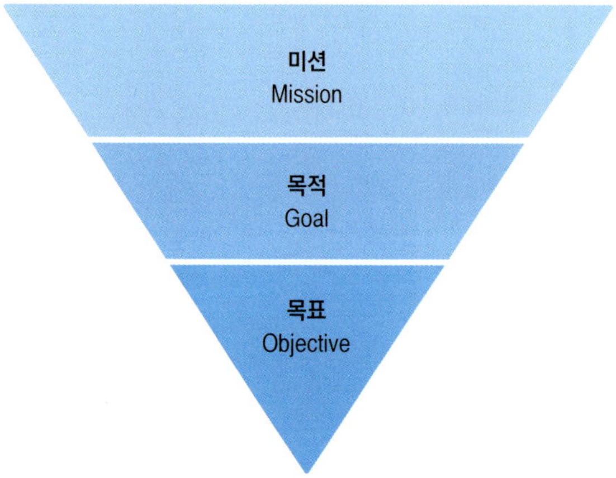

그림 3.1 미션 및 목적과 목표의 관계

출처: McKenzie, J. F., Neiger, B. L., & Thackeray, R. (2022). Planning, implementing and evaluating health promotion programs. Jones & Bartlett Learning.

1. 비전과 미션

비전과 미션은 상호교환적으로 사용되기도 하지만 다른 개념이다. 비전(vision)은 보건프로그램이 성취하고자 하는 궁극적인 가치로서 바람직한 미래의 모습을 기술한 것이다. 단순히 추상적인 선언문이 아니라 보건프로그램의 방향성을 부여하고 목적과 목표 수립의 기반이 된다. 보건사업 조직의 운영과 행동 기준을 제시하는 동시에 구성원에게 동기를 부여하는 역할을 한다. 그러므로 비전은 실제적이고 구체적이며 지속 가능하여야 한다. 모든 보건프로그램이 비전을 포함하지는 않지만, 비전 제시를 통하여 보건 조직이 나아갈 방향성과 보건프로그램을 일치시킬 수 있다.

미션(mission)은 현재 보건사업의 노력에 대한 기술로서, 보건프로그램의 초점이나 의도를 설명하는 짧은 서술이다. 즉, 현재 사업의 초점을 기술할 뿐만 아니라 철학을 반영하기도 한다. 미션 또한 목적과 목표 개발의 유용한 지침이 된다.

비전과 미션의 개념을 한마디로 설명하면, 미션이 보건프로그램의 현재 노력에 대한 설명이라면, 비전은 프로그램이 향후 3년에서 5년 이내에 도달해야 하는 것에 대한 간략한 기술이라고 할 수 있다.

2. 목적과 목표

목적(goal)은 보건프로그램이 달성할 것으로 예상되는 결과에 대한 일반적 진술이며, 보건사업의 근본적이고 장기적인 방향을 제시한다. 목표보다는 덜 구체적이며, 보건프로그램의 목표를 개발하기 위한 토대의 역할을 담당한다. 목적은 간단하고 간략하게 작성되어야 하며, 반드시 완성된 문장으로 진술하지 않아도 된다. 그러나 보건프로그램으로 인해 누가 영향을 받게 될 것인지, 무엇이 변화할 것인지, 어디에서 변화가 일어날 것인지의 세 가지 구성요소는 반드시 포함되어야 한다. 목적 진술 시 일반적으로 "증가한다", "향상한다", "개선한다", "촉진한다", "보호한다", "최소화한다", "예방한다", "감소한다" 등의 동사를 사용한다.

목표(objective)는 목적 달성을 위해 의도된 결과에 대한 정확한 진술로서, 보건프로그램의 결과로 발생할 변화를 측정 가능한 용어로 기술하는 것이다. 목표는 구체적이며, 단기적이어야 하고, 목적을 향하여 나아가는 과정에서의 중간 성취 또는 측정기준이 된다. 따라서 목표는 중요한 관리의 대상이 되며, 평가에도 직접 활용된다.

목적과 목표의 차이는 표 3.1과 같으며, Box 3.1은 목적과 목표의 적용 사례이다.

표 3.1 목적과 목표의 비교

목적	목표
보건사업의 궁극적 방향에 대한 일반적 진술	보건사업의 영향 및 효과에 대한 구체적 진술
장기적	단기적
직접적인 관리나 평가의 대상이 아님	직접적 관리나 평가의 대상이 됨
측정이 가능하지 않은 경우가 대부분임	측정 가능함
달성 기간이 정해져 있지 않음	달성 기간이 정해져 있음

Box 3.1 목적과 목표의 예시

- **목적**
  - 청소년의 모든 담배제품 사용률과 흡연율(궐련흡연율)을 낮춘다.
- **목표**
  - 고등학교 남학생의 현재 흡연율을 2021년 10.0%에서 2025년 7.1%로 낮춘다.
  - 고등학교 여학생의 현재 흡연율을 2021년 4.2%에서 2025년 2.0%로 낮춘다.

02 목표의 유형

보건프로그램의 비전과 목적 달성을 위해 목표는 논리 모형, 인과관계, 목표 달성에 소요되는 기간, 기타 유형으로 분류할 수 있다.

1. 논리 모형에 따른 목표

논리 모형(logic model)은 보건사업의 투입, 활동, 산출, 결과 간의 관계를 논리적으로 연결하여 이해하기 쉬우며, 사업을 체계적으로 기획하고 결과를 구체적으로 측정하는데 용이하다(그림 3.2).

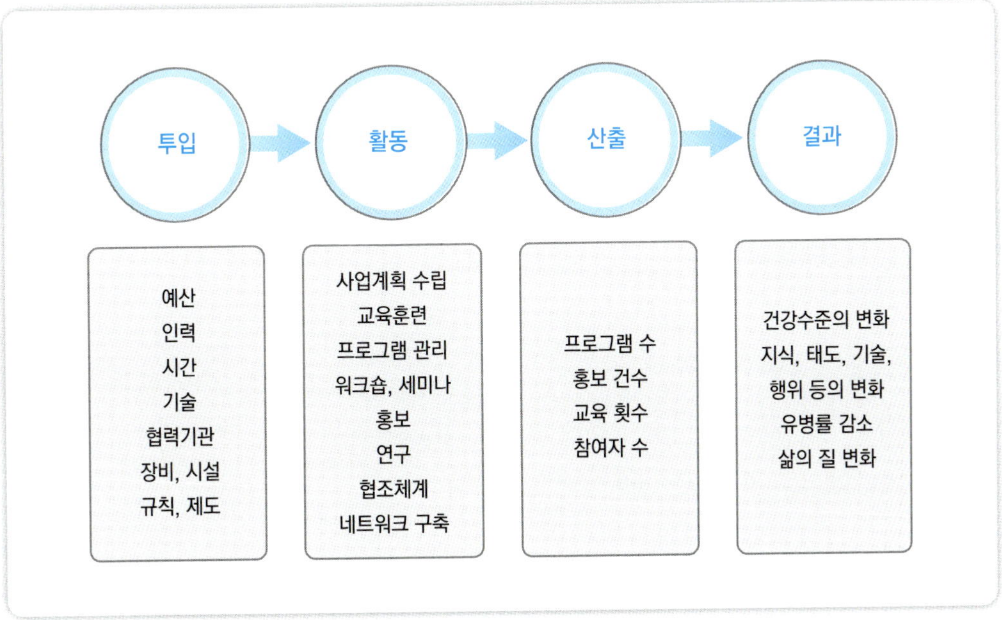

그림 3.2 논리 모형에 따른 목표

1) 투입 Input

보건사업의 기반 조성에 관한 것으로 사업관계자가 사업에 투입하는 인력, 시간, 예산, 장비, 시설 등의 자원이 해당한다.

2) 활동 Activities

보건사업에 투입된 자원들을 활용하여 보건프로그램을 실질적으로 운영하고 실천하는 것으로, 교육훈련, 워크숍, 세미나, 홍보 등이 해당한다.

3) 산출 Output

보건사업의 활동으로 나타난 직접적인 결과물로서, 사업이 의도한 대로 대상자에게 적절하게 제공되었는지를 의미하며, 프로그램 수, 홍보 건수, 교육 횟수, 참여자 수 등이 해당한다.

4) 결과 Outcome

보건사업의 결과는 궁극적으로 달성해야 하는 참여자의 지식, 태도, 기술, 가치, 기능, 행위의 변화 등이며, 시스템이나 제도 개선 등의 변화까지도 포함한다. 건강 관련 삶의 질 향상, 유병률 감소 등이 해당한다.

2. 인과관계에 따른 목표

사업목표를 건강문제의 인과관계를 고려하여 과정목표, 영향목표, 결과목표로 구분한다.

1) 과정목표 Process objectives

보건사업 산출(활동)의 양적 수준과 투입 및 산출의 적절성으로, 영향목표나 결과목표 달성을 위한 보건사업 활동이다.

2) 영향목표 Impact objectives

건강수준 변화에 필요한 결정요인과 기여요인의 변화로 보건사업 결과로 나타나는 지식, 태도, 행동, 환경, 정책 등에 대한 변화이다.

3) 결과목표 Outcome objectives

보건사업의 결과로 나타나는 유병률, 장애발생률, 사망률 등 건강수준의 변화이다.

3. 달성기간에 따른 목표

목표 달성에 필요한 시간에 따라 장기목표, 중기목표, 단기목표로 분류한다(표 3.2).

1) 장기목표 Long-term objectives

목표 달성까지 5~10년이 소요되는 목표로 사망, 상병, 건강상태 및 사회적 가치의 변화 등이 해당된다.

2) 중기목표 Intermediate objectives

목표 달성을 위해 3~5년 정도 소요되는 목표로 단기 및 장기목표의 중간 정도의 기간이 소요되며, 서비스 이용과 행동의 변화 등이 해당된다.

3) 단기목표 Short-term objectives

지속적인 변화를 위해 필요한 단기적 변화에 대한 목표로 소요되는 기간이 2~3개월부터 2년 이내에 달성 가능한 목표이며, 지식, 태도, 신념, 지지 수준의 변화 등이 해당된다.

표 3.2 장기 · 중기 · 단기목표

분류	내용
장기목표	사망, 상병 등 건강상태의 변화
	사회적 가치의 변화
중기목표	서비스 이용의 변화
	행동의 변화
단기목표	지식, 태도, 신념의 변화

4. 기타 목표

1) 공식목표와 작업목표

공식목표는 공식적으로 표명되는 조직의 일반적인 목표이고, 작업목표는 공식목표와 상관없이 실제로 수행하고 있는 목표를 말한다.

2) 행정목표와 보건프로그램목표

행정목표는 기관이나 서비스 체계가 그 기능을 증진하기 위해 세우는 목표이고, 보건프로그램목표는 대상자의 어떤 상태에 관련된 목표이다. 행정목표는 조직의 유지, 기능 향상과 관련해서 세우는 목표이며, 보건프로그램목표는 조직의 산출에 초점을 두는 목표이다.

3) 절대목표와 상대목표

절대목표는 바람직하지 못한 상태가 완전히 제거되거나 바람직한 상태가 특정인이 아닌 일반적으로 이루어지는 상태를 목표 달성의 기준으로 삼는다. 상대목표는 현재 상태가 향상되는 것으로서 비율상의 증가 혹은 감소를 달성기준으로 선택하는 경우를 말한다. 예를 들어, 금연단체는 완전 금연이라는 절대목표를 선택할 수 있으나, 현실적으로 달성이 쉽지 않기 때문에 흡연율 감소 정도를 상대목표로 설정하게 된다.

4) 과정(활동)목표와 결과(과업)목표

과정목표는 보건프로그램의 운영 과정을 모니터링하여 결과목표가 달성되도록 돕는 것으로, 교육건수, 이용건수 등이다. 결과목표는 보건프로그램 제공 후 나타나는 대상자들의 변화와 관련된 목표로 대상자들의 삶의 질 변화에 관련된 것이다.

5) 영향목표, 성취목표, 활동목표, 이용자목표

영향목표는 보건프로그램이 건강문제에 얼마나 많은 영향을 미치는지에 대한 진술이며, 성취목표는 성취할 목표를 구체적으로 수치화하여 제시하는 것이다. 활동목표는 제공할 서비스량을 구체적으로 제시하는 것이고, 이용자목표는 대상자들이 받게 되는 서비스를 구체적으로 제시하는 것이다.

03 목표 설정 방법

보건프로그램의 목표 설정을 위해서는 먼저 기관과 조직의 목적을 이해하고 명확히 해야 하며, 보건프로그램의 논리적 모형을 설정한 후 단계별 목표를 수립해야 한다. 목표는 연속성이 있고, 비교 가능해야 하며, 시간적 여유를 가지고 다양한 이해관계자의 참여하에 충분한 논의를 거쳐 설정되어야 하고, 일반적으로 하나의 프로그램 목적에 다수의 목표를 갖는다.

1. 목표의 위계

상위목표와 하위목표 간에는 종적인 위계 구조가 성립된다. 가장 높은 차원의 궁극적인 목표가 있고, 그 아래로 포괄적이고 일반적인 목표가 있으며, 다시 부분적인 목표로 세분화된다. 즉, 하나의 목표는 세분화되고 구체화됨으로써 추진 일정을 포함한 세부 목표로 설정된다.

목표의 위계 구조에서 하위목표는 상위목표를 달성하기 위한 수단이 된다. 즉, 상위목표는 최상위목표 달성을 위한 수단이 되며, 하위목표는 상위목표의 수단이 되고 다시 최하위목표는 하위목표의 수단이 되는 종적 연결 관계를 가지게 된다. 이러한 관계를 목표-수단 연쇄라고 한다.

목표는 상위목표일수록 추상적이고 함축적이며, 하위목표일수록 구체적이고 실제적인 성격이 강하다. 중요성이나 영향력 측면에서 상위목표일수록 관련 집단의 광범위한 참여 속에서 신중히 결정해야 한다. 최상위목표는 이상적인 기본 정책 방향을 제시한 선언적인 성격을 가지므로 이해당사자 간 이견의 여지가 적은 반면, 추진 일정과 예산, 사업계획이 수반되는 세부목표의 경우는 실제 집행으로 연결되므로 갈등이 발생하기도 한다.

목표는 시간적 차원에서도 위계를 형성한다. 가장 기본적인 것은 궁극적 목표로 그 하위에 일반목표가 있고, 일반목표를 효과적으로 달성하기 위한 구체적인 목표로 부분목표와 세부목표가 있다(그림 3.3).

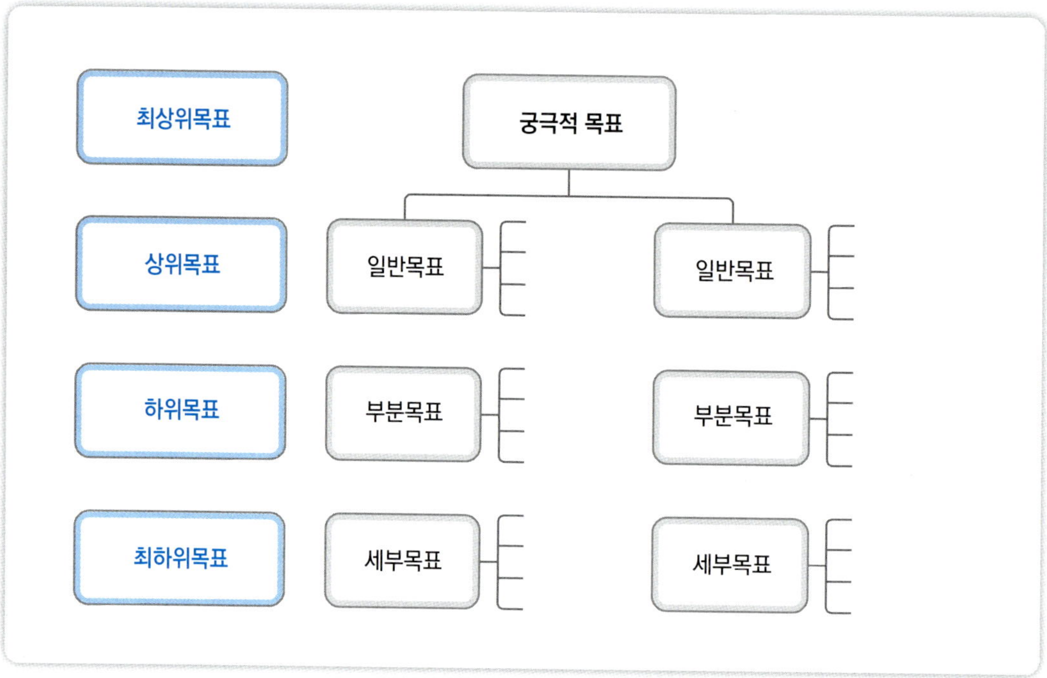

그림 3.3 목표의 위계

2. 목표의 수준

목표의 수준은 측정 가능한 목표들을 단계별로 위계화한 것으로, 과정목표(process objectives), 영향목표(impact objectives), 결과목표(outcome objectives)의 세 가지 기본 유형이 있다. 이러한 목표는 계층적이므로 순차적으로 과정목표를 달성하면 영향목표를 달성하고 결과목표를 달성하게 된다. 따라서 보건프로그램이 결과목표를 실현할 때 목적에 도달하게 되는 것이다.

그림 3.4는 목적과 목표 간의 계층적 관계를 보여주며, 목표의 수준에 따른 위계와 보건프로그램 결과 측정 및 평가유형 간의 관계는 표 3.3과 같다.

목표에 대한 용어는 보건프로그램 기획자의 교육이나 선호도에 따라 다른 용어로 사용된다. 예를 들어, 과정목표(process objectives)를 행정목표(administrative objectives)로 사용하기도 하고, 영향목표(impact objectives)를 행동목표(behavioral objectives)로 사용하기도 한다.

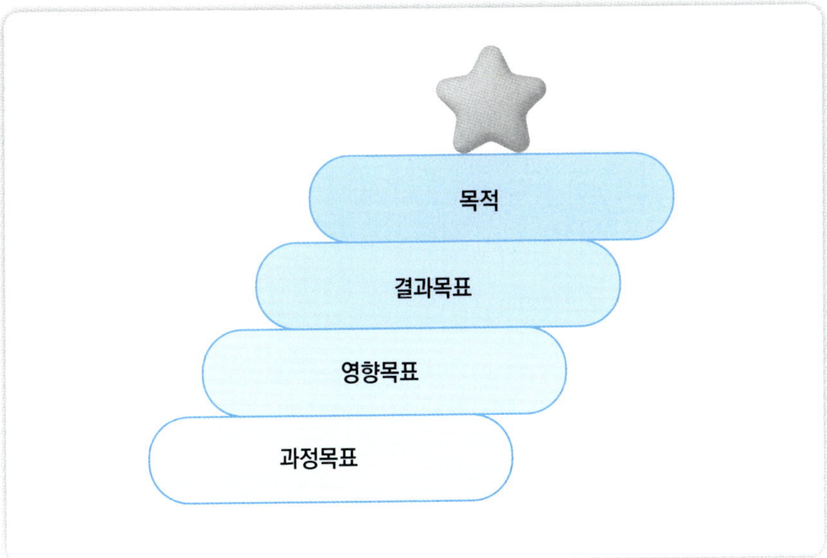

그림 3.4 목적과 목표 간의 계층적 관계

출처: McKenzie, J. F., Neiger, B. L., & Thackeray, R. (2022). Planning, implementing and evaluating health promotion programs. Jones & Bartlett Learning.

표 3.3 목표의 수준, 결과 측정 및 평가의 관계

목표의 수준		프로그램 결과	평가측정 방법	평가 유형
과정목표 (process objectives)		수행한 활동, 완료한 작업, 수신된 피드백	회의 개최 횟수, 출석일수, 대상자 참여율, 직원의 성과, 자료 배포, 자원의 적절성, 참가자의 피드백(프로그램에 대한 긍정적 또는 부정적인 것), 프로그램이 계획대로 실행된 정도 등	과정평가
영향목표 (impact objectives)	학습목표 (learning objectives)	건강결정요인 또는 위험요인과 관련된 인식, 지식, 태도 또는 기술의 변화	인식, 지식, 태도 향상 및 기술개발 및 습득 정도(참여하지 않은 대상집단과의 비교 포함)	영향평가
	행위목표 (behavioral objectives)	행위의 변화	현재 행동의 강화 또는 중단, 새로운 행동의 실천 여부	영향평가
	환경목표 (environmental objectives)	환경의 변화	환경으로부터 보호하기 위해 추가된 것 또는 제거된 위험이나 장벽	영향평가
결과목표 (outcome objectives)		삶의 질 및 건강수준 변화, 위험요인 감소, 사회편익의 변화	삶의 질 및 생리적 지표 측정, 신체적 증상 및 징후, 유병률, 사망률	결과평가

출처: McKenzie, J. F., Neiger, B. L., & Thackeray, R. (2022). Planning, implementing and evaluating health promotion programs. Jones & Bartlett Learning.

1) 과정목표Process objectives 또는 행정목표Administration objectives

과정목표는 일상적인 과업, 활동, 업무 등에 대한 목표로 다른 수준의 목표 달성에 도움을 준다. 주로 보건사업의 투입, 자원 및 수행에 중점을 두며, 보건사업의 인력 · 시설 · 장비 · 예산 및 활동의 적절성, 대상자의 참여율, 일정에 따라 진행되었는지 여부 등이 해당한다.

2) 영향목표Impact objectives

영향목표는 보건프로그램을 통해 관찰 가능한 즉각적인 효과와 관련이 있으며, 학습목표, 행위목표, 환경목표로 구분할 수 있다.

(1) 학습목표Learning objectives

학습목표는 대상자가 보건프로그램에 참여한 결과로 나타나는 인식, 지식, 태도, 기술개발 등의 변화에 대한 진술이다. 건강행위의 변화를 위해서는 먼저 대상자가 자신의 건강문제를 인식하고 관심을 가지며, 이를 해결하기 위한 지식 습득과 건강문제를 해결해야겠다는 태도를 가지고 건강행위에 필요한 기술을 개발하여 실천하는 일련의 변화 과정을 거치게 된다. 이때 학습목표의 기능은 학습경험의 범위를 명확하게 지시하며, 교육 내용 및 방법 · 방향을 규정하고, 평가의 방향, 내용, 결과 해석에 대한 방향을 제시한다.

(2) 행위목표Behavioral objectives

행위목표는 대상자가 건강문제 해결을 위해 실천해야 할 행동을 설명하고 목적을 분명히 알려준다. 규칙적인 운동 유지, 약물복용 준수, 균형 잡힌 식사를 위한 음식물 소비패턴, 스트레스 감소를 위한 대처 활동, 구강건강을 위한 예방 활동인 칫솔질, 응급처치 등의 자가관리, 적절한 의료시설 활용 등이 해당한다.

(3) 환경목표Environmental objectives

환경목표는 물리적 환경(깨끗하고 안전한 공기 · 물 · 토양, 시설에의 접근성, 물리적 장벽의 제거), 사회적 환경(사회적 지지, 동료의 압력), 심리적 환경(정서적 지지), 경제적 환경(유인과 벌칙 제공), 보건의료서비스 환경(보건의료서비스에 대한 접근성 및 형평성) 및 정치적 환경(보건의료정책, 건강정책)과 관련이 있다.

3) 결과목표 Outcome objectives

결과목표는 보건프로그램의 최종 목표로서 건강수준, 삶의 질, 사회적 편익 등의 변화를 추구한다. 건강위험요인의 감소 및 건강보호요인의 증가, 생리적 지표의 변화, 증상 및 징후, 유병률, 사망률 그리고 삶의 질 변화를 통해 측정할 수 있다(표 3.3).

3. 목표의 조정

1) 목표 간의 갈등요인

보건프로그램이 여러 가지 목표를 동시에 추구하거나 다원적 목표를 달성하려는 경우 목표 간 갈등이 발생할 수 있다. 갈등을 일으키는 요인은 다음과 같다.

첫째, 목표를 추구하기 위한 필요 자원은 한정되어 있으나, 소요되는 자원의 형태와 질, 소재지 등에 따라 갈등이 야기된다.

둘째, 목표가 산출의 확대와 자원의 공평성을 동시에 추구하는 경우에 갈등이 발생하며, 자원의 형평은 지역뿐만 아니라 사회계층, 인종, 종교, 성별 등 여러 차원에서 비교될 수 있다.

셋째, 목표가 지향하는 성취 수준에 따라 갈등 정도가 달라진다. 산출을 극대화하는 데에 정책 목표를 둔다면 다른 목표와 상충될 가능성이 크며, 최소한의 산출 또는 만족스러운 정도의 산출에 목표를 둔다면 다른 목표와의 갈등 발생 가능성은 감소한다.

2) 목표의 수정과 변경

목표가 설정되었더라도 다음의 경우에는 수정이 필요하다. 첫째, 목표 달성을 위한 수단을 탐색하는 과정에서 목표의 타당성과 실현 가능성을 검토하게 되므로 보다 합리적인 목표 수립을 위해서는 기존의 목표를 수정할 필요가 있다. 둘째, 기획 과정에서 새로운 정보와 자료를 수집하는 경우, 목표 설정 당시의 관점과 판단은 수정될 필요성이 있다. 셋째, 기획이 장기간에 걸쳐 수행되는 경우, 목표와 관련된 상황과 여건이 변화되어 설정된 목표 수정이 불가피하게 된다.

기획 과정에서의 목표 수정은 목표를 먼저 설정한 다음에 수단을 선택하는 것이 아니라 목표와 수단을 상호 조정함으로써 지속적으로 수정해 나가는 것이 바람직하다. 목표의 수정 형태는 다음과 같다.

(1) 목표의 왜곡

원래의 목표가 다른 목표와 뒤바뀌게 됨으로써 왜곡되는 결과를 초래하는 것이다. 즉, 정당한 목표 대신 다른 목표를 내세워 보건프로그램 운영 결과를 바람직하지 않게 나타내는 것이다. 공식적으로 표방된 목표 대신 숨겨놓았던 실제 목표를 추구하거나 원래의 목표를 망각하고 수단으로 목표를 대신하는 경우가 해당한다. 상위목표일수록 추상적이므로 가시적인 효과가 나타나지 않게 되면 당장 눈에 보이는 하위목표에 집착하게 되며, 궁극적인 목표 대신 하위목표나 정책수단을 목표로 삼게 되어 목표의 왜곡이 발생한다.

(2) 목표의 확대 또는 축소

기존에 설정된 목표에 새로운 대상의 추가 및 목표의 범위를 넓히는 것과 반대로 목표의 대상이나 범위를 줄이는 것을 목표의 조정이라 한다. 목표의 조정이 목표의 확대 및 축소와 다른 점은 목표의 조정이 타목적과의 관련성에 초점을 둔다면 목표의 확대 및 축소는 당해 목표 자체의 변동에 초점을 둔다는 것이다.

계획수립 과정에서 자원이나 기타 조건에 비추어 각 목표의 대상과 범위를 수정하는 것은 당연하며, 계획의 집행 과정에서도 여건이 변화하면 이에 따라 목표의 수정이 필요하다.

(3) 목표의 추가 또는 삭제

설정된 목표와 같은 유형의 목표를 더 추가하거나 기존의 목표를 제외하는 것이다. 계획수립 과정에서 목표의 중요성이 한층 강조되거나 반대로 목표의 타당성이 무시되는 경우에는 추가 또는 삭제가 필요하다. 분석 결과를 토대로 기존의 목표를 새로운 목표로 바꾸는 경우가 해당한다.

(4) 목표의 승계

기존에 추구하던 목표를 완전히 달성하거나 달성할 가능성이 전혀 없을 때 설정된 목표를 폐기하고 새로운 목표를 설정하는 것이다. 일반적으로 목표의 승계는 실행 완료 후 달성 여부를 평가하여 차기 계획수립 시 반영하므로 새로운 기획 과정이 시작되는 것으로 볼 수도 있다.

4. 목표 설정 기준: SMART

목표는 사업 수행을 촉진하고 사업 평가에 활용되므로 명료하게 기술되어야 한다. 유용한 목표 설정을 위해서 다음과 같은 기준이 요구된다.

1) 구체성 Specific

목표는 누구(사업 대상자), 무엇을(사업 지표), 얼마나(목표치), 언제까지(목표 달성 시점)를 포함하여 구체적으로 기술한다.

2) 측정 가능성 Measurable

목표는 객관적이고 실제 측정 가능하도록 숫자로 제시한다.

3) 실현 가능성 Achievable

목표는 현실적으로 성취 가능하여야 한다.

4) 관련성 Relevant

사업 목적 및 문제의 원인과 결과를 파악하여 문제 해결에 직접적으로 관련성이 있도록 기술한다. 즉, 해결하고자 하는 건강문제와 인과관계가 성립되도록 한다.

5) 시간성 Time limited

목표 달성의 기한, 시점을 명시하여 시간과 연계성이 있도록 기술한다.

5. 목표의 구성요소

목표는 SMART와 일치해야 하며 누구를 대상으로(who) 무엇을(what), 어디서(where), 언제까지(when), 얼마나(how much) 변화시킬 것인지 다섯 가지 요소를 포함하여 구체적으로 제시해야 한다. 이 중 무엇을(what)과 얼마나(how much)는 생략할 수 없는 중요한 항목이다(Box 3.2).

Box 3.2 목표의 구성요소

- 누가(who): 보건프로그램의 대상으로 변화해야 할 표적집단이나 환경(The priority population, or who will change)
- 무엇을(what): 변화 또는 달성해야 하는 상태나 조건(The outcome, or what will change)
- 어디서(where): 프로그램이 수행되는 장소(The place, or where the change will occur)
- 언제까지(when): 상태나 조건은 바람직하게 수행해야 할 기간이나 시기(The time frame or when the change will occur)
- 얼마나(how much): 달성하려는 상태나 조건의 양(The target, or how much change will occur)

출처: McKenzie, J. F., Neiger, B. L., & Thackeray, R. (2022). Planning, implementing and evaluating health promotion programs. Jones & Bartlett Learning.

6. 목표치 개발

목표 기술 시에는 달성하고자 하는 최종 비율이나 건강수준을 명시하는 것이 바람직하며, 유사한 사업목표를 그대로 적용하기보다는 상황에 맞는 목표치를 개발하여야 한다. 타당한 목표치 설정은 사업의 성패, 특히 사업의 결과 및 영향력을 판가름하는 데 직접적인 영향을 미치며, 사업의 성공 여부 측정 시에도 신뢰를 확보할 수 있다.

따라서 목표치를 개발할 때 '어느 정도'에 해당하는 목표치를 어떤 값으로 설정할 것인지는 매우 중요하다. 타당한 전략을 개발하여 설정해야 실용적인 목표치 도출이 가능할 뿐 아니라 현실적으로도 달성할 수 있다.

1) 목표치 설정 시 고려할 사항

(1) 기획단계에서 사업의 성공 여부에 대한 정의를 명확히 한다.

사업의 성공에 대하여 정의를 내리는 것은 목표치 선정 시 가장 우선되어야 할 요소이다. 목표치를 달성하였거나 초과한 경우에 한하여 성공적인 사업으로 평가할 수도 있지만, 목표치에 도달하지는 못했으나 유의미한 변화가 있었다면 성공한 것으로 평가될 수도 있기 때문이다. 사업의 성공을 어떻게 정의하느냐에 따라 목표치 선정에도 영향을 미치게 된다.

(2) 기존의 지표 값에 근거하여 목표치를 선정할 것인지, 장기목표에 초점을 두고 목표치를 선정할 것인지를 결정한다.

목표치 선정 시 과거나 기존의 지표 값을 참고하는 것은 소극적인 접근방법으로, 기존의 성과보다 조금이라도 향상되거나 최소한의 효과라도 나타낼 수 있는 수준으로 목표치를 선정하는 것이다. 반면, 장기목표치 선정은 보다 대담한 접근법으로, 다소 도달하기 어려운 수준으로 설정할 수 있다. 보건사업에서 어떤 방식이 더 적절한지를 고려하여 사용하도록 한다.

(3) 목표치 선정 시 활용할 자료를 선택한다.

보건사업의 목표치 선정 시 어떤 종류의 자료를 활용할 것인지와 출처가 무엇인지는 중요하며, 보건사업을 사정하고 목표를 측정하기 위해서는 각각의 자료가 다른 정보를 제공할 수 있으므로 여러 자료를 사용하는 것이 이상적이다. 또한 접근 가능한 자료의 출처 및 일관성은 목표치 선정 과정에 영향을 미친다. 따라서 여러 자료 중 특정자료를 선택할 경우에는 목표 대상이나 집단에 부합하는 자료를 선택해야 한다.

(4) 목표집단 내 또는 목표집단 간 건강과 관련한 불평등 요소의 존재 여부를 고려한다.

목표치 선정 시 소득이나 인종, 민족, 지역적 위치 등에 따라 건강 불평등 현상이 나타나고 있다면 해당 요인을 고려하여 관련 자료를 계층화해야 한다. 계층화하지 않을 경우, 해당 자료에서 산출된 평균치는 인구집단 간에 나타날 건강성과의 차이를 보여주지 못하기 때문이다.

2) 목표치 설정 방법

목표치 계산 시 궁극적으로 어떤 목표치를 선정할 것인지는 사업 이론, 자원의 이용 가능성 및 사업 내용의 강점 요소에 따라 달라진다. 인구집단을 사업 대상으로 하는 경우, 다음의 (2), (5)~(8)의 방법이 적합하나 개인을 대상으로 하는 직접적인 서비스의 경우라도 큰 규모로 시행되는 사업인 경우에는 적용이 가능하다.

(1) 현재 수준이나 현재 값 사용

사업으로 인해 어떠한 변화도 일어나지 않을 것이라고 가정한 경우에 사용하는 방법이다. 건강사업을 도입한 첫 해이거나 어느 정도의 변화를 도출하는 것이 현실적인지에 대한 경험적 정보가 충분하지 않을 경우에 사용한다.

$$\text{목표치} = \text{현재 값}$$

(2) 현재 값보다 통계적으로 유의한 수준으로 향상된 결과를 도출하고자 할 때

자료의 출처가 믿을만하고 사업이 체계적인 중재로 구성되었거나 정책 입안자에게 사업의 투자 가치에 대하여 설득하고자 할 때 사용한다.

$$\text{목표치} = \text{현재 값} - \sqrt{\frac{2 \times \text{현재 값} \times (\text{승수} - \text{현재 값})}{\text{위험집단}} \times 2}$$

(3) 바람직한 수준으로 건강문제가 감소하거나 건강상태가 향상되는 것을 목표로 할 때

여러 방법 중 가장 간단하고 사업관계자들이 쉽게 이해할 수 있다는 장점이 있으며, 여러 수준이나 영역의 보건사업에 적용할 수 있다.

$$\text{목표치} = [\text{희망하는 변화 정도}(\%) \times \text{현재 값}] \pm \text{현재 값}$$

(4) 현재 사업을 진행 중이거나 여러 해에 걸쳐 진행되고 있는 사업인 경우 또는 장기 효과를 기대하는 사업일 때

매년의 변화 정도(%) = [(장기 목표치−현재 값)×(현재 값)] / 프로그램 연 수
차기 연도 변화 정도(%) = [매년의 변화 정도(%)×현재 값]±현재 값
그 다음 연도의 변화 정도(%) = [매년의 변화 정도(%)×작년 값]±작년 값

(5) 여러 지역의 평균값을 목표로 선정

(6) 여러 지역의 중앙값을 목표로 선정

(7) 대상인구의 집단 크기를 고려하여 선정

- 인구집단 중 상위 50%를 기준
- 인구집단 중 상위 75%를 기준

(8) 계층화된 자료를 사용하여 선정

04 국가 건강증진 사업 목표

우리나라 '제5차 국민건강증진종합계획(Health Plan 2030, 2021~2030)'은 대한민국의 건강 수준, 향후 정책 환경의 변화, 국제적 흐름, 국민 인식 등을 분석하여 건강증진 정책을 개발하였다(그림 3.5).

모든 사람이 평생 건강을 누리는 사회

건강수명 연장, 건강형평성 제고

기본원칙

1. 국가와 지역사회의 모든 정책 수립에 건강을 우선적으로 반영한다.
2. 보편적인 건강 수준의 향상과 건강형평성 제고를 함께 추진한다.
3. 모든 생애과정과 생활터에 적용한다.
4. 건강친화적인 환경을 구축한다.
5. 누구나 참여하며 함께 만들고 누릴 수 있도록 한다.
6. 관련된 모든 부문이 연계하고 협력한다.

건강생활 실천

1. 금연
2. 절주
3. 영양
4. 신체활동
5. 구강건강

정신건강 관리

6. 자살예방
7. 치매
8. 중독
9. 지역사회 정신건강

비감염성 질환 예방관리

10. 암
11. 심뇌혈관질환
12. 비만
13. 손상

감염 및 기후변화성 질환 예방관리

14. 감염병 예방 및 관리
15. 감염병 위기 대비 · 대응
16. 기후변화성 질환

인구집단별 건강관리

17. 영유아
18. 아동 · 청소년
19. 여성
20. 노인
21. 장애인
22. 근로자
23. 군인

건강친화적 환경 구축

24. 건강친화적 법제도 개선
25. 건강정보 이해력 제고
26. 혁신적 정보기술의 적용
27. 재원마련 및 운용

그림 3.5 제5차 국민건강증진종합계획(HP 2030).

출처: 보건복지부, 한국건강증진개발원(2022). 제5차 국민건강증진종합계획(Health Plan 2030, 2021~2030).

1. 비전 및 총괄목표

1) 비전: 모든 사람이 평생 건강을 누리는 사회

- (모든 사람) 성, 계층, 지역 간 건강 형평성을 확보, 적용 대상은 모든 사람
- (평생 건강을 누리는 사회) 출생부터 노년까지 전 생애주기에 걸친 건강권 보장, 정부를 포함한 사회 전체를 포괄

2) 총괄목표: 건강수명 연장, 건강형평성 제고

- (건강수명) '30년까지 건강수명 73.3세 달성
  - '18년 건강수명은 70.4세로 '30년까지 2.9세 연장을 목표로 한다.

    ※ 성별: ('18) 남성 68.3세, 여성 72.4세 → ('30) 남성 71.4세(+3.1세), 여성 75세(+2.6세)
- (건강형평성) 건강수명의 소득 간, 지역 간 형평성을 확보
  - (소득) 소득 수준 상위 20%의 건강수명과 소득 수준 하위 20%의 건강수명 격차를 7.6세 이하로 낮춘다.

    ※ '18년 소득 수준 격차 8.1세, '30년 추계치 7.6세
  - (지역) 건강수명 상위 20% 해당 지자체의 건강수명과 하위 20% 해당 지자체의 건강수명의 격차를 2.9세 이하로 낮춘다.

    ※ '18년 지역 격차는 2.7세이나, 최근 격차 증가 추세로 '30년 추계치는 2.9세
  - 단, 평가시점 기준 과거 10년간 상위 20%의 건강수명 증가분을 상회하는 수준으로 하위 20%의 건강수명을 증가시킨다.

    ※ (취지) 취약집단(하위 20%)의 건강수명 향상과 격차 감소를 동시에 목표로 설정

2. 주요 과제 및 성과목표

1) 분과 및 중점과제: 6개 분과, 28개 과제

- (분과) 최종목표를 달성하기 위하여 건강결정요인별로 우선적으로 달성해야 하는 정책목표를 분과로 선정(그림 3.6)

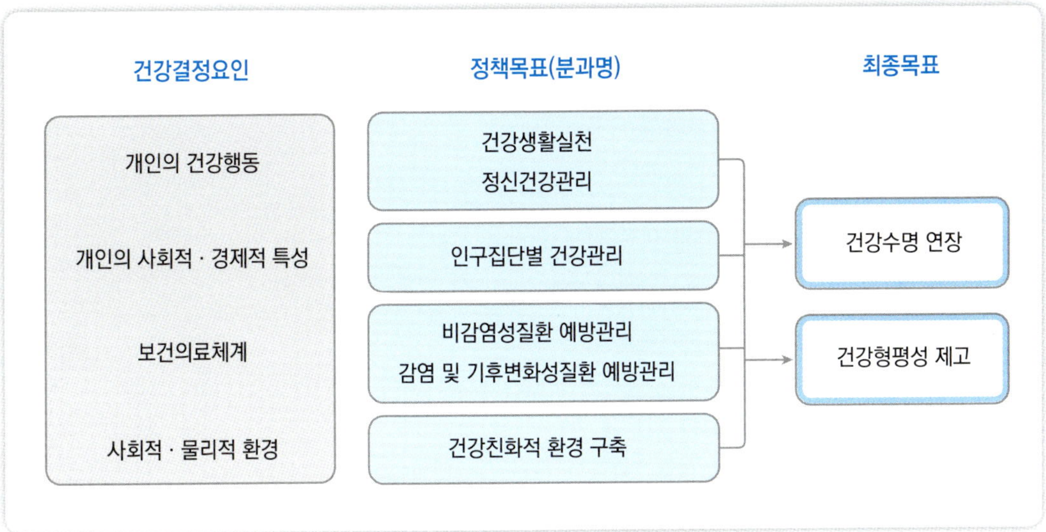

그림 3.6 건강결정요인과 목표의 관계

출처: 보건복지부, 한국건강증진개발원(2022). 제5차 국민건강증진종합계획(Health Plan 2030, 2021~2030).

- (중점과제) 각 분과 내에서 우선적으로 추진해야 하는 과제 선정

2) 성과지표

- (성과지표) 28개 중점과제별 성과지표는 총 400개(중복지표 제외)

  ※ HP2020 성과지표 369개 대비 31개 증가

  - 성과지표 중 성, 소득, 지역별 분리되어 있거나, 그 격차를 모니터링할 수 있는 형평성 지표는 176개이다.

    ※ (성별) 92개, (소득) 16개, (지역) 19개, (성별 · 소득) 37개, (성별 · 지역) 12개

- (대표지표) 24개 중점과제별 대표지표 64개 선정
  - 대표지표에 대한 성, 소득, 지역 격차를 모니터링할 수 있는 형평성 지표 49개를 선정한다.

  * (성별 25개, 소득 1개, 지역 3개, 성별 · 소득 16개, 성별 · 지역 4개)

3. 중점과제별 추진목표

구분		추진목표		
		지표명	'18	'30
1분과	건강 생활 실천	성인 남성 현재흡연율(연령표준화)	36.7%	25.0%
		성인 여성 현재흡연율(연령표준화)	7.5%	4.0%
		성인 남성 고위험음주율(연령표준화)	20.8%	17.8%
		성인 여성 고위험음주율(연령표준화)	8.4%	7.3%
		식품안정성 확보 가구분율	96.9%	97.0%
		성인 남성 유산소 신체활동 실천율(연령표준화)	51.0%	56.5%
		성인 여성 유산소 신체활동 실천율(연령표준화)	44.0%	49.3%
		영구치(12세) 우식 경험률	56.4%	45.0%
2분과	정신 건강 관리	자살사망률(인구 10만 명당)	26.6명	17.0명
		남성 자살사망률(인구 10만 명당)	38.5명	27.5명
		여성 자살사망률(인구 10만 명당)	14.8명	12.8명
		치매안심센터의 치매환자 등록 · 관리율(전국 평균)	51.5%('19)	82.0%
		알코올 사용장애 정신건강 서비스 이용률	12.1%('16)	25.0%
		정신건강 서비스 이용률	22.2%('16)	35.0%
3분과	비감염성 질환 예방관리	성인 남성(20~74세) 암 발생률(인구 10만 명당, 연령표준화)	338.0명('17)	313.9명
		성인 여성(20~74세) 암 발생률(인구 10만 명당, 연령표준화)	358.5명('17)	330.0명
		성인 남성 고혈압 유병률(연령표준화)	33.2%	32.2%
		성인 여성 고혈압 유병률(연령표준화)	23.1%	22.1%
		성인 남성 당뇨병 유병률(연령표준화)	14.2%	13.2%
		성인 여성 당뇨병 유병률(연령표준화)	9.1%	8.1%
		급성 심근경색증 환자의 발병 후 3시간 미만 응급실 도착 비율	45.2%	50.4%
		성인 남성 비만 유병률(연령표준화)	42.8%	42.8% 이하
		성인 여성 비만 유병률(연령표준화)	25.5%	25.5% 이하
		손상사망률(인구 10만 명당)	54.7명	30.0명
4분과	감염 및 기후변화성 질환 예방관리	신고 결핵 신환자율(인구 10만 명당)	51.5명	10.0명
		MMR 완전접종률 *MMR: 홍역 · 유행성이하선염 · 풍진 3종 혼합백신	94.7%('19)	95% 이상
		기후보건영향평가 평가체계 구축 및 운영	-	구축완료

구분		추진목표		
		지표명	'18	'30
5분과	인구 집단별 건강관리	영아사망률(출생아 1천 명당)	2.8명	2.3명
		고등학교 남학생 현재흡연율	14.1%	13.2%
		고등학교 여학생 현재흡연율	5.1%	4.2%
		모성사망비(출생아 10만 명당)	11.3명	7.0명
		노인 남성의 주관적 건강인지율	28.7%	34.7%
		노인 여성의 주관적 건강인지율	17.6%	23.6%
		성인 장애인 건강검진 수검률	64.9%('17)	69.9%
		연간 평균 노동시간	1,993시간	1,750시간
		군 장병 흡연율	40.7%('19)	33.0%
6분과	건강 친화적 환경구축	성인 남성 적절한 건강정보이해능력 수준	-	70.0%
		성인 여성 적절한 건강정보이해능력 수준	-	70.0%

출처: 보건복지부, 한국건강증진개발원(2022). 제5차 국민건강증진종합계획(Health Plan 2030, 2021~2030).

학습포인트

1. 목적과 목표의 특성을 비교하여 설명하시오.

2. 논리 모형에 따라 목표를 분류하고 간략히 설명하시오.

3. 목표 설정의 기준인 SMART에 대하여 간략히 설명하시오.

4. 목표의 구성요소를 설명하시오.

5. 목표치 개발 시 고려할 사항 4가지를 기술하시오.

CHAPTER 04

보건프로그램 설계

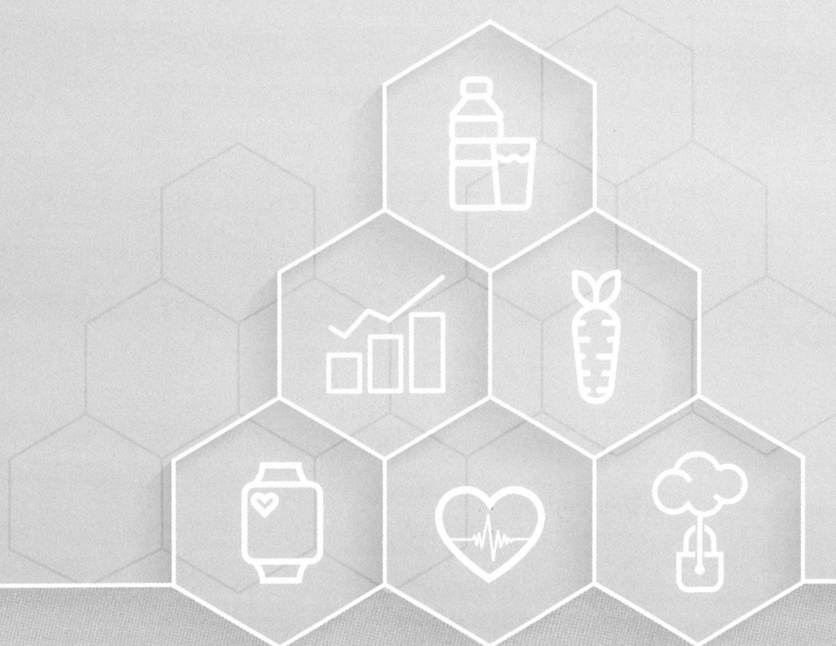

학습성과

01. 보건프로그램의 내용을 선정한다.

02. 적절한 대안을 선택하고, 예산 배분을 적용한다.

03. 보건프로그램 수행을 위한 전략을 개발한다.

04. 효과적인 보건프로그램 사업계획서를 작성한다.

01 보건프로그램의 내용

1. 보건프로그램의 설계

보건프로그램의 우선순위가 결정되고, 그에 따른 보건프로그램의 목적과 목표가 설정되면, 목표 달성을 위해서 보건프로그램 설계를 시작한다. 보건프로그램 설계란 설정된 목적과 목표를 달성하기 위해서 보건프로그램 실행에 관한 구체적인 활동을 계획하는 것이다. 보건프로그램의 설계는 '보건프로그램의 내용과 범위를 결정하고 조직화하는 과정과 자원을 고려하여 구체적인 실행계획을 마련하는 과정'으로 나눌 수 있다. 보건프로그램 설계에는 프로그램 내용을 선정하고, 프로그램 내용을 효과적으로 전달하기 위한 방법을 선택하고, 보건프로그램 운영에 필요한 인력의 배치, 역할, 수단을 고려한 계획서를 작성하는 것을 포함한다.

2. 보건프로그램의 내용 선정

보건프로그램 내용은 보건프로그램 참여자가 설정된 목적과 목표를 달성하기 위해 필요한 활동내용을 선택하여 범위를 결정하는 것을 의미한다.

1) 보건프로그램 내용의 선정기준

(1) 합목적성

보건프로그램의 내용은 설정된 목적과 목표 달성에 부합되어야 한다. 즉, 보건프로그램 내용으로 선정된 활동은 보건프로그램의 목적 및 목표 달성과 연계성이 있어야 한다.

(2) 동기 유발

보건프로그램의 내용이 참여 대상자의 요구에 부합될 때, 대상자들은 흥미를 가지고 적극적으로 참여할 수 있다. 따라서 보건프로그램 내용을 선정할 때 가장 중요한 것은 보건프로그램 참여 대상자에 대한 고려이다. 보건프로그램 참여 대상자의 필요와 흥미, 능력 수준을 고려하여 보건프로그램 내용을 선정했을 때, 이들의 동기를 유발할 수 있기 때문이다.

(3) 성취 가능성

보건프로그램의 내용은 참여 대상자들이 쉽게 이해할 수 있고 성취할 수 있어야 한다. 선정된 보건프로그램 내용이 너무 어렵거나 성취하기 힘든 내용이라면, 프로그램 참여를 통해 대상자들의 건강행위 변화를 기대하기 어렵다.

(4) 기회

선정된 보건프로그램의 내용은 프로그램의 목적과 목표를 성취할 수 있도록 대상자들이 구체적인 행동을 직접 경험하고 수행할 수 있는 기회를 제공해야 한다.

(5) 포괄성

보건프로그램의 내용은 대상자의 다양한 요구 충족과 문제 해결을 위해서 포괄적인 내용으로 구성해야 한다. 한 가지 목표 달성을 위해서 한 가지 활동 내용을 선정하는 것이 아니라 다양한 활동 내용을 선정하여 여러 가지 성과를 얻을 수 있도록 가능한 포괄적이고 다양하게 보건프로그램의 내용을 구성해야 한다.

(6) 현실성

보건프로그램의 내용은 이론에 치우친 것이 아니라 현재 지역사회의 특성 및 상황을 반영하여 현실성 있게 선정되어야 한다. 선정된 내용은 일상생활에 적용할 수 있는 내용과 활동이어야 하며, 모든 서비스는 사회문화적인 현실 속에서 적합한 것이어야 한다.

(7) 지역성

보건프로그램의 내용은 지역의 특수성을 반영하여 선정해야 한다. 비록 다른 지역에서 효과적인 보건프로그램이라 하더라도 우리 지역사회의 특성을 반영하여 수정하지 않는다면 그 프로그램은 성공하기 어려울 수 있다. 지역적 특수성을 고려하지 않은 보건프로그램은 해당 지역의 건강문제를 효과적으로 해결할 수 없기 때문이다.

2) 보건프로그램 내용의 조직

보건프로그램의 목적과 목표를 달성하기 위한 수단으로 선정된 내용을 조직하고 체계화하는 것은 매우 중요하다. 보건프로그램 내용의 조직은 보건프로그램이 실행될 수 있도록 선정된 내용을 적절한 방법으로 배열하는 것이다. 내용의 조직에서 다루는 핵심 내용은 첫째, 목적과 목표를 달성하기 위해서 특정 활동 다음에 어떤 활동을 전개하는 것이 더 효과적인가, 둘째, 참여자의 특성에 따라 각 활동을 어떻게 배치할 것인가 하는 것이다. 또한 내용의 조직에는 내용 전체를 어떻게 구성할 것인가 하는 전체 구조의 결정에서 보건프로그램 유형, 시간 배정, 각 활동 영역의 구조화 등까지 포함된다. 보건프로그램 내용을 조직할 때 기본적으로 고려해야 할 기준을 살펴보면 다음과 같다.

(1) 계속성

보건프로그램 내용의 구성요소가 수직적으로 계속해서 반복되도록 구성하는 것이다. 즉, 중요한 내용을 계속해서 반복적으로 제공함으로써 강화 효과를 얻을 수 있는 원리로서, 보건프로그램 내용의 종적 조직 원리이다. 보건프로그램의 목적과 목표가 규정하고 있는 행동은 구체적인 활동이 여러 번 반복될 때 쉽게 성취된다.

(2) 계열성

보건프로그램의 내용이 위계적 · 순차적 반복 원리에 의해 조직됨으로써 학습이 누적적으로 일어나는 것을 말한다. 이것은 단순한 반복이 아니라 앞서 배운 내용을 기초로 하여 다음 내용이 전개되며, 점차 깊이와 넓이를 더해가는 질적인 심화와 양적인 확대가 이루어질 수 있도록 조직하는 것을 말한다.

계열성을 확보하기 위한 보건프로그램 내용의 조직 순서는 다음과 같다. ① 단순한 것에서 복잡한 것으로, ② 구체적인 것에서 추상적인 것으로, ③ 쉬운 것에서 어려운 것으로, ④ 이미 알고 있는 것에서 모르는 것으로, ⑤ 가까운 주변에서 먼 곳으로 구성한다.

(3) 통합성

보건프로그램의 내용 간 상호 관련성을 바탕으로 개개의 경험이 서로 연결되고 통합되게 하여 참여 대상자의 조화로운 성장 및 발달을 보장하는 것이다. 보건프로그램의 여러 내용을 조직할 때 소주제를 서로 분리 또는 독립시키기보다는 상호 간의 통합적인 성격이 유지되도록 하는 것이 중요하다.

(4) 균형성

보건프로그램 내용 사이에 균형과 조화가 유지되는 것이다. 예를 들면, 건강정보를 제공할 때 일반적인 내용과 전문적인 내용이 균형 있고 조화롭게 조직되어야 한다.

(5) 다양성

보건프로그램에 참여하는 개인마다 가지고 있는 특성, 요구, 흥미, 능력 등이 충분히 반영될 수 있도록 다양하고 융통성 있는 방법으로 내용을 조직한다.

3. 보건프로그램 내용의 구성요소

1) 대상자

보건프로그램의 대상자가 누구인가에 따라 프로그램 설계과정에서 내용, 접근 방법, 수단 등이 달라질 수 있기 때문에 참가 대상자의 규모, 구성, 특징을 미리 파악할 필요가 있다. 보건프로그램에 참여할 대상자의 특성을 사전에 고려할 경우, 보다 효과적으로 프로그램을 운영할 수 있기 때문에 대상집단이 명확하게 규정되어야 한다.

보건프로그램 대상자를 선정하는 방법으로 Rapp과 Poertner(2002)가 제시한 '보건프로그램 대상자 결정모형'이 있다. 이 모형에서 대상자를 선정하는 과정은 '일반집단(general population) → 위험집단(at risk population) → 표적집단(target population) → 클라이언트 집단(client population)'의 순서로 좁혀 간다. 즉, 적절한 표적집단 혹은 클라이언트 집단을 선정하기 위해서 보건프로그램의 기획 과정에서부터 대상자 결정모형에 따라 대상자를 선정한다.

(1) 일반집단

해당 문제를 가질 수 있다고 분류되는 가장 포괄적인 인구집단이다. 일반적으로 대상지역 내에 거주하면서 그 문제의 속성과 관련된 전체 인구집단을 말한다.

(2) 위험집단

일반집단 중 해당 문제와 관련되거나 노출되어 취약한 상태에 있는 인구집단을 말한다. 보건프로그램이 초점을 맞추고 있는 문제에 직접 관련된 개입이 필요한 사람들의 집단이다.

(3) 표적집단

위험집단 중에서 프로그램의 개입이 필요한 대상을 지칭하며, 보건프로그램 수행의 직접적인 수혜 대상이 되는 집단을 말한다. 표적집단의 중요한 선정기준은 보건프로그램의 성격과 중재전략 등에 따라 다르다.

표적집단의 선정은 보건프로그램 참여 대상자를 몇 가지 유형의 세부집단으로 나누고, 이들 집단 중에서 어떤 집단을 보건프로그램의 대상자로 할 것인지를 결정하는 과정을 말한다. 표적집단의 선정은 먼저 대상 인구집단의 인구학적 특성(성별, 연령, 소득, 직업, 교육 수준 등), 지리적(지역별) 특성, 사회심리적 특성, 각종 행태적 특성을 파악하여 대상자를 세분화한 이후, 여러 가지 조사 자료를 이용하여 대상 인구집단의 문제 및 분포와 규모를 파악하여 보건프로그램의 효과 측면을 고려해야 한다. 예를 들어, 보건소에서 성인 남성 금연프로그램의 표적집단을 선정하기 위해 성별 · 연령별 · 지역별 정보뿐 아니라 표적인구 설문조사, 인터뷰를 통한 1차 자료를 통해 성인 남성의 흡연 실태 분포와 규모를 파악한다.

(4) 클라이언트 집단

표적집단 중에서 프로그램에 실제 참가자가 될 수 있는 인구집단을 말한다. 보건프로그램에 대한 접근성이라는 현실적인 문제 때문에 표적집단 전체가 클라이언트 집단이 되기는 어렵다. 표적집단 중에서 클라이언트 집단을 선정할 때는 자발적인 참여를 원칙으로 한다.

2) 활동 내용

보건프로그램의 활동 내용은 근거에 따라 선정하고, 최대한 자세하게 기술하는 것이 좋다. 일반적으로 각 보건프로그램별로 3~4개 정도의 활동 내용이 적절하다.

활동 내용을 선택할 때 유의할 사항은 다음과 같다. 첫째, 활동 내용을 세분화할 필요가 있다. 보건프로그램의 목적과 주제, 내용의 긴급성과 최신성, 참여 대상자의 수준과 개인이나 집단에서의 중요도를 검토하여 활동 내용을 세분화한다. 둘째, 활동 내용을 실시방법 및 장비 등과 연관시켜 내용을 선정하고 편성한다. 학습 내용에 적절한 다양한 형태의 방법, 참가자의 특성과 수준에 적절한 매체, 참가자의 능력과 경험에 적합한 지도방법, 참가자의 이해를 도울 수 있는 방법인지를 고려하여 내용을 선정하고 편성한다. 셋째, 내용을 활동의 연속성 및 발전성을 고려하여 편성한다. 넷째, 대상자의 요구와 지도자의 지도내용 격차 및 대상자의 요구와 필요 간의 불일치 정도를 고려하여 활동 내용의 양과 질을 정한다.

3) 실행 방법

보건프로그램의 효과적인 실행을 돕기 위해서 고려해야 할 사항은 다음과 같다.

① 목표 달성의 효과성

② 제공되는 내용의 질과 양에 대한 적절성

③ 적절한 장비의 이용 가능성

④ 지도자 및 참가자의 경험과 적합성

⑤ 참여 효과를 높이기 위한 두 가지 이상 방법의 사용 가능성

⑥ 개인 지도방법과 집단 지도방법의 사용 가능성

4) 장비

활동 내용에 적절한 매체 혹은 장비의 선정에서 고려할 점은 다음과 같다.

첫째, 활동 목표, 주제, 내용, 방법에 대한 적절성을 검토해야 한다. 둘째, 참가자의 경험 및 기술 수준을 파악해야 한다. 셋째, 장비에 대한 지도자의 이해도 및 숙련도를 점검해야 한다. 넷째, 참가자의 일상생활과의 긴밀성 등을 고려해야 한다.

5) 실행 기간

보건프로그램의 실행 시기는 보건프로그램의 내용 및 방법에 따라 달라질 수 있다. 참가자가 이용 가능한 시간대에 보건프로그램의 편성과 실행이 이루어지는 것이 바람직하다. 보건프로그램의 편성 및 실행 기간이 지나치게 길거나 짧으면 참가자의 참여 및 활동의지에 나쁜 영향을 미칠 수 있으므로 실행 기간을 적절하게 편성하는 것이 바람직하다.

6) 장소

보건프로그램 실행에 적합한 최적의 장소를 선정함으로써 보건프로그램의 목적을 잘 달성할 수 있으므로 보건프로그램의 내용과 방법에 적절한 장소를 선정하는 것이 좋다.

7) 담당자

자격을 갖춘 유능한 담당자를 보건프로그램에 배치하는 것이 보건프로그램의 성공률을 높이기 위해서 중요하다. 보건프로그램 수행 역할에 관련된 학력, 경력, 훈련, 자격요건을 구체적으로 명시해야 한다.

8) 예산

계획된 보건프로그램을 실질적으로 운영하기 위해서 필요한 예산을 확보해야 한다. 보건프로그램의 예산 편성은 인건비, 관리비, 기자재 구입비, 운영비, 수용비, 사업비 등의 항목으로 나누어 각 항목의 산출근거를 구체적으로 제시한다.

9) 평가 계획

보건프로그램의 효과를 평가하기 위해서 보건프로그램을 설계할 때부터 각 단계의 유의사항 및 평가대상, 주체, 시기, 방법 등을 미리 구성해야 한다. 이러한 과정을 통해 평가의 정확성과 운영의 효율성을 높일 수 있다.

4. 시장 세분화

1) 시장 세분화의 필요성

시장 세분화(segmentation)란 동질성을 지닌 집단으로 대상자를 분류하는 것이다. 대상자를 작은 그룹으로 쪼개어 시장을 세분화할수록 서비스를 대상자의 필요와 선호에 조금 더 맞출 수 있다. 그러나 이렇게 세분화한 대상자군에게 서비스를 제공하는 것이 비용–효과 측면에서 항상 바람직한 것은 아니다. 따라서 어느 정도 선까지 대상자를 분류할 것이냐가 현실적인 과제이다. 즉, 시장 세분화란 동일한 세분화 집단에 속하는 사람들은 가능한 동질적인 특성을 가지되, 다른 세분화 집단에 속한 경우에는 가능한 이질적인 특성을 가지도록 하는 것이라 할 수 있다.

보건프로그램의 경우에도 시장 세분화가 필요한데, 동일한 건강문제를 가지고 있다고 하더라도 대처행동이나 자가간호 욕구가 서로 다르다. 그 결과 모든 사람의 필요나 욕구를 동시에 만족시켜줄 수 있는 보건프로그램은 존재하지 않는다. 상대적으로 동질적인 욕구와 특성을 가지고 있으면서 유사한 반응을 보이는 대상자군을 분류하여 이 집단에게 맞춤형 서비스를 제공하는 것이 모든 대상자에게 서비스를 제공하는 것보다 비용 효과적이다.

일부에서는 특정 세분화 집단에 더 많은 자원을 투입하는 것은 비윤리적이라는 비판이 있다. 특히 공적 예산이 투입되는 보건사업에서 특정 세분화 집단에 대해 편중적으로 예산을 투입하는 것은 정치적으로나 윤리적으로 위험하다는 생각을 할 수 있다. 또한 전체 시장을 대상으로 동일한 서비스를 제공하는 것이 규모의 경제에 따른 비용절감 효과가 클 것이라고 생각하는 사람도 있어서 "시장 세분화가 늘 효과적이지는 않다"라는 의견도 있다. 그러나 이러한 의견에도 불구하고 시장 세분화는 효과적인 목표 달성을 위해 비용 효과적이라는 것이 대다수의 의견이다. 따라서 보건사업 담당자는 시장 세분화를 위해 다음 사항에 주의를 기울여야 한다.

① 시장을 세분화할 필요가 있는가?
② 시장 세분화를 위해 어떤 기준을 사용할 것인가?
③ 세분화된 시장 중에서 어느 것을 표적집단으로 할 것인가?
④ 표적집단에 대해 차별화된 사업전략을 어떻게 개발할 것인가?

2) 시장 세분화의 필요성 판단

보건사업을 위해 시장을 세분화할 필요가 있는가의 여부는 결국 시장 세분화에 따른 비용의 증대와 차별화된 전략 구사에 따른 이익 증가 중 어느 쪽이 더 큰가에 따라 결정된다. 시장 세분화를 통해 사업대상자를 여러 집단으로 나누고, 각각의 세분화 집단에 대해 여러 가지 차별화된 전략을 전개할 경우, 더 많은 비용, 사업인력과 관리력이 필요한 것이 사실이다. 하지만 기획가가 세분화 집단의 독특한 요구와 필요성에 부응하는 전략을 세우는 경우에 다음과 같은 두 가지 요인이 전제된다면 보건사업의 효과가 증대될 수 있다.

첫째, 각각의 하위 세분화 집단이 차별적인 전략을 적용받을 만큼 충분히 크다. 둘째, 하위 세분화 집단이 사업전략에 다르게 반응한다. 예를 들면, 어떤 하위집단은 희망적 호소력을 담은 대중매체를 통한 홍보에 반응하고, 어떤 집단은 개인적 접촉과 공포 메시지에 반응하며, 또 다른 하위집단은 보건시설과 서비스의 효과적 분배에 반응한다.

3) 시장 세분화의 기준

시장 세분화 기준으로 흔히 대상자의 인구학적 변수, 지리적 변수, 형태적 변수를 이용하게 된다.

(1) 인구학적 변수

인구학적 변수에는 성별, 연령, 소득, 직업, 교육 수준 등이 있다. 이 변수는 가장 흔히 사용되는데, 소비자의 욕구나 행동에 밀접한 관련이 있기 때문이다. 연령 혹은 성별 특성을 고려한 시장 세분화의 예는 각 보건소에서 시행하는 생애주기에 따른 보건사업들이다. 예를 들면, '임산부와 영유아를 위한 영양플러스 사업', '영유아 건강검진', '아동 청소년 정신보건사업', '중장년 성인을 위한 생활습관 개선사업', '경로당 노인 건강증진사업' 등이 있다. 그러나 소비자의 욕구가 복잡하고 다양해지면서 인구학적 변수에만 의존하지 않고 다양한 변수를 고려하여 보건사업을 기획해야 한다.

(2) 지리적 변수

지리적 특성을 고려한 보건사업을 기획하기 위해서 대한민국의 시 · 군 · 구별 '치료가능한 사망률(amenable mortality rate, 적절한 의료서비스를 받았더라면 피할 수 있는 사망률)'의 격차를 살펴본 결과, 시 · 군 · 구의 특성에 따라 사망률의 격차가 큰 것으로 나타났다(그림 4.1). 시도별로 살펴보면 충북이 서울보다 사망률이 13.9% 더 높았고, 시 · 군 · 구별로는 경북 영양군이 서울 강남구보다 3.6배 높은 것으로 나타났다. 대체적으로 수도권보다 비수도권, 대도시보다 중 · 소도시와 농어촌 지역의 주민들이 적절한 보건의료서비스를 받지 못하는 것으로 나타났다.

(3) 형태적 변수

형태적 변수에 의한 시장 세분화는 제품이나 서비스의 이용 목적(편익), 이용량, 이용 경험, 브랜드 충성도, 효능감, 행동 변화 단계 등에 대한 소비자의 태도나 반응

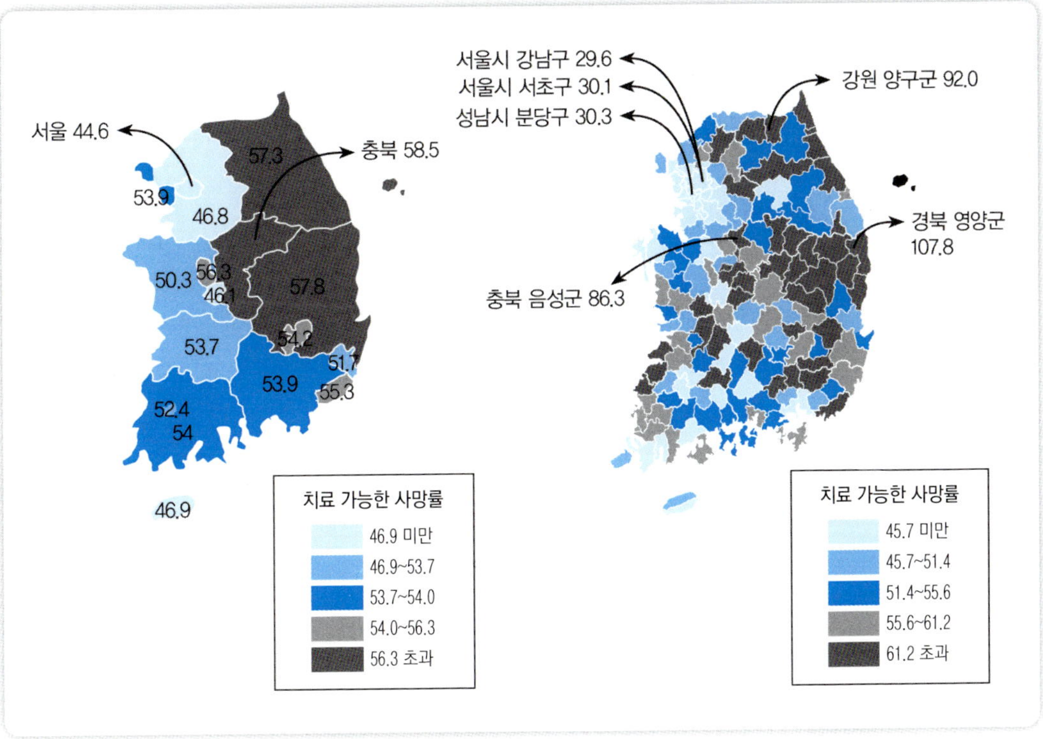

그림 4.1 지역별 치료 가능한 사망률의 격차

출처: 보건복지부 외(2017). 2017년 국민보건의료실태조사.

에 따라 시장을 세분화하는 것이다. 보건사업의 경우, 행동 변화의 단계에 따라서 시장의 분류가 가능하다. 보건사업 대상자가 무관심 단계(precontemplation stage), 숙고 단계(contemplation stage), 준비 단계(preparation stage), 행동 단계(action stage), 유지 단계(maintenance stage) 중 어디에 위치하고 있는지를 파악하는 것은 목표 달성에 사람들이 어떻게 접근해야 하는지를 알려주는 중요한 정보이다. 이 같은 정보는 제공해야 할 교육 메시지의 종류, 실행 채널, 행태 변화를 위한 기술 훈련의 상대적 중요성, 사회적 영향의 필요성 등을 결정하는 데 도움이 된다.

02 보건프로그램 설계 과정

보건프로그램 설계 과정은 크게 대안 선택과 개발, 예산 배분으로 나눌 수 있다. 대안 선택과 개발은 보건프로그램 개발자가 목적에 적합한 보건프로그램을 결정하기 위해서 먼저 가능한 서비스가 어떤 것이 있는지 확인하는 것을 말한다. 같은 목적이라 하더라도 대상집단에 따라 다른 접근방법이 필요할 수 있다. 따라서 여러 가지 다양한 대안들 중에서 목적 달성을 위해 가장 필요하고 실현 가능한 복수의 대안을 선택하는 것이 좋다. 대안을 선택하고 구체적인 전달방법이 결정되면 보건프로그램 개발자는 예산을 적절하게 배분한다.

1. 대안 선택과 개발

1) 대안 선택방법

대안 선택방법은 모든 대안을 비교, 검토하는 포괄적 대안 선택방법과 실현 가능성 · 수용 가능성을 고려하여 우선순위에 따라 대안을 선택하는 제한적-합리적 대안 선택방법이 있다.

제한적-합리적 대안 선택방법은 해결하고자 하는 문제를 먼저 몇 개의 분석 단위로 나누고, 각 단위별로 '문제 확인 및 목표 설정'부터 시작하여 프로그램의 실현 가능성과 수용 가능성을 검토하여 프로그램 설계를 완료한다. 모든 대안을 비교 · 검토하는 포괄적 방법과 달리 제한적-합리적 대안 선택방법은 하위목적별로 비현실적인 대안이나 수용 불가능한 대안(예산, 정치적 · 윤리적 · 실행적 차원의 문제)을 제거하여 남은 대안을 중심으로 우선순위를 비교 · 검토한다.

2) 대안 개발방법

보건프로그램을 선택한 후 프로그램을 어떻게 실시할 것인지 결정하기 위해서 여러 가지 대안이 개발되어야 한다. 대안 개발은 크게 4가지인 창의력, 경험과 통찰력, 문제와 관련된 분야의 이론, 이해관계 당사자로 나뉜다.

(1) 창의력

대안 개발에서 가장 중요한 것은 창의력이다. 창의력은 문제를 새로운 시각에서 보고 그 문제를 해결하기 위해서 새롭고 독특한 관점이나 방법이 포함된 대안을 제시하는 능력을 말한다. 창의적 대안 개발방법으로 브레인스토밍(brainstorming)과 사이네틱스(Synetics)가 있다. 브레인스토밍이란 번개처럼 날아오는 기발한 아이디어를 잡아낸다는 뜻으로서, 아무런 제약이나 비판을 받지 않는 환경에서 창의적인 아이디어를 창출하여 이를 통합하는 토의방법을 말한다. 사이네틱스는 창조적 문제 해결법 혹은 비유적 모형이라고 불리는데, 비유법을 교수전략의 핵심으로 하고 있다. 이 방법은 개인적인 유추(예: 만약 내가 한 개의 분자라면 어떻게 느낄 것인가?), 직접적 유추(예: 좀벌레가 목재 안에서 터널과 같은 길을 만드는 것에서 착안하여 엔지니어가 잠수함을 이용하여 해저 터널을 만드는 것), 불일치(예: 생명을 구해 주는 파괴자) 등의 유추법을 통해 창의력을 개발한다.

(2) 경험과 통찰력

대안 개발을 위해서 다른 국가, 지역사회, 기관 등이 비슷한 문제에 어떻게 대처했는가의 경험을 관찰해볼 필요가 있다. 청소년 및 성인의 금연문제 해결을 위해서 OECD 국가의 금연정책(예: 담뱃값 인상, 담배 경고문구 혹은 그림 삽입 등)을 검토해야 한다.

(3) 문제와 관련된 분야의 이론

해결하고자 하는 문제와 관련된 각종 건강행위이론은 문제 해결의 방향을 찾기 위해서 필수적으로 고려되어야 할 사항이다. Green 등(2005)은 "이론은 복잡한 자연을 간단하고 명료하게 이해하는 것을 돕는다."라고 하였다. 또한 Hochbaum 등(1992)은 건강행위 관련 이론을 "보건교육자가 무엇이 건강에 영향을 미치는지(개인, 집단, 인간의 건강행위와 관련해서) 더 잘 이해하도록 도움으로써 건강에 유익한 결과를 가져오는 효과적인 중재를 계획하도록 돕는 도구"라고 정의하였다. 따라서 보건프로그램 개발자는 특정 건강문제에 대한 충분한 이론적 지식을 갖추는 것이 필수적이다.

(4) 이해관계 당사자

관련 문제에 대한 이해관계 당사자의 의견을 듣고 대안의 범위와 방향을 설정하는 것이 필요하다. 이것은 제시된 대안이 최대한 실행 가능하도록 하기 위한 것이다. 여러 관계집단을 참여시켜 가능한 대안을 설정하고, 이후 각 합의된 몇 개의 대안을 대상으로 비용-편익분석 등 기술 방법론적 작업을 실시하여 예상되는 불만을 해결하는 일은 보건프로그램의 성공을 위해서 중요하다.

2. 예산 배분

계획된 보건프로그램을 운영하기 위해서는 예산이 확보되어야 한다. 예산(budget)은 한정된 자원을 배분하고자 하는 정책의사결정 과정이며, 조직의 목표를 달성하기 위해 화폐단위로 계수화한 1년간의 계획을 말한다.

1) 예산 수립의 목적

① 목표 달성을 위해서 사업계획을 구체화하고 명확하게 수립하도록 한다.

② 사업계획이 제반의 법규와 규정을 준수하고 있는지를 검증한다.

③ 조직이 보유한 한정된 자산을 종합적으로 검토하여 현안 문제를 해결할 수 있도록 우선순위를 결정하도록 한다.

④ 적시에 정확한 재무정보를 제공하여 운영자금 확보 등에 관한 합리적 조정 기능을 확보하도록 한다.

⑤ 예산의 편성과 집행 및 결과 분석 등의 전반적 업무를 수행하는 과정에서 투자의 효율성을 극대화한다.

⑥ 외부 환경 변화에 탄력적으로 대응할 수 있는 의사결정 능력을 확보하고 지원하기 위한 것이다.

⑦ 예산의 전체 과정을 통하여 조직 내 부서 간 의사소통 기능을 활성화하기 위한 것이다.

2) 예산 수립의 과정

(1) 보건프로그램의 소요 예산 편성

보건프로그램의 예산 편성은 보건프로그램의 총 예산을 인건비, 관리비, 기자재 구입비, 운영비, 수용비, 사업비 등의 항목으로 나누어 각 항목의 산출 근거를 구체적으로 제시한다.

(2) 보건프로그램 예산의 조달 계획 수립

재정 계획을 수립한 다음, 재원 조달 계획을 수립한다. 조직은 목적 달성을 위해 계속적으로 재원을 조달할 방안을 가지고 있거나 강구해나가야 한다.

03 보건프로그램 전략개발

1. 전략의 정의

전략이란 '목적이나 목표 달성을 위해서 대상자에게 제공하는 구체적 수단 혹은 세부 활동'을 말한다. 보건프로그램에서 전략은 목표 달성을 위한 수단으로 정의된다.

2. 전략의 수준

인간의 행동에는 여러 가지 요인이 영향을 미치므로 다양한 전략을 사용하는 것이 바람직하다. 생태학적 모형(ecological model)에 따라 개인 혹은 집단의 건강 행태에 영향을 미치는 요인은 크게 개인 수준, 개인 간 수준, 지역사회 수준으로 나눌 수 있다(표 4.1).

1) 개인 수준의 전략

개인이 가진 지식이나 믿음, 태도와 같은 개인적 특성을 변화시키기 위한 전략은 교육, 행태 개선 훈련, 직접 서비스 제공, 유인 혹은 불이익 제공 등이 있다.

(1) 교육

강좌, 세미나, 워크숍 같은 장 · 단기 교육을 통해 지식과 정보를 제공한다. 구체적인 방법으로 시청각 교재와 장비(CD, 차트, 그림, 슬라이드, 실물투사기 등), 정보기술(인터넷, 컴퓨터를 이용한 개별학습 프로그램, 전화상담, 문자메시지, SNS 등), 인쇄자료(팸플릿, 교재, 지침서 등), 교실교육(브레인스토밍, 사례연구, 협동학습, 토의, 시범, 강의, 토론, 역할극, 모의실험, 게임 등), 교실 밖에서의 교육(견학 등) 등이 있다.

표 4.1 생태학적 모형에 따른 건강에 영향을 미치는 요인과 중재전략

수준		정의	중재전략
개인 수준		개인이 가진 지식, 믿음, 태도 등 개인적 특성	· 교육 · 행태 개선 훈련 · 직접 서비스 제공 · 유인 혹은 불이익 제공
개인 간 수준		가족, 직장동료, 친구 등 공식적 · 비공식적 사회적 지지와 연결망	· 기존 사회적 연결망 활용 · 새로운 사회적 연결망 개발 – 짝짓기 – 멘토링 제도 – 자조집단(동아리) 결성 · 비공식적(자생적) 지도자 활용
지역사회 수준	조직 차원	조직 내 환경, 조직문화, 비공식적 구조 등	· 조직개발이론 적용 · 조직관계이론 적용
	지역사회 차원	지역사회 환경과 지역사회 역량강화	· 이벤트 · 매체 홍보 · 사회 마케팅 · 환경 개선 · 지역사회 역량강화 · 지역사회 규범 개선
	정책 차원	정부의 정책과 법률 및 조례	· 옹호 · 정책 개발

(2) 행태 개선 훈련

대상자의 건강행위를 변화시키기 위해서 필요한 지식과 기술을 동시에 제공한다. 구체적인 방법은 금연 · 신체활동 · 영양교실 운영, 스트레스 관리 프로그램, 웰니스 프로그램 운영 등이 있다. 최근 보건복지부와 한국건강증진개발원에서는 생애주기별 다양한 지역주민들을 대상으로 한 '보건소 모바일 헬스케어' 프로그램을 통해 대상자들의 신체활동 증진 및 영양관리 등의 건강행위 변화를 유도하고 있다(그림 4.2).

(3) 직접 서비스 제공

대상자의 건강상태에 따라 보건의료제공자가 직접 서비스(예방접종, 조기검진, 진료, 재활, 방문보건 등)를 제공한다.

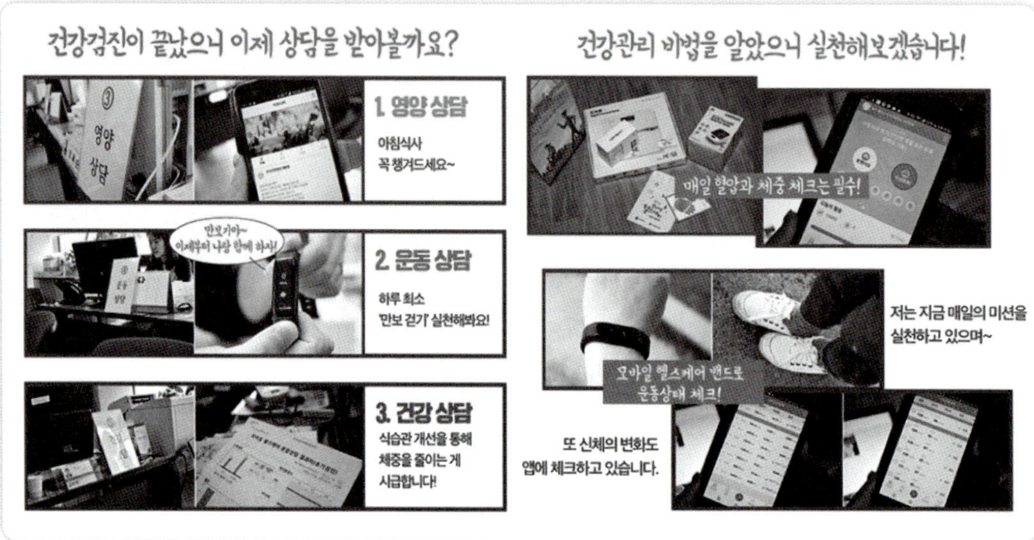

그림 4.2 보건소 모바일 헬스케어 프로그램

출처: 대한민국정책브리핑(2018). 복부비만, 관리 받고 싶다면 '이곳'으로. https://www.korea.kr/news/top50View.do?newsId=148853207

(4) 유인 혹은 불이익 제공

보건프로그램 제공자가 대상자에게 요구하는 대부분의 건강증진행동은 대상자가 행동하기를 원하지 않는 경우가 많다. 예를 들면, 대상자는 좋아하는 음식을 편식하거나 야식 먹기를 원하지만, 보건프로그램 개발자는 대상자가 편식하지 않고 건강한 식습관을 유지하기를 원한다. 따라서 단순히 지식을 제공하거나 기술을 습득시키는 것만으로 개인이나 집단의 행동을 변화시키기 어려우므로, 올바른 건강행동을 취하는 데 따르는 이득을 추가로 제공하거나 올바른 행동을 하지 않을 경우 불이익을 주는 것이 행동 변화를 촉진하기 위해서 필요하다.

유인을 제공하는 것은 보건사업에서 흔히 사용하는 전략으로, 크게 사회적 유인과 경제적 유인으로 구분한다. 유인은 활동의 기대가치를 증대시키거나, 참여를 조장하는 것, 프로그램 참가자들에게 그들이 내린 행동 변화의 결단과 목표를 상기시켜준다.

① 사회적 유인

상급자, 동료 등으로부터의 특별한 관심이나 인정, 칭찬이나 격려, 신문이나 게시판 등에 이름 공고, 사업 대상에 가족 포함, 목표 달성자에 대한 편지 등의 방법을 활용한다.

② 경제적 유인

각종 물품 제공, 고용자와 피고용자 사이의 비용 분담(프로그램 참가비, 헬스클럽 회원비 등), 무상 의료 제공 혹은 의료비용 분담, 상품권, 마일리지 점수, 복권, 우선권 부여, 포상휴가 등의 유인과 상반되는 전략으로 불이익이 있는데, 특정 행위를 억제하거나 기대하는 행위를 증가시키기 위한 전략으로 이용된다. 예를 들어, 특별세 부과(담배와 술 등), 벌금 부과(안전벨트 미착용자에 대한 벌금 부과, 공공건물에서 흡연에 대한 벌금 부과 등)가 있다.

2) 개인 간 수준의 전략

사람의 행동은 가족, 친구, 직장동료, 이웃 등 주변 사람에 의해서 영향을 받으므로 개인의 행동을 관리하기 위해서 그 사람에게 영향을 미치는 요인을 함께 관리할 때 사업의 효과가 증가될 수 있다. 건강행태 개선을 위해 개인 간 수준에서 활용되는 전략으로 사회적 관계를 통해 타인으로부터 얻을 수 있는 모든 긍정적 자원인 사회적 지지(social support)와 사람과 사람 사이의 다양한 관계로 구성된 형태인 사회적 연결망(social network)이 있다. 즉, 대상자의 건강증진을 위해서 기존의 사회적 연결망을 강화하거나 새로운 사회적 연결망을 만들고, 사회적 연결망을 통해 건강이 증진될 수 있도록 감정적 · 도구적 지지를 강화하거나 정보제공과 교환을 활성화한다.

(1) 기존 사회적 연결망 활용

① 기존 사회적 연결망 강화를 통해 사회적 지지를 제공할 수 있도록 유도한다.
② 연결망 내의 구성원에게 기술 훈련을 제공한다.
③ 사회적 연결망 활성화와 유지에 필요한 지도자 기술 훈련과 리더십 교육을 실시한다.
④ 연결망 간의 경쟁 유도와 우수한 연결망에 대한 유인을 제공한다.

(2) 새로운 사회적 연결망 개발

① 짝짓기

짝짓기는 행동 변화가 필요한 두 사람을 짝을 지어서 서로를 격려하게 하면서 행동 변화를 유도하는 것이다. 예를 들어, 혼자서 운동하는 것보다 가족이나 친구, 동료와 같이 운동을 유지하도록 서로 운동할 짝을 만들어주는 것이다.

② 멘토링 제도

짝짓기가 비전문가 간의 네트워크 형성이라면 멘토링 제도는 전문가나 이미 건강행태 개선을 경험한 사람을 멘토로 활용하여 사회적 지지를 제공하는 것이다. 예를 들면, 행동 변화가 필요한 사람을 멘티로 하고, 이미 행동 변화를 이룬 사람을 멘토로 활용하여 건강행태 변화를 유도하는 것이다. 예를 들면, 보건복지부와 한국건강증진개발원에서는 청소년 흡연예방 및 금연을 위해서 또래들 간의 유대관계가 친밀한 청소년의 특성을 고려하여 '금연 멘토링 제도(흡연 학생 1명과 금연 도우미 학생 1명)'를 운영하고 있다. 또한 다양한 기관에서 청소년의 스마트폰 중독을 예방하기 위한 멘토링 제도를 운영하고 있다(그림 4.3).

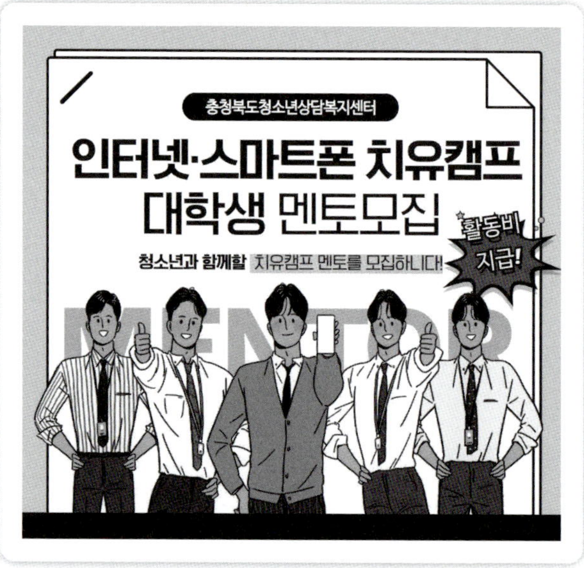
충청북도청소년상담복지센터
인터넷·스마트폰 치유캠프
대학생 멘토모집
활동비 지급!
청소년과 함께할 치유캠프 멘토를 모집합니다!
MENTOR

그림 4.3 멘토링 제도

③ 자조집단(동아리) 결성

짝짓기와 멘토링 제도가 1:1 관계형성인 데 비해서, 집단을 대상으로 새로운 연결망을 만드는 것이 자조집단 혹은 동아리 결성이다. 걷기 동아리 혹은 환자 자조모임(self help group) 등이 그 예이다. 최근에는 코로나19로 인해 대면 활동이 어려워 다양한 형태의 온라인 비대면 자조집단이 형성되고 있으며, 스마트폰의 다양한 애플리케이션과 SNS 활동을 통해 금연 혹은 신체활동 등과 같은 건강증진행위를 지속하고 있음을 서로 공유하고 있다(그림 4.4).

(3) 비공식적(자생적) 지도자 활용

지역사회에 자생적으로 존재하는 지도자(natural helper)를 비전문가 보건인력(lay health advisor)으로 활용하여 이들이 속한 연결망 내의 구성원에게 사회적 지지를 제공할 수 있다. 지역사회 내 공식적 · 비공식적 지도자를 자생적 지도자로 보건사업에 활용한다면 저렴한 비용으로 보다 효과적인 보건사업 결과에 이를 수 있다.

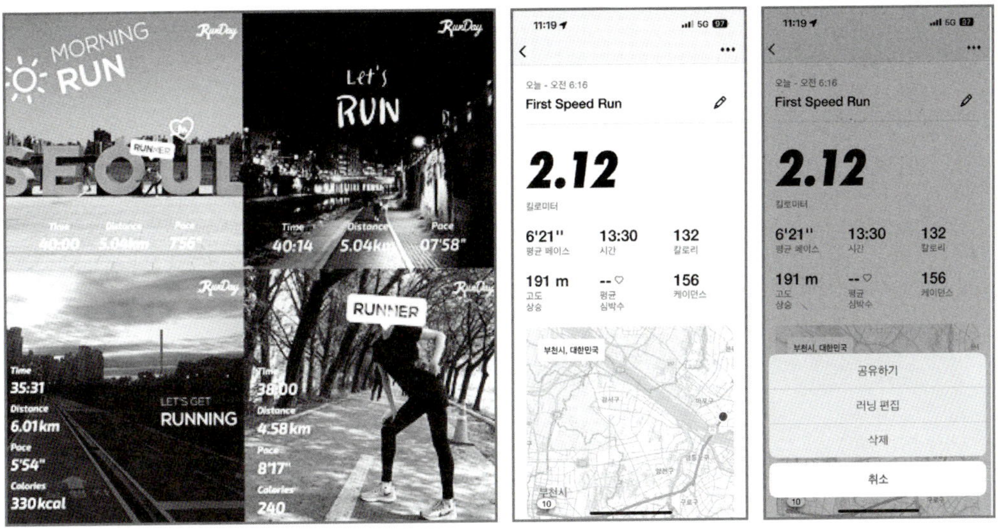

그림 4.4 SNS 운동 동아리

출처: 매경게임진(2022). 한빛소프트, 달리기 앱 '런데이'에 '기록 공유'기능 도입. https://game.mk.co.kr/view.php?year=2020&no=550985

자생적 지도자를 보건사업에 활용하는 과정은 먼저 지역사회의 자생적 지도자를 확인하여 이들의 사회적 연결망을 분석하고, 자생적 지도자를 대상으로 건강문제와 지역사회의 문제 해결 전략에 대한 훈련을 제공한다. 지역사회 보건사업에 자생적 지도자를 활용한 예로는 경상남도에서 도내 지역 간 건강불평등을 해결하기 위해서 표준화 사망비가 높은 지역을 선정하여 주민 스스로 건강문제를 찾아 해결하는 주민 주도형 건강증진사업인 '건강플러스 행복플러스(건플행플) 사업'을 들 수 있다. 구체적인 예를 들면, 경상남도 통영시 거제면 마을주민들로 구성된 건강위원회에서는 2018년~2022년까지 5년 동안 위원들을 자생적 지도자로 활용하여 통합 건강증진사업 뿐만 아니라 건강하고 행복한 생활터 조성 사업을 자발적으로 수행하였다(그림 4.5).

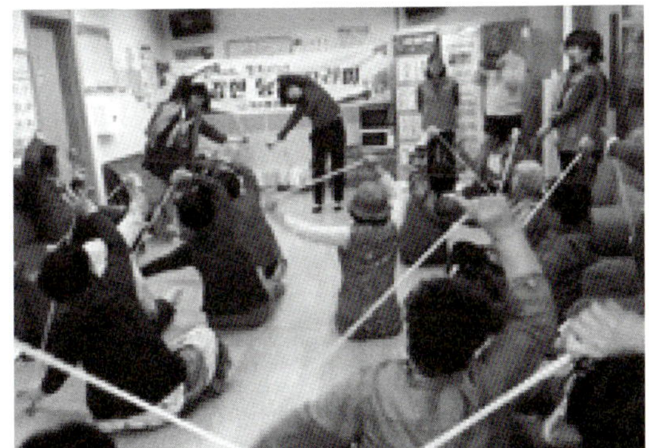

그림 4.5 경상남도 건강플러스 행복플러스 사업

3) 지역사회 수준의 전략

(1) 조직 차원의 전략

개별 학교나 직장과 같은 개별 조직에 대한 접근은 조직개발 이론에 근거를 두고 수행되며, 대체적으로 조직 분위기의 변화, 조직 규범이나 문화의 변화, 조직 환경의 개선 및 조직 역량강화를 목표로 한다. 지역사회의 조직 간 네트워크를 통한 역량강화는 조직관계 이론에 바탕을 두고 전개된다.

(2) 지역사회 차원의 전략

지역사회 차원의 전략은 이벤트, 매체 홍보, 사회 마케팅, 환경 개선, 지역사회 역량강화, 지역사회 규범 개선의 여섯 가지가 있다.

① 이벤트

이벤트는 "사람을 동원하여 현장에서 실시하는 모든 활동 형태"를 의미한다. 즉, 특정한 목적을 가지고, 일정한 기간과 장소, 대상을 전제로 하여 실시하는 활동을 이벤트라고 한다. 보건사업에서 대표적인 이벤트는 건강 박람회, 걷기대회 등으로 홍보와 교육을 목적으로 하는 이벤트가 보건사업에서 자주 활용된다.

② 매체 홍보

홍보는 어떤 소식이나 정보를 일반인에게 널리 알리는 것을 말한다. 홍보 전략의 장점은 목표 달성에 유용하고, 많은 대상자에게 정보를 제공할 수 있어 비용 효과적이며 덜 위협적이다. 홍보의 형태는 방송이나 신문, 기타 대중매체를 통한 홍보와 게시판, 소책자, 회보, 우편물 발송 등을 통한 홍보와 대상자와 직접 대면을 통한 홍보가 있다.

③ 사회 마케팅

단순한 홍보만으로 사람들의 행동을 바꾸기가 쉽지 않은데, 이는 사람들이 행동에 따르는 이익과 손실에 대한 판단을 내린 후, 이익이 손실보다 클 때 행동 변화를 시도하기 때문이다. 사회 마케팅은 마케팅의 원리와 기법을 활용하여 사회적 가치, 이념 또는 규범을 소비자가 수용하도록 유도하는 방법으로 프로그램 활동 참여를 설득함으로써 사람들이 자발적으로 행동할 수 있도록 조정하는 과정이다.

사회 마케팅의 궁극적인 목표는 대상집단 구성원의 자발적인 행동(또는 행동 변화이거나 기존 행동 유지)에 영향을 미치는 것이다. 이를 위해 사회 마케팅에서는 첫째, 즉각적이고 직접적인 혜택을 찾아내는 것, 둘째, 대상집단 구성원이 바람직한 행동을 하도록 동기화되거나 수행하려고 할 때 장애가 될 수 있는 요인을 찾아서 제거하거나 감소시키는 것이 필요하다. 이런 장애요인에는 개인적인 요인(자아효능감 부족), 사회적 요인(사회적 지지 부족), 경제적 또는 환경적 요인(행위 변화에 필요한 자원에 대한 제한된 접근성)이 있다.

④ 환경 개선

인간을 둘러싸고 있는 조직이나 지역사회의 물리적 · 사회적 환경에 변화를 줌으로써 개인의 인지, 지식, 태도, 행동에 영향을 미치는 것을 의미한다.

- 행동을 유도하는 환경 조성: 초 · 중 · 고등학교에 자판기 설치 금지, 구내식당에서 건강한 음식 판매, 운동하는 직장인을 위한 직장 내 사물함과 샤워시설 설치
- 대상자에게 건강메시지나 특정 행동에 대한 계기나 단서 제공: 금연표지판 설치, 식당의 배식장소에 영양 관련 교육자료 설치

⑤ 지역사회 역량강화

지역사회 역량강화란 건강과 관련된 요인에 대한 의사결정에 지역사회가 하부로부터 참여할 수 있도록 하는 과정이며, 주민과 지역사회가 즉각적인 문제를 해결하고 장기간에 걸쳐 그들의 능력과 자신감을 배양할 수 있도록 함께 노력하는 과정이다.

⑥ 지역사회 문화와 규범 개선

지역사회의 문화나 규범을 개선함으로써 개인이나 집단의 행태에 영향을 미치려는 보건사업이 최근에 증가하고 있다. 건강증진병원, 건강증진학교, 건강증진마을, 건강한 아파트, 건강한 시장(market), 건강도시(Healthy city) 등이 그 예이다.

(3) 정책 차원의 전략

정책에는 일반적으로 정책, 규제, 법 등이 해당하나 민간단체의 공식적 · 비공식적 규정이나 합의도 해당한다. 건강 관련 정책은 크게 2가지로 건강에 유해한 행동을 제한하기 위한 규제 혹은 건강행동을 촉진하기 위한 정책으로 나뉜다.

① 건강에 유해한 행동을 억제하거나 제한하기 위한 규제

담뱃값 인상, 금연구역 설정 등의 규제를 통해 흡연행위를 억제할 수 있다.

② 건강행동을 촉진하기 위한 정책

안전벨트나 안전모 착용 의무화, 비흡연자를 위한 보험료 감면 등을 통해 건강행위를 촉진할 수 있다.

4) 주요 전략의 예시: 신체활동

지역사회 내에서 신체활동을 활성화하기 위한 주요 사업전략의 예시는 한국건강증진개발원에서 발간한 '2022년 지역사회 통합건강증진사업 신체활동 안내서'에서 발췌하였으며, 아래 표 4.2와 같다.

표 4.2 지역사회 통합건강증진사업 수행을 위한 신체활동에 관한 주요 사업 전략

중재전략	개념	과학적 근거	프로그램 사례
범 지역사회 캠페인	• TV, 라디오, 신문사설, 광고, 영화 예고편과 같은 미디어를 이용하여 대규모, 다분야에 걸쳐 지속적으로 메시지 전달	• 신체활동 참여 의지 4%, 에너지소비량이 16% 증가 • 사회조직 또는 지역사회 응집력 강화	뉴욕 BC Walks 프로그램
계단 이용 권장 표지판을 엘리베이터나 에스컬레이터 근처에 설치	• 엘리베이터나 에스컬레이터 등의 주변에 체중 감량을 통한 건강상의 이득을 위해 계단을 이용하도록 동기를 부여하는 표지 부착 등	• 계단 이용 장려 표지 부착 등을 통해 계단 이용률이 50% 이상 증가	CDC's StairWELL to Better Health 프로그램
개인별 건강습관 변화 프로그램	• 개인의 관심사, 선호도나 변화 준비 단계를 고려한 프로그램 • 참가자들에게 목표설정과 자기관리, 사회적 지지 구축, 자기보상과 긍정적 자기암시를 통한 행동 강화, 구조화된 문제 해결, 재발 방지 등의 행동기술 교육	• 신체활동 참여 시간이 35% 증가 • 에너지 소비가 증가한 인구의 비율이 64% 증가	오스틴 Health Plus
학교 체육 개선	• 체육수업 시수 증가, 시간 연장 • 중 · 고강도 신체활동 위주 종목 선정	• 체육시간 10% 증가 • 체육시간 중 중 · 고강도 신체활동 비율이 50% 수준으로 변화	CATCH (Coordinated Approach to Child Health) 프로그램
지역사회에서의 사회적 지지	• 신체활동 행동 변화를 위한 지지적 관계를 제공하는 사회적 네트워크의 설립, 강화, 유지를 추구하는 것	• 신체활동 참여 시간이 44% 증가 • 에너지 소비가 증가한 인구의 비율이 20% 증가	보스턴 Neighbor Walks
적극적인 정보제공과 함께 신체활동 가능 장소 마련 및 접근성 개선	• 신체활동 실천 장소로의 접근방법을 증가시키고 제한 요인을 감소시키는 것(입장료 인하, 이용 시간 증가 등) • 시설과 기구 사용법에 대한 교육 제공, 직장프로그램 포함	• 주 3회 이상 신체활동 실천인구 25% 증가 • 체중 및 체지방률 감소	필라델피아 Neighborhood Bike Works

표 4.2 지역사회 통합건강증진사업 수행을 위한 신체활동에 관한 주요 사업 전략(계속)

중재전략	개념	과학적 근거	프로그램 사례
거리단위 도시조성과 토지이용 정책	• 가로(street) 수준의 거리-토지 환경 개선 정책 및 실행계획 • 가로등 확보, 횡단보도 안전성 확보, 아름다운 거리 조성, 인도 확장 등	• 신체활동 실천율 35% 증가	토론토 City Cycling Committee
지역단위 도시조성과 토지이용 정책	• 지역사회 전반을 위한 거리, 토지 환경 개선 정책 및 실행계획 • 거리연계, 인도 확보, 자전거 도로 조성 등	• 걷기 인구, 자전거 이용 인구 161% 증가	시애틀 Promoting Healthy Built Environments
활동적인 등교	• 학생 등교 시 신체활동 기반 이동수단 장려 • 도시계획 및 토지이용 정책과 연계하여 걷기, 자전거, 스케이팅 환경 조성	• 걸어서 등교하는 학생의 비율 16% 증가	콜로라도 Bear Creek Elementary School Safe Routes to School
이동수단, 여행 정책과 실행	• 안전한 걷기, 자전거 타기 환경 확보를 통한 자동차 사용 감소 및 활동적 이동수단 장려	• 안전이 확보된 환경에서 효과적	오마하 Activate Omaha

3. 보건프로그램 전략의 종류

1) 헬스 커뮤니케이션 전략 Health communication strategies

헬스 커뮤니케이션 전략이란 개인이나 지역사회가 건강을 향상시키기 위한 올바른 의사결정을 내릴 수 있도록 정보를 전달하고 도움을 주기 위한 의사소통 전략을 의미한다(USDHHS, 2015). 건강증진을 위한 다양한 중재 전략 중에 헬스 커뮤니케이션 전략을 가장 먼저 언급하는 데에는 몇 가지 이유가 있다. 첫째, 거의 대부분의 건강증진 중재에는 단순한 경청과 말하기에서부터 다양한 형태의 미디어를 활용한 캠페인에 이르기까지 어떤 형태로든 커뮤니케이션 전략을 포함하고 있다. 둘째, 커뮤니케이션 전략은 건강증진 프로그램의 수많은 목적과 목표를 달성하는 데 매우 유용하다. 이 전략은 건강문제의 인식, 건강행위에 대한 태도 변화, 건강증진행위 수행에 대한 동기부여를 하고자 할 때,

건강서비스 지원이 필요할 때, 건강에 대한 사회적 규범을 구축할 때 유용하다. 셋째, 커뮤니케이션 전략은 모든 전략 중에서 가장 높은 전달력을 나타낸다. 마지막으로, 커뮤니케이션 전략은 가장 비용 효과적인 전략임과 동시에 가장 덜 위협적인 전략이다. 이런 유용성에도 불구하고 커뮤니케이션 전략만으로는 개인의 건강행위 변화나 질병예방 감소를 이끌어내기에는 충분하지 않은 제한점이 있다.

2) 보건교육 전략 Health education strategies

보건교육 전략은 커뮤니케이션 전략과 완전하게 구별될 수 없으며, 서로 유사한 특성을 가지고 있다. 일반적으로 커뮤니케이션 전략은 대중에게 정보를 알려주는 것(예: 피부암에 대한 브로셔, HIV 예방을 위한 대중매체 캠페인 등)인 반면에 보건교육 전략은 정규 학습환경에서 학습자에게 지식과 기술을 제공하기 위한 계획된 교육 경험을 제공하는 것(예: 강좌 혹은 세미나, 워크숍을 포함하며, 예비 부모를 위한 산전교실, 10대 자녀들과의 의사소통 향상을 위한 부모 워크숍 등)을 말한다.

Minelli와 Breckon(2009)은 학습 능률 향상을 위한 10가지 교육전략을 제시하였다. 첫째, 여러 감각기능(보기, 듣기, 말하기 등)을 교육에 사용할 때이다. 둘째, 학습자가 적극적으로 교육 과정에 참여할 때이다. 셋째, 학습자가 외부요인에 의해서 산만해지지 않을 때이다. 넷째, 학습자가 학습에 대한 준비가 되어 있을 때이다. 다섯째, 학습 내용이 학습자와 관련이 있을 때이다. 여섯째, 반복학습이 이뤄질 때이다. 일곱째, 학습 상황이 즐거울 때이다. 여덟째, 학습 내용이 쉬운 부분에서 어려운 부분으로 진행될 때이다. 아홉째, 학습 내용이 여러 상황에 적용될 수 있을 때이다. 열째, 학습자의 속도에 맞게 학습이 이뤄질 때이다.

특히 Bryan 등(2009)은 성인 학습자의 학습원리를 다음과 같이 제시하였다. 첫째, 성인 학습자는 그들이 왜 배워야 하는지에 대한 인식에서부터 학습이 시작된다. 둘째, 성인 학습은 지식의 습득보다는 성인들 스스로 문제를 해결하려고 하는 것에서 학습에 대한 동기가 부여된다. 셋째, 성인들의 이전 학습 경험은 존중되어야 하고, 이전의 학습 경험을 바탕으로 새로운 학습이 이뤄져야 한다. 넷째, 성인 각각의 다양성과 배경에 적절한 학습방법이 제공되어야 한다. 다섯째, 성인들이 학습 과정에 적극적으로 참여할 수 있도록 적절한 학습 방법이 제공되어야 한다.

궁극적으로 보건교육에서 학습 단위는 수업(lessons)으로 세분화될 수 있다. 수업의 개요를 문서화한 것을 수업계획이라고 하며, 수업의 3가지 구성요소는 서론(introduction), 본론(body), 결론(conclusion)이다. 서론은 수업에서 다루게 될 내용의 전반을 개괄적으로 소개한다. 본론은 수업에서 다뤄야 할 내용을 본격적으로 다루며, 결론에서는 본론의 내용을 요약 정리한다. 수업의 핵심은 본론에 있으며, 수업의 본론을 구성하는 5가지 지침을 유방암 환자 교육에 적용하여 표 4.3에 제시하였다.

표 4.3 유방암 환자 교육

단계		내용	프리젠테이션 방법
주의집중		• 참석자들이 유방암 위험도를 인식하게 함 • 유방암 자가검진, 병원에서의 유방암 정기진단 및 유방촬영의 유용성을 공지함	• 유방암 위험도 평가 또는 자가진단 • 유방결절을 조기에 발견한 사례 제시
자료 제시	메시지를 지식과 중요성에 맞춰 편집	• 유방암 위험도 분석 및 예비조사의 정보를 활용하여 유방암 정보를 편집함	• 강의/토의
	가시적인 효과를 입증	• 유방암 조기 진단의 중요성을 설명함	• 동료들끼리 역할극
	이해하기 쉬운 행동지침 제시	• 유방암 자가검진과 병원검진 예약 및 유방 촬영 등의 단계를 제시함	• 비디오를 이용하여 유방암 자가검진의 정확한 방법을 보여주거나 동료들의 시범
가이드 제공		• 유방암 검사가 어떻게 진행되는지에 대한 경험담을 제공함	• 정기적인 유방암 자가검진을 시행하는 초청 강연자 및 유방 촬영을 수행하는 방사선 촬영진 강연
임무수행 및 피드백 제공		• 유방암 자가검진 단계를 시연한 후 참석자들로 하여금 유방암 자가검진을 경험하게 함	• 유방암 모델을 이용하여 검진절차를 수행하게 하고 평가
보유정보 교환 촉진		• 참석자들의 유방암 검진 간접 경험 및 기억해두어야 할 중요사항을 공유하게 함	• 강의/토의 • 브레인스토밍 • 유방암 자가검진 카드 배부

출처: McKenzie, J. F. (2022). Planning, implementing, & evaluating: Health promotion programs. Pearson.

3) 보건정책 전략Health policy/enforcement strategies

보건정책 전략은 관리자의 명령, 법규, 조례, 정책, 규정 혹은 규제 등이 포함된다. 이 전략은 개인의 행동(예: 안전벨트의 사용과 오토바이 헬멧 착용), 조직의 행동(예: 특정 행위에 대한 세금 부과), 지역사회의 행동(예: 임대한 시설물에 대한 번호 부여)을 조절할 수 있다.

4) 환경 변화 전략Environmental change strategies

환경 변화 전략은 건강증진 프로그램의 목표를 달성하기 위한 또 다른 전략으로, 이 전략은 건강행위를 향상시키기를 원하는 사람들이 지원하거나 기회를 제공하고자 할 때 매우 유용한 전략이다. 이럴 경우 환경 변화 전략은 환경에서 장애물을 제거하는 것인데, 예를 들면 건강한 식재료를 구하기 위한 접근성 부족, 안전에 관한 부분 등이 있다. 즉, 다른 말로 하면 환경 변화 전략은 건강을 증진하는 환경을 조성하는 것이다.

환경 변화 전략은 물리적 환경(예: 건강한 환경), 경제적 환경(예: 비용, 비용부담 가능 정도), 서비스 환경(예: 보건서비스 혹은 보건교육으로의 접근 가능성), 사회적 환경(예: 사회적 지지, 동료 지지), 문화적 환경(예: 전통문화), 사회 · 심리적 환경(예: 정서적 학습환경), 정치적 환경(예: 건강한 환경에 대한 지지)을 포함한다. 금연법규의 변화는 도시와 사업장의 금연환경 조성에 영향을 미치는 것과 같이 정책의 변화는 환경 변화를 동반하기 때문에 환경 변화 전략은 보건정책 전략과 밀접한 관계가 있다. 또 다른 예로 자동차 안전벨트 착용, 에어백, 유아보호시트 장착, 어린이가 출현 가능한 장소에서 차량 속도를 늦추기 위한 과속방지턱 설치 등이 있다.

환경 변화 전략은 위험집단 대상자들의 건강행위를 변화시키기 위해서 건강에 관한 메시지와 환경 변화를 시도하게 할 수 있다. 예를 들면, 금연표지판 부착, 재떨이 제거, 사물함과 샤워시설 제공, 롤모델 제시, 사업장에 편안한 음악 제공, 노인들의 식사나 병원 방문을 위한 교통 편의 제공 등이 있다.

5) 보건 관련 지역사회서비스 전략Health-related community service strategies

보건 관련 지역사회서비스 전략은 특정 집단의 건강증진을 위한 간호, 보건의료서비스, 검사, 치료 등이 해당된다. 예를 들면, 건강위험 사정도구(Health Risk Assessment, HRA), 낮은 비용으로 독감 예방접종 또는 영유아 예방접종 시행, 혈당 · 혈압 · 콜레스테롤 건강검진 제공, 전문적인 건강검진 제공 등이 있다. 이 전략은 특정 집단을 대상으로 서비스를 제공하는 것이 필수적이기 때문에 서비스 제공에 대한 장애물을 감소시키는 것이 아주 중요하다. 따라서 기획자는 서비스에 대한 비용을 감당할 수 있는 가능성(affordability)과 접근성을 염두에 두어야 한다. 또한 이 전략을 중재에 포함시킬 경우, 중재의 결과에 대한 추후관리를 어떻게 할 것인가에 대해 고려해야 한다. 예를 들면, 건강검진 결과에서 비정상적인 검사 결과가 있을 경우, 이에 대해서 추후 검진과 필요한 치료를 받을 수 있도록 안내할 윤리적인 의무가 있다.

보건 관련 지역사회서비스 전략은 마트, 쇼핑몰, 건강박람회, 사업장, 개인 주택, 이동 검진차, 접근이 용이한 보건의료 시설 등에서 자주 활용된다. 이 전략은 보건의료인들이 제공하기 때문에 일반적으로 대상집단에게 매우 신뢰성이 높은 전략이다.

6) 지역사회 동원 전략 Community mobilization strategies

지역사회 동원 전략이란 지역사회의 중요한 문제를 발견하고, 우선순위를 정하고, 파트너십을 구축하고, 변화 전략들을 구상하며, 필요한 자원들을 활성화함으로써 역량을 강화시키는 것을 의미한다. 지역사회 동원 전략이 다른 전략들과 함께 수행될 때, 대상자들의 건강행위를 변화시키는 데에 효과적이라는 지역사회기반 중재연구의 과학적 근거는 점점 증가하고 있다. 일반적으로 지역사회 동원 전략은 크게 '지역사회 역량강화'와 '지역사회 옹호'로 나눌 수 있다.

4. 보건프로그램 전략의 개발

1) 전략개발의 과정

(1) 표적집단 선정

보건사업의 대상을 전체 지역사회 주민이 아니라 사업의 특성에 적절한 대상자를 선정하여 사업을 전개하는 것을 말한다.

(2) 표적집단의 건강문제의 원인 확인

표적집단이 가진 건강문제의 원인을 분석하여 맞춤형 문제 해결을 하는 것이 바람직하다. 원인 분석을 위해 초점집단 면담(focus group interview), 의사결정 나무(decision-making tree) 분석기법, 특성요인도(fishbone diagram), 5-Why 기법 등을 활용한다.

(3) 가능한 전략의 취합과 선정

문제를 해결하기 위한 적합한 전략을 찾기 위해 브레인스토밍이나 다양한 토론 기법을 활용한다. 또한 전문가의 의견을 구하기 위한 델파이조사방법을 병행하는 것도 좋은 전략 중 하나이다. 이렇게 여러 가지 전략을 취합한 후 가장 적절한 전략을 선정하기 위해 건강문제의 우선순위 결정기준으로 사용되었던 PEARL, CLEAR, 의사결정 나무 분석기법 등의 방법을 이용한다.

5. 보건프로그램 전략개발을 위한 유의사항

1) 표적집단의 선정

우선적으로 사업을 시행해야 할 사업 대상자를 선정하여 이들에게 집중적으로 사업을 전개할 경우는 전체 주민을 대상으로 사업을 시행하는 경우보다 사업 효과를 측정하기 용이하다. 또한 한정된 자원을 활용하여 효과적인 보건사업을 수행하기 위해서 표적집단을 선정하여 '선택과 집중'의 전략을 구사하는 것이 효율적일 수 있다.

2) 건강문제의 원인 분석 및 맞춤형 전략 수립

문제 해결을 위해서는 해결하고자 하는 건강문제의 원인과 전략 간에 인과관계를 규명해야 한다. 예를 들면, 대사증후군 예방을 위해서 사업장 근로자를 대상으로 주로 운동과 영양에 관한 지식전달 위주의 보건교육을 수행하는 경우가 많다. 그러나 운동을 하지 않는 사업장 근로자의 상당수는 운동부족으로 인해 발생할 수 있는 건강문제를 몰라서가 아니라, 운동할 시간이 부족하거나 운동을 할 수 있는 환경 조성이 안 되어 운동을 하지 못하는 경우가 많다. 이러한 대상자에게 운동부족에 관한 지식교육을 수행할 경우 지식습득에는 도움이 되겠지만, 운동실천이라는 행위 변화를 일으키는 것에는 실패할 확률이 크다. 따라서 대상자의 건강문제의 원인에 대한 다양한 분석을 통하여 대상자에게 적합한 맞춤형 전략을 채택해야 한다.

3) 건강행위이론에 기반을 둔 전략 개발

건강행위이론(health behavior theory)은 현상 혹은 사람들의 상태, 건강문제를 논리적으로 설명하기 때문에 사람들의 건강문제 해결의 방향을 설정하기 위해서 해결하고자 하는 문제와 관련된 각종 건강행위이론은 필수적으로 고려해야 할 사항이다. 사람들이 자신, 가족, 조직, 지역사회의 건강을 유지 · 증진하기 위해 어떻게 행동하는지 또는 왜

행동하지 않는지를 일반적으로 설명해 줄 수 있는 것이 이론의 역할이다. 즉 이론은 행동, 건강문제, 사람들의 상태, 환경에 대해 과학적인 설명을 가능하게 해 주고, 문헌에 있는 내용이나 과거의 성공적인 경험을 재현할 수 있게 확인해 준다. 따라서 기획 과정에서 다양한 건강행위이론에 기반을 두고 전략을 개발해야 목표 달성에 필요한 활동을 누락하지 않게 되며, 사업결과의 일반화도 가능하다. 보건사업에 자주 이용하는 건강행위이론은 표 4.4와 같다.

표 4.4 보건사업에 이용되는 건강행위이론

단계	종류
개인 수준	• 건강신념 모형(Health Belief Model, HBM) • 합리적 행위이론(Theory of Reasoned Action, TRA) • 계획적 행위이론(Theory of Planned Behavior, TPB) • 범이론적 모형(Trans Theoretical Model, TTM)
개인 간 수준	• 사회인지이론(Social Cognitive Theory, SCT) • 사회 연결망과 사회적 지지 · 스트레스, 대처와 건강행위(social networks & social support)
지역사회 수준	• PRECEDE-PROCEED 모형 • 지역사회역량 개발이론(community building and community engagement theory) • 혁신확산이론(Diffusion of Innovation Theory, DIT) • 의사소통이론(communication theory)

출처: Glanz K. et al. (2015). Health behavior: Theory, research, and practice (5th ed.). Jossey-Bass.

4) 대상자의 문화와 맥락 고려

전략을 개발할 때 기존 사업의 성공요인과 실패요인을 고려하여 단순한 모방이 아니라 대상자와 지역사회의 환경과 문화적 맥락을 고려하는 것이 바람직하다. 또한 대상자의 실제 환경과 문화를 고려해야 나중에 습득한 기술을 실제 생활에서 활용할 수 있다. 예를 들면, 시골 경로당 노인을 대상으로 '건강한 노년기 식생활'을 주제로 보건교육을 실시하였다. 노인들의 칼슘섭취를 권장하기 위해 '호두, 아몬드 등의 견과류 섭취'에 대한 교육을 실시하였다면, 교육 후 노인들의 견과류 섭취를 통한 칼슘 섭취 증가는 이뤄지지 않을 가능성이 높다. 왜냐하면 경로당 노인들의 상당수가 70~80대 여성 노인들이라 치아상태가 좋지 못하여 견과류 섭취가 어렵고, 독거노인이 많아서 호두와 아몬드와 같은 견과류 구입이 어렵기 때문이다. 이처럼 경로당 노인이라는 노년기 특징과 시골 경로당이라는 맥락을 고려하지 못한 보건교육은 실제 건강한 노년기 식생활로 이어지기 어렵다.

5) 대상자를 합리적 행동의 주체로 상대

대상자가 건강에 이롭지 못한 행동을 하는 이유는 그들이 처한 환경 안에서 행동에 대한 이익과 비용을 계산한 후, 그렇게 행동하는 것이 더 이득이 있다고 판단했기 때문이다. 따라서 대상자에게 건강에 유익한 행동을 유도하기 위해서 유인과 사회적 홍보, 환경 개선 등의 전략을 이용해 건강에 이로운 행동을 취할 때 얻을 수 있는 이득을 강화하고, 비용은 감소시키도록 노력해야 한다. 예를 들면, 사업장 건강증진프로그램을 운영하는 사업주가 흡연 근로자의 금연을 위해서 '사업장 전체 금연구역 지정, 금연 근로자에게 휴가 및 상금 부여' 등의 유인제도와 환경 개선 전략을 마련하여 근로자들이 금연에 대한 이득이 비용보다 훨씬 크다는 것을 인식하도록 한다.

6) 생태학적 모형에 근거한 다양한 복합적 전략 개발

대상자의 행동에는 다양한 수준(개인 수준, 개인 간 수준, 지역사회 수준)의 요인이 영향을 미친다. 단일 수준에 기반한 전략이나 중재는 수행하기 용이하나, 인간의 행동은 다양한 수준의 요인에 동시다발적으로 영향을 받으므로 복합적 전략을 개발하는 것이 바람직하다.

7) 전략의 과학적 근거 확보

과학적 근거(evidence)는 일반적으로 연구결과를 통해서 생성된다. 모든 전략의 우선순위 결정기준에 사업 효과가 중요한 기준의 하나로 포함되어 있으므로, 보건사업의 전략을 결정할 때 전략의 효과에 대해 과학적인 근거를 가지고 입증된 전략인지 객관적으로 평가한 후 채택 여부를 결정해야 한다. 최상의 근거를 찾기 위한 근거 검색은 다양한 데이터베이스를 활용하여 엄격한 연구(예: 무작위대조연구, 코호트 연구, 체계적 고찰, 메타분석 등)를 통해 생성된 국내·외 문헌결과를 분석하는 것이 바람직하다.

8) 전략의 실천 가능성을 높임

개발된 전략의 실천 가능성을 높이기 위한 구체적인 방안은 다음과 같다. 첫째, 전략 개발에는 조직과 지역사회의 문화, 역량과 환경을 고려하여 지역사회의 인지와 지지, 자원을 확보해야 한다. 둘째, 기존 사업의 실패와 성공요인을 고려해야 한다. 셋째, 비전－목표－전략 간에 논리적 일관성이 있을 때 전략의 실천 가능성이 높다. 넷째, 수직적(기관－부서－팀－개인), 수평적(부서 간, 팀 간) 시너지 효과가 있는 전략이 실천될 가능성이 높다. 다섯째, 사업규모와 지속성을 보장해야 한다. 여섯째, 전략－실천－평가－보상이 연계될 때 전략의 실천 가능성이 높아진다.

9) 차별화된 전략 개발

보건사업 전략을 개발할 때 차별화된 서비스를 제공할 수 있도록 노력해야 한다. 즉, 보건사업을 기획할 때 이 전략이 가지는 경쟁적 · 차별적 우위 요소는 무엇이 있는지를 고민하면서 전략을 개발해야 한다.

04 보건프로그램 사업계획서 작성

성공적인 보건프로그램 수행을 위해서 효과적인 전략을 수립하는 것도 중요하지만, 전략 수립만으로 보건프로그램의 성공을 기대할 수 없다. 기획한 전략을 구체적으로 실현하기 위한 계획을 구체적으로 세우지 않는다면 보건프로그램은 실패할 가능성이 커진다. 프로그램을 성공적으로 실행하기 위해서는 체계적 · 논리적인 보건프로그램 사업계획서 작성이 필요하다.

1. 보건프로그램을 위한 자원의 배치

성공적인 보건프로그램 수행을 위해서는 인적 · 물적 · 재정적 · 인지적 자원을 적절하게 공급받을 수 있도록 배치해야 한다. 한정된 자원을 효과적으로 활용할 수 있도록 사업계획서에 이에 관련된 사항이 포함되어야 한다.

1) 인적 자원

자격을 갖춘 유능한 인력을 적재적소에 배치하면 보건프로그램의 효과성을 높일 수 있다. 인적 자원을 배치하기 위해서 인건비가 소요되며, 인건비는 예산 단일 항목 중에서 가장 많은 비율을 차지하기 때문에 사업계획서에 담당자별 수행 업무를 명확하게 정의하는 것이 필요하다. 또한 각 작업에 지정된 업무 담당자의 책임과 권한을 명확하게 기술해야 하며, 필요한 인력의 조달방법을 강구해야 한다.

2) 장소

대상자의 규모, 성향, 행동양식 등을 고려하여 보건프로그램의 목표를 효과적으로 달성할 수 있는 장소를 선택해야 한다.

3) 장비와 매체

효과적인 목표 달성을 위해서 적절한 장비와 매체를 선택하는 것은 매우 중요하다. 관련 장비와 매체를 선택할 때 고려할 사항은 다음과 같다. 첫째, 사용하고자 하는 매체는 목표와 주제, 내용, 방법에 부합해야 한다. 둘째, 참여 대상자의 경험과 인지적 수준에 부합되어야 한다. 셋째, 교육자는 사용하고자 하는 장비와 매체의 장 · 단점을 파악하고 있어야 하며, 친숙하게 매체를 다룰 수 있어야 한다. 넷째, 대상자의 일상생활에 긴밀하게 연결되어 있어서 교육 이후에 실제 생활에서 사용할 수 있어야 한다.

4) 교육 자료

보건프로그램이 교육의 형태로 운영될 경우, 이를 수행하기 위해서 어떤 교육 자료를 마련할 것인지 결정해야 한다. 교육 자료를 마련하는 방법은 자체적으로 교육 자료를 개발하는 경우, 외부 기관에 개발을 의뢰하는 경우, 외부에서 제공하는 기존의 교육 자료를 이용하는 경우, 자체 개발 자료와 외부 자료를 혼합하여 사용하는 경우로 나누어 생각해 볼 수 있다.

자체적으로 교육 자료를 개발할 경우, 대상자의 특성과 요구에 부합된 가장 적합한 교육 자료를 제작할 수 있다는 장점이 있으나 개발에 소요되는 시간이나 비용 부담이 커질 수 있음을 고려해야 한다. 최근에는 정부 기관이나 외부 기관에서 무료로 제공하는

표 4.5 유용한 교육 자료를 제공받을 수 있는 웹사이트

제공 기관	웹사이트
교육부 학생건강정보센터	https://www.schoolhealth.kr/
학생정신건강지원센터	https://www.smhrc.kr/
교육부 학교안전정보센터	https://schoolsafe.kr/
질병관리청 자료실	https://www.kdca.go.kr/
질병관리청 국가건강정보포털	https://health.kdca.go.kr/healthinfo/index.jsp
한국건강증진개발원 자료실	https://www.khepi.or.kr/
한국건강증진개발원 온통	https://www.khepi.or.kr/webzine/on-tong/contents/main.html
안전보건공단 통합자료실	https://kosha.or.kr/kosha/data/mediaBankMain.do
금연두드림 자료실	https://nosmk.khealth.or.kr/nsk/ntcc/index.do
절주온	https://www.khepi.or.kr/alcoholstop
임상진료지침 정보센터	https://www.guideline.or.kr/

다양한 교육 자료들이 점점 많아지고 있으므로 이를 적절하게 활용하거나 수정해서 사용하는 것도 고려해볼 수 있다(표 4.5).

5) 예산

보건프로그램의 예산 중 인건비, 관리비, 기자재 구입비, 운영비, 수용비, 사업비 등의 항목으로 나뉜 세부항목에 대한 예산액을 기술한다.

2. 일정 계획

보건프로그램의 설계와 자원 배치를 마치면, 이들을 어떻게 수행할지 순서와 시기를 결정해야 한다. 자주 이용되는 것은 업무 진행 계획표(Task Development Time Lines, TDTLs), 활동별 진행 계획표(Gantt chart), 프로그램 평가 기법(Program Evaluation and Review Technique chart, PERT chart), 경로분석법(Critical Path Method, CPM) 등이 있다(그림 4.6).

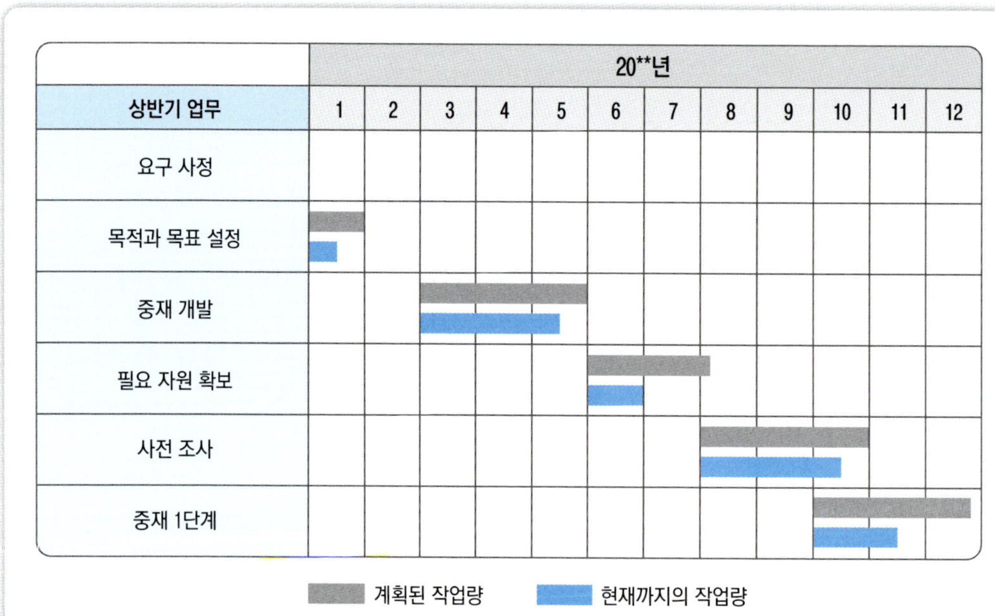

그림 4.6 보건프로그램 수행과 평가를 위한 활동별 진행 계획표(Gantt chart) 예시

보건프로그램 일정을 계획하기 위해서는 프로그램 시작일과 완료일을 결정하여 사업을 완료하는 데 걸리는 소요 일수를 파악할 수 있어야 한다. 시작 시점에는 실행 전략을 수립하고, 필요한 자원과 인력을 준비한다. 또한 모니터링 주기, 평가시기, 보고시기 등의 일정도 사전에 미리 계획한다. 일정은 월 단위로 작성하는 것이 일반적인데, 주 단위와 분기 단위로 작성하기도 한다. 담당자는 프로그램 실행의 장애요인을 미리 예측하여 융통성 있게 일정을 계획해야 한다.

3. 보건프로그램 세부 사업계획서 작성

보건프로그램 사업계획서는 단위 사업별로 작성하는데, 사업계획서의 상단에 '사업명, 사업 대상자, 사업 목적, 사업 목표, 평가 계획' 등을 명기하여 업무 분석표를 추가하면 완성된다(Box 4.1).

Box 4.1 보건프로그램 세부 사업계획서

보건프로그램

- 사업명:
- 사업 대상자:
- 사업 목적:
- 사업 목표:
- 평가 계획:

단계	업무 내용	인력	장소	장비 · 매체	기간	예산
준비 단계						
실행 단계						
평가 단계						

학습포인트

1. 보건프로그램을 설계할 때, 보건프로그램의 내용을 선정하는 기준을 설명하시오.

2. 보건프로그램을 성공적으로 수행하기 위해서 '시장 세분화'가 필요한 이유를 설명하시오.

3. 생태학적 모형에 따라 개인 혹은 집단의 건강행태에 영향을 미치는 요인을 '개인 수준, 개인 간 수준, 지역사회 수준'으로 나눌 때 이에 적절한 중재 전략을 각 수준별로 설명하시오.

4. 보건프로그램을 설계할 때 고려할 수 있는 전략은 어떤 것이 있는지 전략의 종류를 열거하고 이를 설명하시오.

5. 보건프로그램 전략을 개발하기 위해서 유의할 사항은 무엇인지 설명하시오.

CHAPTER 05

보건프로그램 실행

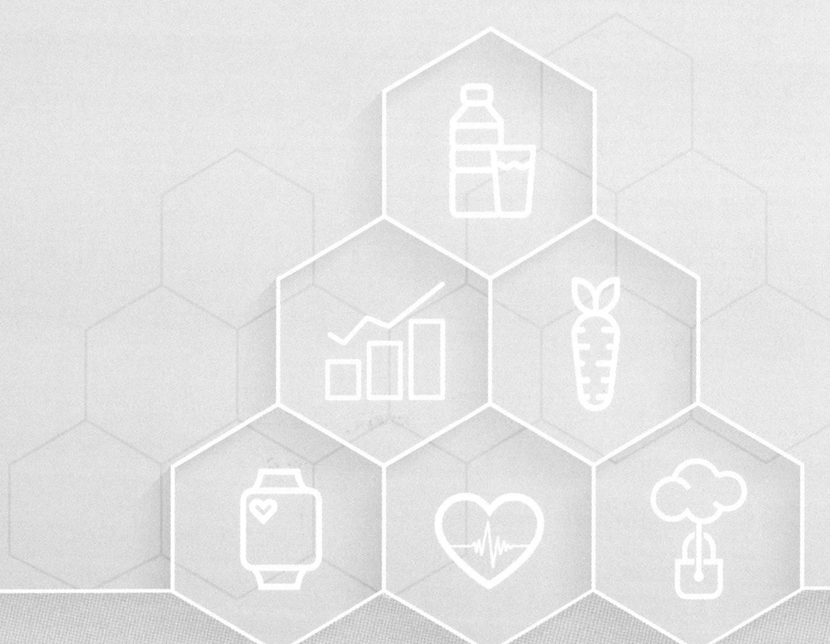

학습성과

01. 보건프로그램 실행의 기본원리와 전략을 이해한다.

02. 보건프로그램 실행 과정을 설명한다.

03. 보건프로그램 마케팅을 이해하고 설명한다.

04. 보건프로그램 관리기법을 설명한다.

05. 지역사회 연계체계 및 의뢰 활성화 전략을 적용한다.

01 보건프로그램 실행의 기본원리

1. 보건프로그램 실행의 기본원리

보건프로그램 실행은 계획 단계에서 정해진 우선순위의 전략과 계획을 실제로 수행하는 것이다. 즉, 계획에 따라 행동화를 통해 실제의 활동을 전개하는 과정으로, 보건프로그램 개발 과정 가운데 핵심 단계에 해당한다. 이 단계에서는 보건프로그램 참여 대상자와 좋은 관계를 형성하고, 프로그램이 계획대로 진행되는지를 확인, 점검, 관리하는 것이 매우 중요하다. 또한 그 결과에 따라 프로그램 계획을 수정하고 보완해야 한다. 따라서 보건프로그램 실행은 계획된 프로그램을 실행할 수 있는 기술적(조직, 인력, 담당자 등) · 경제적(비용, 예산 등) · 사회적(수용성 등) · 정치적 측면 등을 전반적으로 고려하는 것이다.

광의의 보건프로그램 실행은 계획된 프로그램을 실행할 수 있는 운영조직을 편성하는 것에서부터 참여 대상자 모집을 위해 프로그램을 홍보하고, 대상자를 모집하여 계획된 프로그램을 수행하며, 활동 결과를 정리하고, 수행 결과를 평가하고, 평가 결과를 작성하는 것을 포함한다. 한편 협의의 보건프로그램 실행은 보건프로그램 활동이 직접 전개되는 과정을 의미한다. 즉, 보건프로그램 활동 시 제공자와 대상자 간에 상호작용이 이루어지는 과정을 의미한다.

보건프로그램 실행은 보건프로그램을 수행하는 조직의 목표와 비전에 따른 프로그램이 지향하는 가치와 조직의 역량이나 준비 정도 등에 영향을 받는다. 이러한 요소는 보건프로그램 목표 달성의 효과성과 효율성에 직접 영향을 미친다. 이런 점 때문에 실행 단계에서 보건프로그램 담당자는 홍보, 조직 개발 및 구성, 자원 확보 및 연계, 강사를 비롯한 투입 인력들의 역량 개발 등에 관심을 기울여야 한다. 따라서 프로그램 실행에 필요한 제반 여건을 확보하고 정비할 수 있도록 필요한 인적 자원을 확보하고, 조직을 구성하고, 조직 내 역할 분담 및 수행을 활성화할 수 있도록 전략을 마련해야 한다. 또한 보건프로그램 실행 과정에서 참여 대상자의 반응을 수용하여 프로그램을 지속적으로 조정해야 하며, 참여 대상자에게 동기부여를 위한 강화요인을 제공하여 자발적으로 참여할 수 있도록 환경을 조성해야 한다.

보건프로그램을 효과적으로 실행하기 위한 기본원리로는 목적성, 자발성 또는 동기유발, 사회화, 통합성, 직관성 등이 있다. 이들의 구체적 내용을 살펴보면 다음과 같다.

1) 목적성

보건프로그램은 특정한 목적과 의도를 가진 계획적인 활동으로, 목적성의 원리는 참여 대상자 측면과 프로그램 제공자 측면으로 구분할 수 있다. 참여 대상자 측면에서 보면 보건프로그램의 목적과 목표가 분명하게 인식되었을 때 대상자는 자발적이며 적극적인 참여를 하게 된다. 즉, 성취해야 하는 목적과 목표가 분명할 때 대상자는 자가 평가를 통해 자신의 행동을 자발적으로 통제하고 수정하게 된다. 한편 프로그램 제공자 측면에서 보면 보건프로그램의 목적과 목표가 수행 활동의 지침이 되고 그 결과를 평가하는 준거가 된다. 그러므로 합리적이고 효과적으로 보건프로그램 활동을 실행하고 이를 통해 목적과 목표가 효율적으로 달성되도록 돕기 위해서는 제공자도 명확한 목적의식을 가져야 한다.

2) 자발성 또는 동기유발

참여 대상자가 자발적으로 보건프로그램 활동에 적극 참여하도록 해야 한다. 대상자의 행동 변화는 스스로의 노력을 통하여 이루어질 때 지속될 수 있다. 프로그램 제공자는 대상자의 특성과 요구를 반영하여 적합한 프로그램을 제공함을 통해 대상자의 자율적인 참여와 흥미를 유발하는 환경을 마련해 주어야 한다. 또한 참여 대상자가 지속적으로 활동에 참여할 수 있도록 하고 프로그램 목적을 달성할 수 있도록 활동에 대한 보상과 대상자의 변화 정도를 즉각적으로 알려주는 피드백 제공 등을 적극적으로 수행해야 한다. 또한 참여 대상자의 반응에 적절하게 대응해야 한다.

3) 사회화

보건프로그램 내용을 참여 대상자가 경험한 것이나 일상생활에 도움을 주는 경험으로 구성하여 참여 대상자가 성장하고 발달할 수 있도록 한다. 특히 참여 대상자가 경험한 내용을 구체화하고 적절하게 재구성하여 프로그램 실행 시 적극 참여할 수 있도록 지도하는 것이 중요하다. 대상자가 공동학습방법 및 협력적이고 민주적인 방법으로 학습하여 사회생활에 필요한 사회적 자질과 기능을 습득하도록 하는 보건프로그램 실행방법으로 토의법, 문제해결법, 집단학습법 등이 있다.

4) 통합성

통합성의 원리는 인지적 · 정의적 · 기술적 영역을 동시에 고려하는 관점에서 보건프로그램이 수행되어야 한다는 것을 의미한다. 인지적 영역과 기술적 영역이 분리되어 있고 단편적인 것에 불과하다면 충분한 효과를 거둘 수 없다. 보건프로그램에서 인지적 영역과 기술적 영역이 서로 연관되고 통합될 때 참여 대상자들의 흥미를 유발하고, 효과적으로 목표를 달성할 수 있다.

5) 직관성

직관성의 원리는 구체적 사물과의 접촉을 통해 개념을 인식시키는 것을 의미한다. 보건프로그램은 참여 대상자가 직접 경험하여 학습이 되도록 구성되어야 한다. 직관성 원리의 실현 방안은 실물 교육에서 출발하여 일의 교육적 가치를 가르치는 노작 교육, 교구를 활용한 교육, 시청각 교육 등으로 달성할 수 있다.

2. 보건프로그램 실행계획 수립

보건프로그램을 구체적으로 실행하기 위해서는 우선 적절한 계획을 수립해야 한다. 예를 들어, 심뇌혈관질환 예방을 위해 대사증후군 고위험 집단에 초점을 두어 대사증후군 관리 서비스를 제공하는 보건프로그램을 개발했다고 하자. 다음 단계에서는 서비스를 어떻게 제공할 것인가를 구체적으로 결정해야 한다고 가정하면 여기에는 누가, 어떻게, 어디에서 이 활동을 실행할 것인가 등을 포함시켜야 한다. 각 활동별로 세부 계획을 수립해야 하며, 각 활동을 수행하는 데 어떤 형태의 자원이 얼마나, 언제 요구되며, 이들 자원을 어떻게 조달할 것인가 등도 함께 제시해야 한다.

보건프로그램 실행계획을 수립할 때 6가지 내용으로 '누가, 언제, 어디서, 무엇을, 어떻게, 왜 보건프로그램을 실행하는가'를 고려해야 한다. 서울시의 '2022년 대사증후군 관리사업 계획(그림 5.1)'을 바탕으로 실행계획 수립 시 고려해야 할 6가지 내용을 살펴보면 다음과 같다.

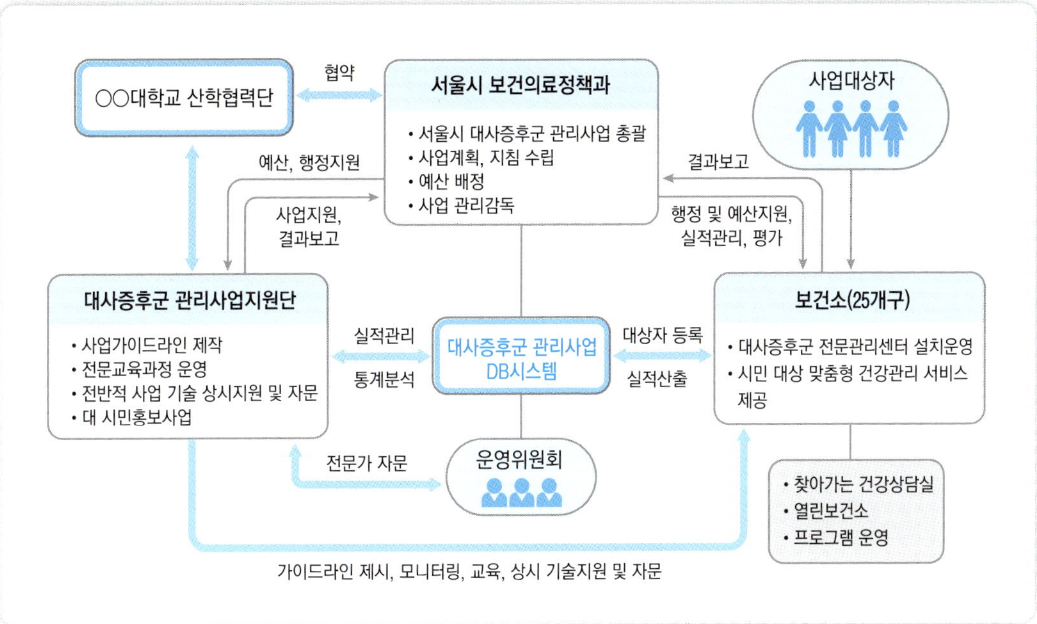

그림 5.1 대사증후군 관리사업 추진체계

출처: 2022년 서울시 대사증후군관리사업 계획(2022.4).

1) 보건프로그램을 누가(who) 실행하는가?

보건프로그램 실행계획 수립 시 반드시 누가(who) 보건프로그램을 실행하는지가 명시되어야 한다. 구체적으로는 보건프로그램의 주최자와 주관자, 담당자, 외부 전문가 및 강사, 자원봉사자 등을 고려하여야 한다. 표 5.1에 대사증후군 관리사업 중 국가건강검진 사후관리 활성화와 관련된 기관별 역할을 제시하고 있다.

표 5.1 대사증후군 관리사업 관련 기관별 역할

기관	역할
국민건강보험공단	• 검진결과 활용 동의자 대상 보건소 사후 관리 안내문 발송 • 사후관리율 제고를 위한 협력 • 홍보물 발송 등
서울시, 지원단	• 건강보험공단 업무협의 • 등록관리 실태 모니터링 • 홍보전략 및 홍보물 개발
자치구보건소	• 사업홍보 • 검진 사후관리 등록

출처: 2022년 서울시 대사증후군관리사업 계획(2022.4).

2) 보건프로그램은 언제(when), 무엇(what)을 실행하는가?

언제(when) 실행하지는지에 대해서는 보건프로그램 진행 일시와 기간이 계획되어야 하며, 무엇(what)을 실행하는지에 대해서는 핵심 요소와 주요 내용이 계획되어야 한다. Box 5.1에 서울시 대사증후군 관리사업 추진 내용을 제시하고 있고, 표 5.2에 주요 내용별 추진 일정을 제시하고 있다.

Box 5.1 대사증후군 관리사업 추진 내용

- **대사증후군 신규 등록 강화 및 취약계층 건강격차 해소**
  - 연간 등록인원의 신규 등록 비율 50% 이상을 목표로 확보
  - 건강증진사업 활성화를 통한 등록 인원 목표 상승
  - 복지정책과 및 장애인시설, 다문화가족지원센터 등 유관기관 연계 예비 대상자 확보
  - 국가건강검진 사후관리 활성화로 건강사각지대 대상자 발굴촉진
- **대사증후군 안내서 개정 등 전문관리센터 운영 내실화**
  - 대사증후군 조기발견 및 등록관리
  - 대사증후군 관리사업 안내서 개정 및 보급을 통한 표준화 구축
  - 대사증후군홈페이지 개편을 통한 이용대상자 편익 증대
  - 기기, 검사방법 등 정도관리 강화로 검사의 신뢰도 향상
  - U-헬스사업 향후 개선방향
  - 대사증후군 관리사업지원단 운영으로 기술 지원
  - 교육을 통한 자치구 실무자 역량강화 및 질향상 도모
  - 서비스 개선을 위한 모니터링 및 질관리 강화
- **대사증후군 관리시스템 고도화를 통한 스마트한 업무환경 조성**
  - 대사증후군 관리시스템 안정성 및 신뢰도 확보
  - 서비스 기능 향상을 통한 업무효율성 증진
  - 인터페이스 개선을 통한 실무자(사용자) 편의성 증진
- **대사증후군 빅데이터 분석을 통한 통계 생성**
  - 서울시 대사증후군 관리사업 평가체계 구축 및 성과 모니터링
  - 대사증후군 관리시스템 자료를 활용한 빅데이터 분석
- **자가건강관리 역량강화 및 참여율 향상을 위한 대시민 홍보**
  - 대사증후군 홈페이지 개편을 통한 시민참여 활성화 도모
  - 대사증후군 인지도 향상을 위한 소셜미디어(유튜브, SNS 등) 홍보

출처: 2022년 서울시 대사증후군관리사업 계획(2022.4).

표 5.2 대사증후군 관리사업 추진 일정

주요 내용		1월	2월	3월	4월	5월	6월	7월	8월	9월	10월	11월	12월
1. 추진 계획 수립		■	■	■	■								
2. 대사증후군 전문관리센터 운영		■	■	■	■	■	■	■	■	■	■	■	■
3. 유관기관 협의회 운영						■	■			■	■		
4. 대사 DB시스템 고도화			■	■	■	■	■	■	■	■	■	■	
5. 대사 홈페이지 리뉴얼		■	■	■	■								
6. 공공성 강화	전문교육과정 운영						■	■	■	■	■		
	실무자 워크숍 및 간담회											■	
	전화 모니터링			■			■			■			■
7. 대사증후군 효과성 분석 및 통계 생성								■	■	■	■	■	■
8. 홍보	온라인/오프라인 홍보				■	■	■	■	■	■	■	■	■
9. 사업 지원단 운영으로 기술 지원		■	■	■	■	■	■	■	■	■	■	■	■
10. 사업비 교부(지원단, 자치구)		■			■			■			■		

출처: 2022년 서울시 대사증후군관리사업 계획(2022.4).

3) 보건프로그램은 어떻게(how), 어디서(where) 실행하는가?

어떻게(how)에 해당하는 영역으로는 보건프로그램 진행 구조와 절차, 예산과 인력, 홍보와 실행 수단 등이 포함되어야 한다. 어디서(where)에 해당하는 영역으로는 프로그램 운영에 가장 적합한 장소와 차선으로 고려할 수 있는 장소가 포함될 수 있다. Box 5.2에 서울시 대사증후군 전문관리센터의 세부 사업, 실무자 교육, 모니터링 계획이 제시되어 있다.

4) 보건프로그램을 왜(why) 실행하는가?

해당 영역에서는 보건프로그램의 목적과 필요성이 제시되어야 한다. Box 5.3의 대사증후군 관리사업 추진 배경 및 필요성에서는 왜(why) 보건프로그램을 실행하는가를 보여주고 있다.

Box 5.2 대사증후군 전문관리센터 세부 사업, 실무자 교육 및 모니터링 계획

대사증후군 조기발견 및 등록관리 사업

- **기간: 2022.1.~12.**
- **대상: 25개 자치구 대사증후군 전문관리센터(보건소, 분소, 지소 등)**
- **내용: 대사증후군 발견검사 및 판정 기준에 따라 12개월 동안 관리**
  - 사업대상: 20~64세
  - 대사증후군 발견, 개인 맞춤형 통합건강관리 One Stop 서비스 제공
    - 검진결과에 따른 맞춤형 1:1 건강관리 상담서비스 제공
    - 군별 프로세스에 따라 재검 및 건강관리상담, 문자 서비스(1년간), 교육프로그램 연계
  - 환자 발견 시 보건소 진료실 또는 인근 민간 병 · 의원 연계
  - 심뇌혈관질환관리, 금연사업, 방문보건사업, 치매 · 정신사업 등

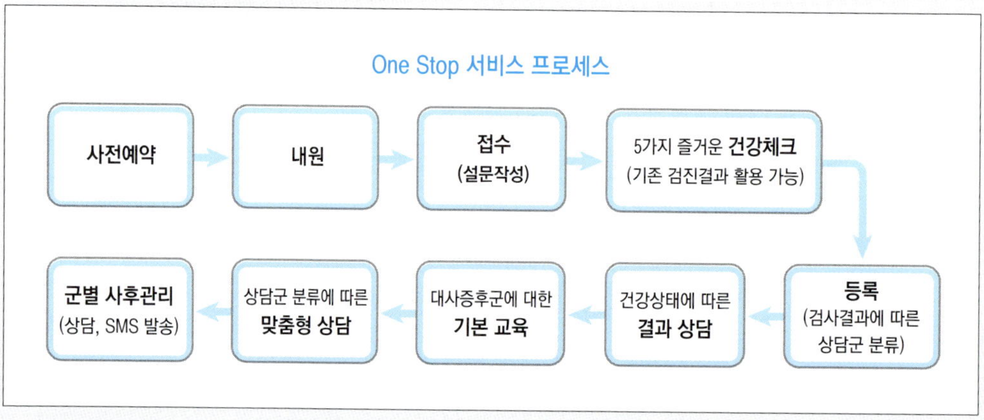

실무자 교육 내용

어떻게(how)			어디서(where)
방법	참석 대상	주요 내용	
대사증후군 관리사업 실무자 전문교육과정 운영	담당자, 건강매니저, 간호사, 영양사, 운동사 등	만성질환에 대한 최신지견, 영양, 운동, 상담역량 강화, 홍보전략 등	온라인 플랫폼
실무자 워크숍 및 간담회	서울지역 보건관리자 및 보건소 사업 담당자 등	사업장 근로자 관리방안, 정책공유, 우수사례 발표, 소그룹 토의 등	실시간 원격(zoom)

모니터링 및 평가

- **사업 참여자 및 실무자, 데이터베이스를 활용한 다양한 모니터링 실시**
  - 방법: 서면 또는 전화 모니터링(하반기), DB 모니터링(수시)

Box 5.2 대사증후군 전문관리센터 세부 사업, 실무자 교육 및 모니터링 계획(계속)

- 내용
  - 자치구별 운영현황, 서비스 절차, 문진 및 설문 등
  - 입력 데이터에 대한 수시 모니터링 및 피드백으로 질 관리 진행
  - 대상자 관리를 위한 중재방법 등 우수사례 발굴 및 공유
  - 찾아가는 건강상담 등 사업 시 감염관리 철저 및 의료법 등 유관 법령 준수 여부
  - 지침위반 사례(공복채혈 미준수의 경우 모든 평가지표 해당사항 실적 불인정) 등

■ **사업 평가지표 개발 및 공유로 서비스 표준화**
- 내용: 25개 자치구 대상 서비스 질, 목표 달성도, 만족도, 성과평가
- 주기: 1년

출처: 2022년 서울시 대사증후군관리사업 계획(2022.4).

Box 5.3 대사증후군 관리사업 추진 배경 및 필요성

■ **국가건강검진 결과 매년 서울시민의 대사증후군 유병률 증가 추세**
- 서울시민 대사증후군 발견율 23.4%('15) → 29.9%('18)
- 5가지 위험요인별 증가율('15~ '18)
  - 고혈압(7.1%↑), 고혈당(6.8%↑), 고중성지방혈증(6.0%↑), 복부비만(4.0%↑), 저HDL-C(3.6%↑)

■ **만성질환으로 인한 경제적 부담 가속됨(건강보험통계연보, '20.11.)**
- 고혈압 진료비 2.8천억 원('15) → 3.9천억 원('20), 39.2% 증가
- 당뇨병 진료비 1.8천억 원('15) → 2.9천억 원('20), 61.1% 증가

■ **고혈압, 당뇨, 고지혈증 등 만성질환은 건강행태 개선 등 적절한 관리로 예방 가능함**
- 심뇌혈관질환 및 당뇨병으로 인한 조기사망의 80%는 금연, 규칙적인 운동, 건강한 식이실천을 통해 예방 가능함 (WHO, 2005)

■ **서울시민 약 70%가 대사증후군 위험요인을 1개 이상 보유함(건강검진통계연보. 2016)**
- 남성 79.7%, 여성 59.9%가 대사증후군 위험요인을 1개 이상 보유함
- 고혈압고위험군 42.1%, 당뇨고위험군 35.4%

■ **잠재적 건강위험 요인이 높은 40~50대 근로자들은 대부분의 시간을 직장에서 보내며 과다한 업무 등으로 인한 스트레스, 잦은 외식, 음주, 운동부족 등 다양한 건강위해 위험들에 노출되어 있어 집중 건강관리가 필요함**

■ **코로나19로 인해 재택근무가 증가함(70.8%, 출처: 2020년 고용노동부 「재택근무활용실태 설문조사」)에 따라, 외식 빈도가 크게 감소한(56.8%) 반면, 재택에서 수행 가능한 활동은 56.6%~57.6% 증가한 것으로 조사되었음**
- 다른 연령대와 달리, 20~30대 외식 활동이 증가한 것으로 나타남
  → 대사증후군의 위험이 노출되어 있는 20~30대 근로자들은 사업장규모에 따른 건강 모니터링이 필요함

Box 5.3 대사증후군 관리사업 추진 배경 및 필요성(계속)

서울특별시 40~50대 3개년간 건강행태 비교

(단위: 개비, %)

건강지표	연도	전체 평균	평균		40대			50대		
			남자	여자	전체	남자	여자	전체	남자	여자
매일흡연자 하루 평균 흡연량[1)]	2018년	13.9	14.2	9.9	14.5			15.8		
	2019년	14.0	14.5	9.9	14.6			15.9		
	2020년	–	–	–	–			–		
연간음주자의 고위험 음주율	2018년	16.9	24.7	7.9	19.6	29.8	8.0	19.6	31.2	5.9
	2019년	16.9	24.7	8.0	19.3	30.4	6.7	18.2	29.9	4.1
	2020년	13.2	18.0	7.1	14.2	20.1	7.3	15.6	23.1	5.5
걷기 실천율	2018년	66.9	67.1	66.7	64.8	63.4	66.1	66.9	66.0	67.7
	2019년	60.5	63.0	58.2	57.8	60.2	55.4	59.6	59.7	59.5
	2020년	53.2	56.7	49.9	52.6	58.0	47.2	54.6	56.5	52.7

1) 매일흡연자 하루 평균 흡연량: 2020년은 코로나19로 미조사

출처: 2019 서울시 지역사회 건강통계(2020).

- **서울시민의 낮은 대사증후군 이해도와 정보 도달도에 대하여 대 시민 홍보를 통한 대사증후군의 인식개선 및 인지율을 높일 필요가 있음**
  - 2020년 서울시민 대상 대사증후군 관련 25개 자치구별 층화비례할당 온라인 설문조사('20.10, 서울시민 20~64세, n = 410)를 실시한 결과, 서울시민의 평균 대사증후군 인식은 2.81점으로 나타나, 서울시민의 대사증후군 이해 정도가 낮은 것을 알 수 있었음
  - 대사증후군 관련 정보 경험군 150명(36.59%), 미경험군 260명(63.41%)으로 대사증후군 관련 정보 도달률이 낮은 것으로 나타났음

출처: 2022년 서울시 대사증후군관리사업 계획(2022.4).

3. 보건프로그램 실행 전략

보건프로그램 실행 전략은 사업의 목적과 목표를 효과적으로 달성하도록 하기 위한 행동 계획으로, 프로그램을 설계 단계에서 구체적인 실행 전략이 고려되어야 한다. 실행 단계에서는 계획된 실행 전략을 추진함으로써 보건프로그램이 효율적으로 실행되게 한다. 하지만 실행 단계에서 전혀 예측하지 못한 상황 변화가 발생하여 새로운 전략을 추가하거나 기존 전략을 수정 · 보완할 수도 있으므로 프로그램 실행 담당자가 실행 전략을 잘 이해하고 있어야 한다.

1) 보건 커뮤니케이션 전략Health communication strategies

커뮤니케이션을 통해 개인이나 지역사회가 건강에 영향을 미치는 의사결정을 하기 위해 필요한 정보를 제공하고 영향을 미치는 것을 의미한다. 대부분의 보건프로그램은 어떤 형태로든 커뮤니케이션을 포함하는데, 단순한 형태인 말하고 듣는 것에서부터 다양한 미디어를 통한 캠페인과 같이 좀 더 복잡한 형태로 진행되기도 한다. 보건 커뮤니케이션 전략은 보건프로그램의 목적과 목표에 도달하는데 효과적이며, 특히 참여 대상자가 문제에 대한 인식을 하도록 하고, 건강행위에 대한 태도를 변화시킨다. 또한 대상자에게 권장되는 건강행위를 하도록 동기를 부여하며, 태도와 행위 변화를 강화하고, 건강서비스에 대한 수요와 지원을 증가시킬 뿐만 아니라, 사회 규범을 구축하는 데 기여하는 것으로 알려져 있다.

커뮤니케이션 채널은 대상자에게 메세지가 전달되는 통로를 의미하는데, 이러한 채널을 이해하는 것은 효과적이고 이용자 중심의 전략을 구축하는 데 도움이 된다. 전통적인 채널 종류로는 개인 내(1:1 의사소통), 개인 간(소그룹 의사소통), 조직 및 지역사회, 대중매체 커뮤니케이션 채널이 있다. 또한 최근에는 인터넷 기술 등의 발달로 소셜미디어가 새로운 커뮤니케이션 채널로 활용되고 있다. 소셜 미디어는 기존 채널에 비해 정보를 공유하고 논의할 수 있는 사회적인 상호작용이 강화된 방법이라는 특징이 있다.

2) 보건 교육 전략Health education strategies

보건 교육은 개인, 집단 또는 지역사회가 건강에 유익한 행위를 자발적으로 수행할 수 있도록 지식과 태도를 향상시키고, 기술 습득 등을 통해 행위를 가능하게 하고, 행위가 강화되도록 설계된 학습 경험을 의미한다. 보건 커뮤니케이션 전략은 사람들에게 다양한 매체를 통해서 정보를 알리는 것에 초점을 맞춘다면, 보건교육 전략은 지식이나 기술을 학습자에게 제공하기 위해 수업, 세미나, 워크샵 등의 공식적인 교육 환경에서 계획된 학습 경험을 제공하는 것에 초점을 둔다. 주로 활용되는 교육 활동으로는 교실 내 교수 전략(강의, 토의, 사례 학습, 문제 해결 학습, 역할극 등), 교실 밖 교수 전략(견학, 지역사회자원 활용 등), 시청각 자료 활용, 인쇄 자료 활용, 인터넷 등을 활용한 기술 보조 수업(technology-assisted instruction) 등이 있다.

3) 보건 정책 및 강화 전략 Health policy and enforcement strategies

보건 정책 및 강화 전략은 행정명령, 법률, 조례, 정책, 규정, 규칙 등을 활용하는 전략을 의미한다. 이러한 전략으로는 권위 있는 행정 조직이나 입법 조직에서 개인이나 조직의 행동을 규제하거나 증진시키기 위해 인센티브 또는 벌칙이나 벌금의 기준이나 자격 요건을 만드는 활동 등이 주로 포함된다. 예를 들어, 안전벨트나 오토바이 헬맷 착용에 대한 규정, 특정 행위에 대한 세금 부과 정책 등을 통해 개인, 조직 및 지역사회의 건강 관련 행위를 규제할 수 있다.

4) 환경 변화 전략 Environmental change strategies

환경 변화 전략은 사람들이 건강한 행위를 개발할 수 있도록 환경적인 장애물을 제거하고, 기회와 지원을 제공하는 것을 의미한다. 여기서 환경이란, 안전 문제와 같은 물리적인 환경뿐만 아니라 경제적 환경(재정 비용, 감당할 수 있는 물품의 비용), 서비스 환경(헬스케어나 보건교육 접근성), 사회적 환경(사회적 지지, 동료의 압력), 문화적 환경, 심리적 환경 그리고 건강한 환경을 지지하는 정치적 환경 등이 포함된다. 이러한 환경 변화 전략은 보건 정책 및 강화 전략과 함께 추진될 때 더욱 효과적일 수 있다. 예를 들어, 작업장 환경 개선을 위해 금연 작업장으로의 변화를 추진하고자 할 때 해당 지역자치단체 조례로 금연 작업장 의무화나 인센티브 제공이 함께 시행된다면 행동 변화가 더욱 강화될 수 있다.

5) 건강 관련 지역사회 서비스 전략 Health-related community service strategies

건강 관련 지역사회 서비스에는 대상자의 건강을 향상시키기 위한 서비스, 검사, 치료 또는 케어가 포함된다. 예를 들어, 혈압, 혈당 및 콜레스테롤 검사를 하거나 저비용의 독감 예방접종 및 영유아 예방접종, 건강검진이나 건강위험요인을 사정하는 것 등이 포함된다. 이러한 전략이 효과적이기 위해서는 서비스를 받기 위한 장애물을 줄이는 전략이 필요하다. 특히 서비스의 비용이 대상자가 감당할 수 있는 수준이어야 하고, 접근성이 높도록 해야 한다.

6) 지역사회 동원 전략 Community mobilization strategies

지역사회 동원 전략은 지역사회 주민들이 참여적인 의사결정을 통해 관심 문제를 확인하고 조치를 취할 수 있도록 임파워먼트(empowerment)를 통해 역량을 강화하는 방법을 포함한다. 지역사회 동원 전략에는 지역사회 조직과 구축(community organization and community building), 지역사회 옹호(community advocacy)가 있다. 지역사회 조직은 지역사회 단체가 공통된 문제나 목표를 확인하고, 자원을 동원하고, 목표에 도달하기 위해 전략을 개발하고 수행할 수 있도록 돕는 과정을 의미한다. 지역사회 구축은 문제를 고치는 것에 초점을 두기보다는 지역사회의 기반을 견고하게 만드는 데 초점을 맞추는 초기 지도 과정을 의미한다. 지역사회 옹호는 지역사회 주민들이 자신들의 삶에 영향을 미치는 기관과 의사결정에 참여하는 과정을 의미한다. 지역사회 옹호 활동을 통해 더 많은 지원을 만들거나, 의사결정에 영향을 미치거나, 서비스를 향상시키거나 주민들의 책임감을 높일 수 있다. 옹호 전략으로는 투표 참여, 선거, 로비, 인터넷 활용, 미디어 옹호 활동(편집자에게 서신 보내기, 자료 제공활동 등)이 있다.

02 보건프로그램 실행 과정

보건프로그램 실행 과정은 그림 5.2와 같으며, 운영계획안 작성 및 점검, 실행활동, 의사소통 순서로 진행되며 내용은 다음과 같다.

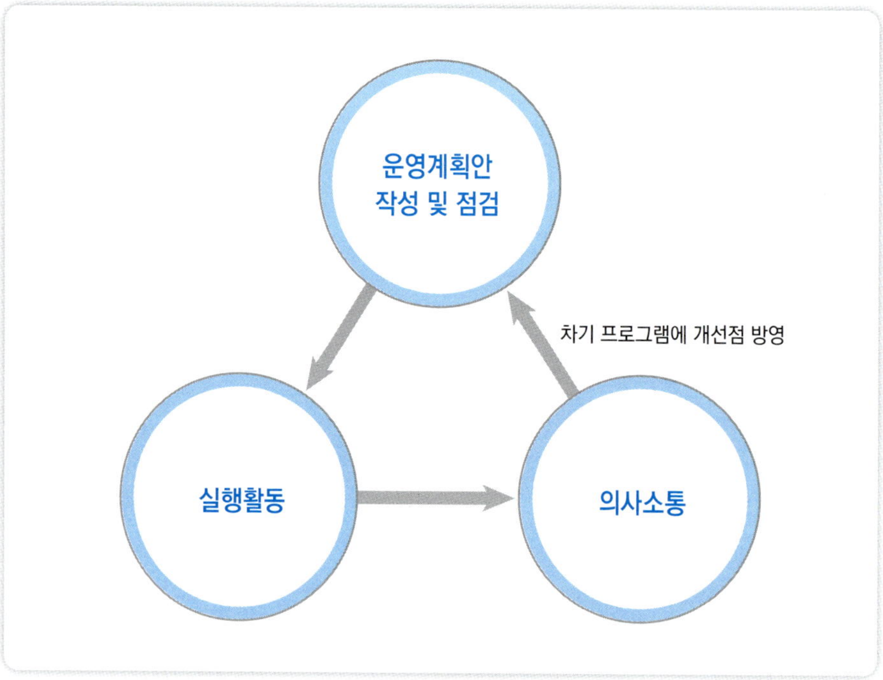

그림 5.2 보건프로그램 실행과정

1. 운영계획안 작성 및 점검

보건프로그램 실행 과정에서는 첫째, 원래의 운영계획대로 활동이 이루어지고 있는지(운영절차), 둘째, 계획된 양·질의 자원이 계획된 시간에 투입되었는지(자원 및 서비스 전달), 셋째, 의도했던 대상 집단을 대상으로 프로그램이 실시되었는지 여부와 참여 대상자가 계획대로 확보되었는지(대상자), 넷째, 참여 대상자 요구도와 프로그램의 연관성이 있었는지 그리고 프로그램 참여로 인한 목표의 달성 정도를 알아본다. 또한 보건프로그램 주체자와 담당자는 프로그램 운영에 변화가 있을 경우 융통성 있게 상황에 대처할 수 있도록 프로그램 진행에 대한 만족도 등을 점검하고 확인해야 한다.

보건프로그램 실행은 계획에 의해 정해진 우선순위의 전략과 계획을 통해 실행된다. 전략과 개입을 실행하기 위한 운영계획에 포함되는 활동으로는 주요 프로그램 내용에 대한 홍보, 정책적 지원과 재원 마련, 지원조직, 시범사업, 보건프로그램 제공자의 능력 강화, 타 분야와의 협력 강화, 보건프로그램 실행 주체기관과 상호 관련 관계자 간의 예산 배분, 관리, 서비스 감독 등의 활동이 이에 포함된다. 운영계획에 포함되어야 하는 내용은 다음과 같다.

1) 1단계: 프로그램 홍보 계획

일단 보건프로그램 계획이 수립되면, 관련 중앙정부기관 및 관할 지방자치단체, 기타 협력기관, 참여 대상자 집단을 대상으로 프로그램을 홍보하고 의견을 교환하는 일이 중요하다. 새로운 프로그램을 관련 기관 및 관계자에게 홍보하기 위한 방법은 다음과 같다.

① 중앙정부기관 및 관할 지방자치단체 등에 새로운 프로그램을 소개할 수 있는 행사를 기획한다.
② 프로그램에 대한 소책자를 발행하여 관계자에게 배포한다.
③ 프로그램의 주요 내용이 소개된 포스터와 홍보지를 인쇄하여 나눠준다.
④ 프로그램에 대해 논의하기 위해 보건 관련 실무자, 대상자 집단과 관련 전문가들과 세미나 등 모임을 갖는다.
⑤ 보건프로그램을 홍보해 줄 수 있는 소비자, 기타 옹호 집단을 모집하고 지원한다.
⑥ 미디어, 방송 등 언론을 통해 보건프로그램을 홍보한다.

2) 2단계: 정책적 지원과 재원 마련 계획

프로그램 계획이 세워진 후 관계 기관 및 관계자와의 적극적인 의사소통을 통해 프로그램 실행을 위한 충분한 정책적 지원과 재원을 확보해야 한다. 프로그램을 정책적으로 옹호해 줄 수 있는 지원을 받기 위해 관련 기관 및 부서의 책임자와 면담이나 모임을 갖도록 한다. 이러한 과정에서 프로그램 실행의 중요성을 실명해야 한다. 훌륭한 프로그램이 자원의 부족으로 실행되지 못하거나 부분적으로만 실행되기도 하기 때문에 관계 기관 및 관계자를 설득하는 과정이 수개월에 걸쳐 지속되어야 한다.

3) 3단계: 지원조직 개발 계획

프로그램 실행은 보건 관련 영역에 전문성을 가진 유능한 전문가 집단과 프로그램의 내용에 따라 대상자 집단이 필요하다. 전문가 집단의 경우 협의체 등을 구성하여 대상자의 요구에 부합하는 수준 높은 보건프로그램을 제공하고 관리할 수 있도록 한다. 분야 간 협력 활동을 포함하여 보건 네트워크의 모든 구성요소에 대상자와 가족이 적극적으로 참여하도록 한다.

4) 4단계: 시범사업 계획

보건프로그램을 실행하고 보다 철저하게 평가할 수 있도록 일정 지역 및 대상자를 선정하여 시범사업을 기획하는 것이 좋다. 시범사업은 보건프로그램의 재정적인 범위나 계획, 프로그램 실행 가능 여부를 시험해 보는 것이다. 이를 통해 보다 큰 규모의 프로그램이 진행될 수 있다. 시범사업을 통해 어떻게 프로그램을 실행해야 할 것인가를 배울 수 있으며 구체적인 수행 전략 및 시행 계획을 세우는 데 정보를 제공할 수 있다.

5) 5단계: 보건프로그램 제공자의 능력 강화 계획

보건프로그램 제공자란 참여 대상자에게 보건서비스를 전달하는 팀 또는 기관을 의미한다. 현재 자원을 보다 효율적으로 사용하여 보다 나은 서비스를 전달할 수 있도록 제공자가 현재 어떠한 방법으로 서비스를 제공하고 있는지, 제공자 간에 어떻게 서로 관련되어 있는지를 파악해야 한다.

6) 6단계: 타 분야와의 협력 강화 계획

보건프로그램 실행 시 대상자의 필요와 요구에 부응하기 위해서는 건강증진, 예방, 치료적 개입 등 우선순위를 정하고, 전문적인 서비스 제공자에 의해 프로그램이 전달되어야 한다. 이러한 서비스에 대한 접근성을 확보하기 위해서는 관련 기관의 지원조직이 필요하며, 보건 분야 이외 다른 분야에 의해 전달되기도 하므로 적절한 분야 간 협력이 필요하다. 표 5.3에 여러 분야가 협력하는 치매예방 및 관리서비스의 예를 제시하였다.

표 5.3 여러 분야가 협력하는 치매예방 및 관리서비스 계획

협력 분야	치매예방 및 관리서비스
동 행정복지센터	치매 관리사업 연계
지역사회 내 관할 경찰서	실종 예방 및 사전지문 인식 등록
치매 협약병원 연계	치매진단 및 감별검사 의뢰 · 협조
지역사회 내 각종 민간 및 시립도서관	치매극복 선도도서관 운영
지역사회 내 대형 마트	치매 실종 예방 안심기관

출처: 제7기(2019~2022년) 대구광역시 ○○구 지역보건의료계획.

예를 들면, 대구광역시 치매예방 및 관리서비스의 경우, 보건복지부와 관할 보건소 내의 치매안심센터 전문가는 치매예방 및 관리서비스의 기획, 실행, 평가를 위해 다른 부처의 전문가와 협력하고, 지역 내의 여러 분야가 관련되어 있는 사회복지, 실종예방 서비스, 치매검사 및 치매 극복, 교육, 상담과 같은 서비스를 실행할 때 다른 분야의 팀 간 업무를 조정해야 한다.

2. 보건프로그램 실행활동

보건프로그램 운영계획에 따라 보건프로그램을 실행한다. 실행활동은 보건프로그램 실행의 협의의 의미로, 보건프로그램 활동이 직접 전개되는 과정에 한해 제공자와 참여 대상자 간의 상호작용이 이루어지는 과정에 초점을 둔다.

1) 보건프로그램 운영자 및 자원봉사자 관리

(1) 사전 준비

보건프로그램 운영 직원(staff)들을 위한 사전 교육은 설계 단계에서 계획된 프로토콜에 따라 프로그램이 표준화되어 운영되도록 돕는다. 이를 통해 목표했던 결과가 달성되도록 하고, 프로그램이 장기적으로 지속 가능하게 하는데 긍정적인 영향을 미친다. 또한 사전 교육은 운영 직원들의 사기를 증진시키고 자기효능감을 유지하는데 도움이 된다.

자원봉사자들은 보건프로그램 운영에 널리 활용되는데, 사전 지식 수준과 배경이 다양하기 때문에 자원봉사자 훈련을 시행하는 것은 보건프로그램의 성공에 중요한 역할을 한다. 명확한 서면 가이드라인을 제공하고, 개개인별 요구에 맞춘 지속적인 지원을 제공하는 것이 필요하다. 또한 자원봉사자들에게도 소속감을 제공하여 자원봉사에 대한 동기부여를 하는 것이 필요하다.

(2) 보건프로그램 진행 중

보건프로그램이 진행되는 동안에 프로그램 주체자는 프로그램을 참관하여 보건프로그램 운영에 차질이 없는지를 참여자의 반응과 과정평가 결과 등을 근거로 판단하도록 한다.

2) 보건프로그램 강사관리

(1) 사전 준비

보건프로그램 실행을 위해 프로그램 목적, 학습목표, 참여자들의 특성, 프로그램 일정 등에 적합한 강사를 선정하여야 한다. 섭외된 강사와의 일정을 조율하여야 하며, 프로그램 시작 전에 교재, 강의 자료 또는 보조 자료와 필요한 서류를 준비한다.

(2) 보건프로그램 진행 중

보건프로그램 실시 중 프로그램 내용의 적절성과 참여 대상자들의 반응을 파악하여 효율적이고 참가자들의 만족도가 높은 프로그램이 되도록 한다.

3) 보건프로그램 참여 대상자 관리

(1) 사전 준비

보건프로그램 참여 대상자 모집을 위해 프로그램 목적, 대상자, 프로그램 내용 및 특징, 실시 일정표 등을 포함하여 홍보 자료 및 보건교육 프로그램 소개서를 작성 및 배부하고, 참여자가 확정된 후 프로그램 참여자에게 안내서를 발송한다. 프로그램 목적 및 내용은 대상자 측면에서 무엇을 얻을 수 있을 것인지 구체적이고 실제적으로 작성하고 왜 중요한지를 설명하도록 한다. 프로그램 참여를 통해 대상자가 본인의 경험과 일상생활에 보건프로그램이 필요하며, 본인 상황에 적합한 것으로 인식할 수 있도록 동기부여를 하도록 한다.

(2) 보건프로그램 진행 중

보건프로그램 오리엔테이션을 통해 프로그램 목적 및 개요, 행동원칙 등을 소개한다. 또한 프로그램 참여 대상자의 참여를 이끌어내기 위해 아이스 브레이킹(ice-breaking) 방법을 적용하며, 대상자 스스로 프로그램 참여 행동원칙을 정하도록 하는 것도 좋은 방법이다. 프로그램 운영 시 대상자가 서로 믿고 의지하게 되는 긍정적 상호작용을 통해 모든 구성원의 존중과 보호를 위한 리더십을 공유한다. 또한 강의자는 교육 대상자의 반응을 관찰, 분석, 조정, 피드백하여 높은 교육 참여도를 이끌어낸다.

(3) 보건프로그램 종료

보건프로그램을 종료 후 프로그램 참가 대상자에게 설문을 실시하여 프로그램에 대한 전반적인 평가 자료를 수집하고 소요 경비도 정리한다. 평가의 경우, 프로그램 내용, 프로그램 운영 장소, 강사, 프로그램 운영 방법 등에 대한 만족도와 프로그램 과정의 좋았던 점 및 개선사항 등을 포함시킨다. 따라서 평가 결과가 향후 보건프로그램에 반영되어 향상될 수 있도록 한다.

4) 보건프로그램 장소 관리

보건프로그램 장소로는 교육 방법, 교육 참여 대상자 인원, 교수–학습활동에 적절한 장소를 예약하고 마련한다. 또한 프로그램 운영방법에 따라 팀 학습이 이루어질 경우 한 팀의 인원수는 몇 명인지, 강사를 중심으로 어떻게 대상자의 위치(의자, 책상)를 배열할 것인지, 사용할 교육 기자재는 어디에 놓을 것인지를 결정하여 준비한다. 이 밖에 프로그램 장소에 적합한 냉 · 난방, 환기, 시설 및 소음 등을 고려하여 쾌적한 학습 환경을 조성한다.

5) 보건프로그램 자료 관리

보건프로그램 참여 대상자 수보다 좀 여유 있게 프로그램 주 자료 및 보조 자료를 제작하고 준비한다. 프로그램 자료는 시작 전에 반드시 시연해 봄으로써 미리 오류를 발견하고 시정할 수 있게 한다.

3. 보건프로그램 의사소통

보건프로그램 참여 대상자와의 의사소통은 전체 실행 과정에서 이루어져야 한다. 각 과정마다 모니터링과 의견 교환이 필요하다. 의견 수렴을 위한 간담회를 통해 보건프로그램 운영에 대한 불편사항이나 건의사항을 수렴하여 문제점을 파악할 수 있고, 개선사항을 통해 참여 대상자의 높은 호응을 기대할 수 있다. 보건프로그램 담당자는 프로그램 참여 대상자뿐만 아니라 운영 인력과도 의견을 교환해야 한다. 담당자는 보건프로그램 운영의 명확한 목적과 그 내용을 충분히 이해할 때보다 더 적극적으로 업무에 협조한다. 또한 운영기간 동안 자유로운 의사소통이 가능할 때 더 나은 결과를 얻을 수 있다. 담당자와의 의견 교환은 회의나 토론처럼 공식적인 형태로 이루어 질 수도 있지만 보건프로그램 실행 과정 동안 수시로 자연스럽게 이루어질 수도 있다.

03 보건프로그램 마케팅의 이해

1. 보건프로그램 마케팅의 의미

보건프로그램 실행 계획이 완성되면 잠재적 대상자의 참여를 유도하는 방안을 계획해야 한다. 보건프로그램 실행에서 중요한 요소는 참가 대상자를 확보하는 것이다. 대상자에게 서비스 이용에 대한 정보를 제공하고, 서비스에 대한 반응을 확인해 보는 것은 매우 중요하다. 대상자의 보건프로그램 참여를 유도하기 위해 실시하는 활동을 보건프로그램 마케팅이라 한다. 원래 마케팅은 잠재적인 소비자가 원하고 중요하게 생각하는 제품이나 서비스를 만들고, 의사소통하고, 소비자에게 전달하는 과정을 의미한다. 보건프로그램 마케팅은 보건프로그램을 대상자의 요구(needs), 욕구(wants), 선호(preferences)를 파악하여 대상자에게 가장 효과적으로 보건프로그램을 제공할 수 있는 방법을 분석, 연구하는 활동을 말한다.

마케팅 전략 중 하나인 광고(advertising)는 신문광고, 라디오 방송, 현수막, 미디어, 우편물 책자 등 경제적 비용을 지출하여 프로그램을 알리는 방법이다. 한편, 홍보(publicity)는 경제적 소요 비용 없이 대상자에게 알리는 것으로, 방송, 신문, 인터넷 등 언론매체에 기사화된 기획물이나 인터뷰 내용 등을 활용한다. 홍보는 보건프로그램 운영을 위해 필요한 외부 여론이나 일반 대중들의 태도를 호의적으로 형성하는데 도움을 준다. 다양한 마케팅 방법을 활용함으로써 보건프로그램을 개선하고 보건프로그램에 대한 자세한 정보를 대상자에게 알려 참여를 유도하여야 한다.

2. 보건프로그램 마케팅 전략

보건프로그램 마케팅에서 주요하게 활용되는 전략으로는 세분화 전략과 마케팅 혼합 전략이 있다.

1) 세분화 전략 Segmentation strategy

세분화 전략이란 개인 마다 보건프로그램에 대한 동기부여 정도나 행위 변화에 대한 준비 정도에 차이가 있을 수 있기 때문에 대상자 집단을 특성이 유사한 사람들끼리 나누어 동질성이 높은 사람들끼리 모아 소집단으로 분류하는 것을 의미한다. 이러한 세분화를 통해 대상자의 구체적인 요구를 반영한 프로그램을 개발할 수 있고, 제한된 자원을 더 효과적이고 효율적으로 활용할 수 있다. 즉, 대상자 집단을 소집단으로 분류하여 해당 소집단 대상자의 요구와 특성을 반영한 프로그램을 개발할 수 있다. 예를 들어, 여성들이 주기적으로 유방촬영술을 받도록 하기 위한 목적으로 보건프로그램을 실행하려고 하는 경우, 대상자 집단을 주기적인 유방촬영술의 중요성을 알고 있는 집단과 알고 있지 않은 집단으로 세분화할 수 있다. 이렇게 세분화한 후, 주기적인 유방촬영술의 중요성을 알고 있는 집단에게는 여성들이 편리하게 이용할 수 있는 장소에서 이동식 유발촬영술을 제공하는 프로그램을 개발할 수 있고, 중요성을 알고 있지 않은 집단에게는 매년 유방촬영술 시행의 중요성에 대한 인식을 높이는 프로그램을 우선적으로 개발할 수 있다.

세분화는 다섯 단계로 이루어진다. 첫 번째 단계는 조사나 연구를 리뷰하여 대상자 집단의 사망률이나 이환율에 영향을 미치는 주요 건강문제를 규명하는 것이다. 두 번째 단계는 여러 건강문제 중 해당 보건프로그램에서 초점을 맞출 건강행위를 선정하는 것이다. 관심 건강행위를 선정할 때에는 해당 행위가 수정이 가능한지, 해당 행위의 변화가 다른 행위의 변화에 비해 건강 결과에 더 큰 영향을 미치는지 등을 고려해야 한다. 세 번째 단계는 관심 건강행위와 관련된 요인들이 무엇인지 확인하는 것이다. 예를 들어, 인구학적 특성(연령, 성별, 교육 수준, 수입, 종교, 인종 등), 지리적 특성(국가, 지역, 이웃 등), 행위적 특성(행위에 대한 태도, 지식 수준, 행위 빈도 등), 정신사회적 특성(자기효능감, 사회적 지지, 지각된 이익, 지각된 장애 등) 등이 있다. 네 번째 단계는 건강행위와 관련된 특정 요인에 따라 대상자 집단을 유사한 특성을 가진 사람들끼리 소집단으로 세분화하는 것이다. 마지막 단계는 세분화한 그룹 중에서 해당 보건프로그램에서 초점을 맞출 소집단을 선정하는 것이다.

2) 마케팅 혼합 전략 Marketing mix strategy

마케팅 혼합 전략은 4P에 해당하는 제품(product), 가격(price), 장소(place), 촉진(promotion) 등을 대상자의 특성과 요구에 따라 어떻게 구성할지 전략적인 결정을 하는 것을 의미한다. 우선 제품이란 직접적으로 행위 수행을 용이하게 하는 물품이거나, 소비자가 가치 있게 여기는 이익이나 혜택(benefit)을 제공하는 것 또는 소비자의 요구(needs)를 충족시키는 것을 의미한다. 건강행위 수행을 위해 사용할 수 있는 유형의 제품의 예시로는 업무 중 눈 손상 예방을 위한 안전 고글이나, 모성 건강을 위한 영양 보충제, 성매개감염 예방을 위한 피임도구 등이 있다. 한편 제품이나 서비스를 이용함으로부터 얻는 혜택을 핵심 제품(core products)라고 부르는데, 가치 있는 혜택은 대상자에게 제품이나 서비스를 이용하도록 동기를 부여하는 역할을 한다. 예를 들어, 가족과의 유대감 형성, 새로운 대인관계 형성, 마음의 안정 등이 있을 수 있다. 다음으로 가격이란 대상자 집단이 제품이나 서비스를 이용하거나 관련된 혜택을 받기 위해 드는 비용을 의미한다. 가격을 결정할 때에는 잠재적 대상자가 누구인지, 해당 대상자가 지불할 능력이 있는지, 보험이나 의료급여 등의 혜택을 받을 수 있는 제품이나 서비스인지, 유사한 제품이나 서비스에 대해 경쟁사에서는 어떻게 요금을 부과하고 있는지 등을 고려할 필요가 있다. 세 번째로 장소는 대상자 집단이 접근할 수 있는 곳인지를 고려하여 결정되어야 한다. 대상자가 불편해하거나 안전하지 못하다고 느끼는 장소는 피하도록 한다. 마지막으로 촉진은 메시지나 시각적 자료, 그래픽 등을 활용하여 제품이나 서비스와 관련된 적절한 의사소통을 위한 전략을 의미한다. 촉진의 목적으로는 대상자 집단에게 제품이나 서비스에 대해 알리고, 어떻게 이용하고 구매할 수 있는지와 이용 혜택 등을 알리며, 제품 또는 서비스를 이용하도록 설득하고, 해당 제품이나 서비스의 차별성을 알리는데 있다. 마케팅에서 주로 사용되는 촉진 전략으로는 광고, 홍보, 인적 접촉, 구전 등이 있다.

3. 보건프로그램 마케팅의 방법

참여 대상자에게 보건프로그램을 알리기 위해서는 다양한 보건프로그램 마케팅을 활용하여야 한다. 모든 매체는 장 · 단점을 지니고 있고, 보건프로그램을 많이 알리는 것이 중요하므로 다양한 방법을 활용해 마케팅을 하는 것이 필요하다. 보건프로그램 마케팅의 다양한 방법을 구체적으로 살펴보면 다음과 같다.

1) 방송매체

대표적인 보건프로그램 관련 방송매체로는 TV와 라디오를 들 수 있으며, 최근에는 케이

블방송, 지역별 유선도 많이 활용되고 있다. 이러한 방송매체를 통한 보건프로그램 마케팅은 사람들에게 오랫동안 기억되기 때문에 관심 있는 대상자의 참여도를 높일 수 있다. 그러나 비용이 많이 든다는 단점이 있다.

2) 신문 및 잡지

비용을 지불하고 신문이나 잡지의 광고란을 통해 마케팅하는 방법과 보건프로그램 관련 기사를 게재하여 홍보하는 방법이 있다. 중앙지, 지방지, 무료 배포지 등 다양한 종류의 신문, 잡지 등의 보건프로그램 기사를 이용할 수 있으나 일반 광고를 이용할 경우, 비용이 많이 들 수 있다.

3) 인쇄물 및 현수막

보건프로그램 마케팅에 가장 흔히 이용하는 방법으로, 인쇄물에는 팸플릿, 소책자, 전단지 등이 있고, 필요한 경우 프로그램 주체기관의 소식지 등을 활용할 수 있다. 현수막은 건물 외벽이나 거리에 설치하여 대상자의 관심을 유발하는 것으로, 보건프로그램 특성에 적합한 시각적인 도안과 문구를 잘 사용하면 효과를 높일 수 있다.

4) 인터넷 활용

인터넷 홈페이지를 이용하여 보건프로그램을 마케팅하는 방법으로, 프로그램 주체기관 홈페이지의 게시판 또는 팝업창 등을 통해 알릴 수 있다. 평소 해당 기관의 홈페이지를 자주 이용하는 경우에는 도움이 될 수 있으나 해당 홈페이지를 자주 사용하지 않는 대상자, 인터넷 접근이 어렵거나 인터넷 사용에 익숙하지 않는 대상자에게는 마케팅 효과가 떨어진다.

5) 전화

전화는 보건프로그램 참여 가능성이 높은 집단을 사전에 선별해서 홍보할 때 사용하며, 직접 상세히 설명할 수 있기 때문에 관심이 있는 대상자의 참여 의지를 높일 수 있다. 그러나 전화는 통화가 되지 않을 수 있고, 같은 내용을 반복 설명해야 하므로 전화 담당자가 힘들며, 시간이 많이 든다는 제한점이 있다.

6) 우편물

대상자가 정해진 경우, 보건프로그램 대상자에게 직접 우편물을 이용하여 홍보하면 효과적이다. 우편물은 이름과 주소가 분명한 경우에만 활용이 가능하므로 대상자가 한정될 수밖에 없다. 발송될 내용은 보건프로그램에 대한 관심을 높일 수 있도록 명확히 설명되어야 한다.

04 보건프로그램 관리기법

보건프로그램 관리는 대상자의 욕구를 해결하고 그것이 계획대로 잘 수행되고 있는지를 여러 측면에서 관리할 필요성이 있다. 성공적인 보건프로그램 관리를 위해서는 다음 사항을 고려해야 한다.

- 프로그램 계획의 실행 가능성을 사정한다.
- 프로그램 실행을 위한 대안을 결정한다.
- 결정이 가져올 영향을 예견하고 평가한다.
- 우선순위를 결정한다.
- 의사결정을 내린다.
- 동시에 다양한 역할과 과업을 처리한다.
- 기관의 목적을 달성하기 위해 관료체계와 조직이론의 기능을 이해하고 사용한다.
- 개인과 집단의 구체적인 특성을 이용하면서 효율적으로 일하도록 하고 한계를 상쇄시킨다.
- 권한을 건설적으로 이용하며 위임한다.
- 다른 직원과 효과적으로 의사소통을 한다.
- 단호하게 행동한다.

보건프로그램은 단순한 기획만으로는 그 프로그램의 목적과 목표를 성취하기 어렵다. 대상자의 욕구에 따른 목적과 목표가 설정되면 그에 따라 기획을 실시해야 하고, 이런 목적과 목표를 보다 효율적이고 효과적으로 성취하기 위해서는 지속적인 관리가 필요하다. 보건프로그램 관리는 내부관리체계와 외부관리체계로 나눌 수 있는데, 내부관리체계는 프로그램을 직접 관리하는 것이며 외부관리체계는 프로그램이 원할하게 진행되노복 외부에서 도움을 주는 프로그램이다. 계획에 따라 진행될 수 있도록 시간과 활동 상호 간의 관계 등에 따라 관리계획을 수립해야 하며, 대표적인 방법은 다음과 같다.

1. 목표 달성에 대한 관리기법

목표관리(management by objectives, MBO)에 의한 관리 방법은 프로그램 설계에서 정해 놓은 목표 달성이 어느 정도 이루어지고 있으며, 목표 달성에 영향을 미치는 요인이 무엇인가를 알기 위한 기법으로 목표 달성을 위한 관리 체크시트(check sheet), 영향력 분석(force field analysis), 계통도(systematic diagram) 등이 있다.

이 중에서 계통도란 'Tree diagram'이라고도 불리며 평범한 방식의 그림으로 대상을 구성하고 있는 요소를 목적–수단 관계로 전개하는 '구성요소 전개형'과 문제의 해결이나 목적/목표를 달성하기 위한 수단–대책을 계통적으로 전개해가는 '대책 전개형'이 있다(그림 5.3).

계통도의 적용 절차는 다음과 같다.

첫째, 최종적인 목적/목표를 설정한다.

둘째, 그 목적을 달성하기 위해 무엇을 해야 하는가를 생각하고, 그 대답을 적은 뒤 선으로 잇는다.

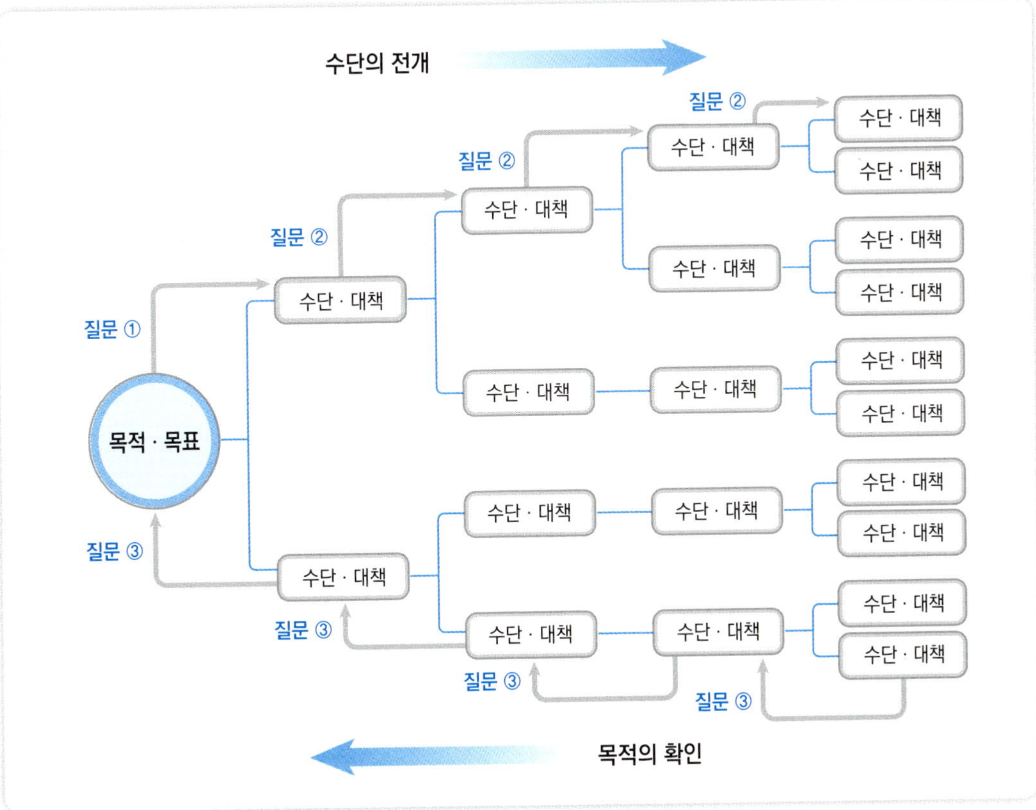

그림 5.3 계통도의 예

셋째, 둘째에서 생각한 대답을 이번에는 목적으로 생각하고 그것을 달성하기 위해 무엇을 해야 하는가를 생각하고 둘째와 동일하게 그림에 적는다.

넷째, 새로운 아이디어에 대해 상위단계의 목적과 관련 여부를 확인한다. 관련성이 없는 것으로 판단되는 아이디어는 제거하도록 한다.

다섯째, 계통도를 그리는 목적에 따라 작성된 계통도에서 필요한 활동들이 충분히 도출되었는지 확인한다.

2. 문제 발견 및 예측에 대한 관리기법

문제를 발견하는 데는 다양한 기법이 있지만 5대 임무 체크법이 있다. 그리고 프로그램을 개발할 때 고려해야 할 요소로서 5P (person, problem, purpose, process, place)를 중심으로 체크리스트를 만들어 사용할 수 있으며, 가장 많이 사용하고 있는 기법으로 5W 1H (who, what, when, where, why, how) 체크리스트를 제시할 수 있다. 프로그램의 실행 주체, 실행 목적, 실행 방법, 실행 시기 및 기간, 실행 장소 및 여건 등의 6가지 관점에서 프로그램의 실행 과정을 체크하여 문제점, 미비점을 발견 또는 예방하기 위한 기법이다. 장점으로는 다양한 관점에서 문제점이나 미비점을 확인할 수 있으나, 단점으로 단순한 일상적인 점검으로 끝나거나 형식적인 대책만을 마련하고 끝내버릴 가능성이 높을 수 있다.

3. 보건프로그램 진행에 대한 관리기법

프로그램을 정확하게 실행하기 위해서는 진행 과정에 대한 관리도 효율적으로 이루어져야 한다. 목표 달성을 위한 시간 계획은 필수적이다.

계획된 프로그램을 보다 효율적이고 효과적으로 준비하고 관리하기 위해 많이 사용되고 있는 방법은 활동별 보건프로그램 진행계획도표(Gantt chart), 보건프로그램 평가 검토기술(PERT), 월별 보건프로그램 진행 계획 카드(shed-u graph)가 있으며, 프로그램 전 과정에 따라 수행해야 할 과업을 일목요연하게 그림으로 보여주는 총괄진행도(flow chart)가 있다.

1) 활동별 보건프로그램 진행계획도표 Gantt chart

어느 기간에 걸쳐 계획된 과업과 그것의 실제 진행사항을 도표로 나타내는 것이다. 즉, 계획된 작업과 그 성과를 같은 시간 축에 가로선으로 표시하여 계획과 통제기능을 아울러 수행할 수 있도록 마련된 일정의 막대도표이다. 각 내용은 실행 가능하게 배열되어 있고, 실제 프로그램 진행 정도가 같은 도표에 기록되므로 계획과의 차이를 읽을 수 있으며, 현재 프로그램 진행 상황을 알 수 있다. 세로에는 특정 내용을 완성하기 위해 필요한 활동을 열거하고 있고, 가로에는 각 활동에 대해 계획된 시간을 나타낸다. 그리고 막대를 적절히 표시함으로써 어느 정도 진척이 이루어졌는가를 알 수 있다. 장점은 프로그램 단계 사이의 시간관계를 잘 나타내주는 것이나, 단점은 오랜 기간에 걸쳐 일어나는 매우 세부적인 활동을 나타내기는 어렵다는 것이다. 또한 각 활동만을 나타내고 활동 간의 진행 과정을 나타내지 않기 때문에 각 단계의 활동과 진행 사이의 상관관계를 보여주지 못해, 전반적인 계획과 진행사항을 점검하는 데는 부족함이 있다(그림 5.4).

2) 보건프로그램 평가 검토기술 Program evaluation and review technique, PERT

보건프로그램 평가 검토기술은 사업계획의 조직적인 추진을 위해 인적 · 물적 자원의 제약 하에서 최소한의 비용으로 최단 시간 내에 사업을 완성하는 계획을 작성 · 실천하는

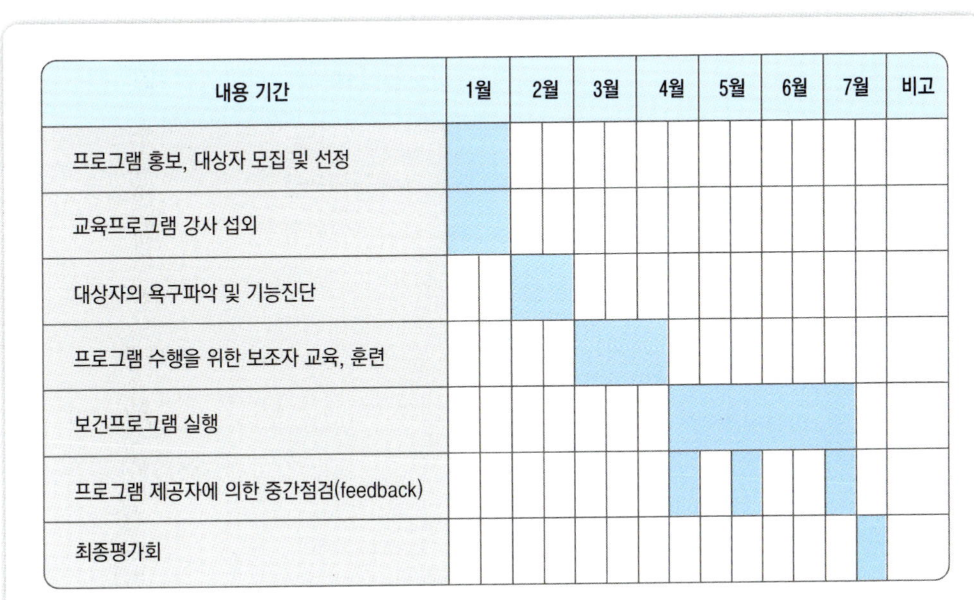

그림 5.4 활동별 보건프로그램 진행계획도표의 예

데 사용되는 네트워크 분석기법으로, 특정 사업의 계획, 조직화, 통제의 3가지 기능을 수행한다.

보건프로그램 평가 검토기술은 개념적으로 첫째, '어떤 목표를 달성하기 위해 어떻게 계획해야 하는가?', 둘째, '기간은 얼마나 걸릴 것인가?', 셋째, '어떤 프로그램의 완성을 위해서는 어떤 단계의 활동이 필요한가?', 넷째, '기관은 얼마나 빨리 이 프로그램을 실행할 수 있는가?', 다섯째, '이 프로그램을 수행하기 위해 어떤, 얼마나 많은 자원이 필요한가?' 등을 명확하게 해준다. 따라서 프로그램 평가 검토기술이 사용되는 목적은 목적을 성취하는 데 필요한 활동을 도표화하여 이 활동을 효율적이고 효과적인 방법으로 할 수 있도록 조정하는 것이다. 또한 이 활동을 수행하고 프로그램의 전체 목적을 달성하는 데 필요한 시간을 산정한다. 계획에 관여하는 모든 사람이 노력을 어느 곳에 집중해야 하는지를 알리기 위해 연속적으로 이어지는 여러 단계에서 수행해야 할 활동을 일목요연하게 나타내준다. 따라서 네트워크를 작성하여 분석하므로 상세한 계획을 수립하기 쉽고 변화나 변경에 대해 곧 대처할 수 있으며, 활동 실행 전에 네트워크상의 문제점을 명확히 그리고 종합적으로 파악할 수 있어 중간관리가 가능한 것이 장점이다. 반면 단점으로는 활동시간의 중요성에 비해 프로그램 일정이 불분명할 경우, 그 유용성이 낮아진다는 점과 예산을 무시한 채 시간요인만 지나치게 강조하게 되는 것을 들 수 있다.

3) 월별 보건프로그램 진행 계획 카드 Shed-U graph

특정 활동이나 업무를 월별로 구분하여 작은 카드에 기입하는 방법이다. 바탕종이에 카드를 꽂을 수 있는 주머니가 달려 있다. 이 바탕종이의 위쪽 가로에는 월별이 기록되어 있고, 특정 활동이나 업무를 카드 위에 기입하여 월별 아래 공간에 삽입하거나 붙인다. 장점은 활동 시간에 따라 변경되어 이동시키는 데 편리하다는 점이있으나, 활동별 시간계획표에서와 같이 과업과 완성된 활동 간의 상관관계를 잘 알 수 없다는 단점이 있다(그림 5.5).

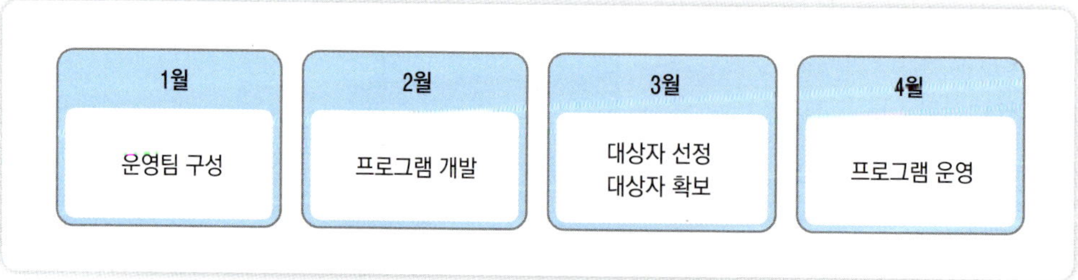

그림 5.5 월별 보건프로그램 진행 계획 카드의 예

4) 총괄진행도 Flow chart

프로그램의 서비스 제공 과정을 한눈에 조감해 볼 수 있도록 총괄진행도를 작성한다. 보건프로그램 시작에서 종료까지의 단계를 작성하여 보건프로그램이 제대로 이루어지도록 돕는 지침 역할을 한다(그림 5.6).

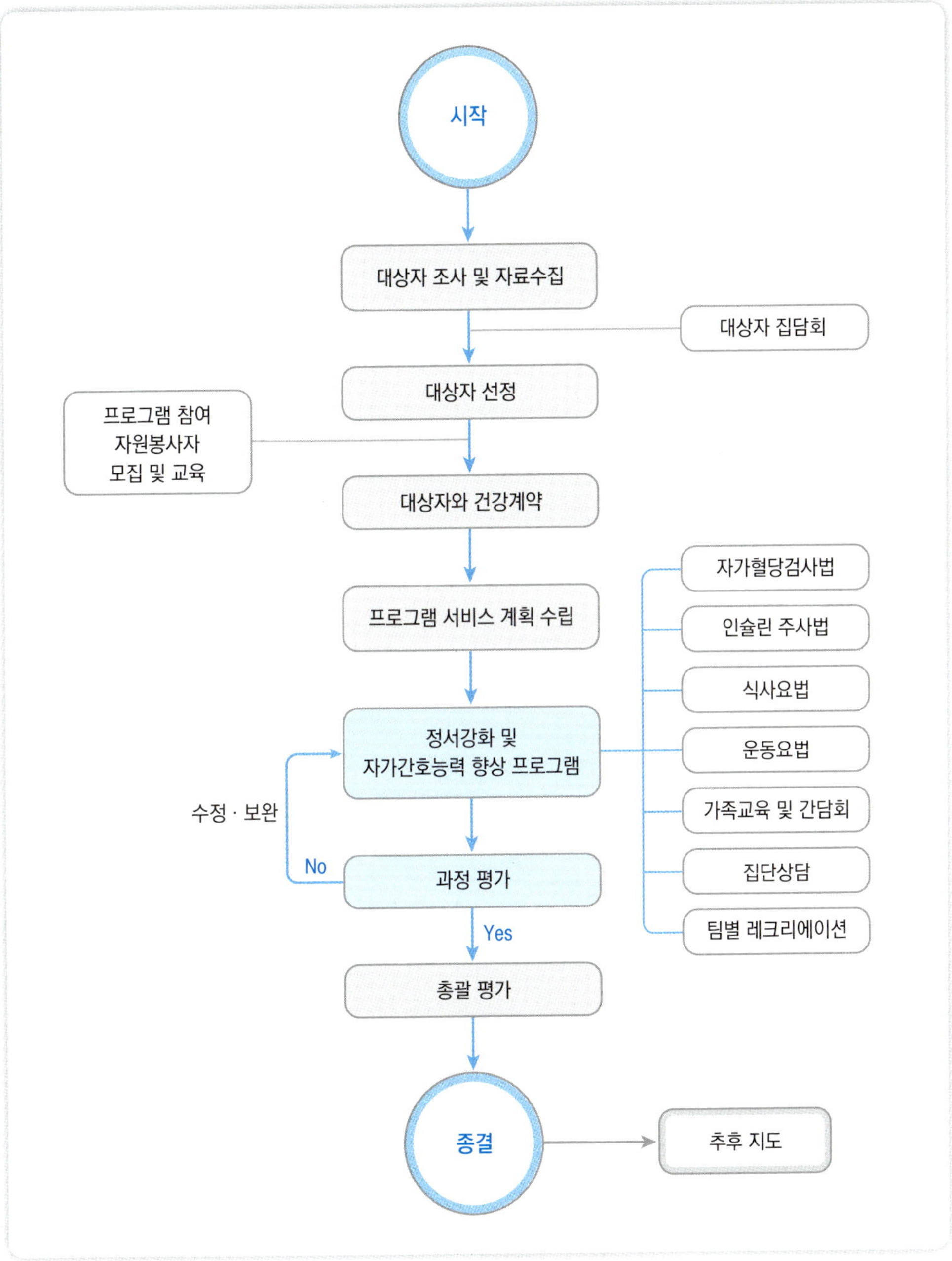

그림 5.6 총괄진행도의 예

05 지역사회자원 연계체계 확보

1. 지역사회자원 연계 필요성

지역사회 대상자는 여러 종류의 보건복지 교육 및 서비스의 욕구가 있다. 그들이 가지고 있는 문제는 각 문제를 부분적으로나마 해결할 수 있는 전문적 자원을 동원하여 각각의 문제 해결을 꾀할 수 있으며, 대상자의 문제를 효과적으로 해결하기 위해서는 지역사회 연계가 중

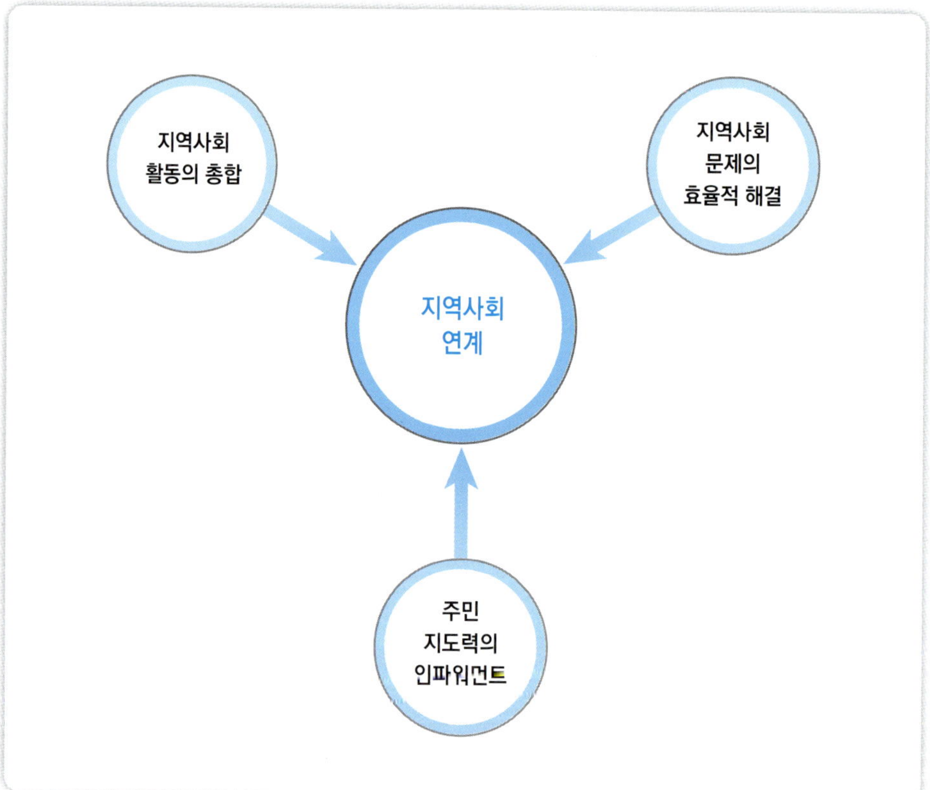

그림 5.7 지역사회 연계의 필요와 의의

요하다(그림 5.7).

연계가 필요한 이유는 첫째, 지역사회의 다양한 문제를 개별 단체나 기관이 모두 해결할 수 없기 때문에 각자가 가진 자원을 합하여 효율적으로 대처하기 위함이다. 둘째, 특정한 문제를 해결하는 데 개별 단체나 기관이 가진 자원만으로 효과적으로 해결하기 어렵고, 다양한 자원의 연계를 통해 해결하는 것이 효과적이기 때문이다. 마지막으로 대상자의 역량강화로 지역사회 주민 간의 인적 자원 연계를 결성하기 위함이다.

이중 첫 번째 이유의 지역사회의 다양한 문제를 해결하기 위한 연계는 지역사회 발전을 위해서라도 중요하다. 보건교육 실행 시 연계를 통해 각 자원의 역할분담으로 지역사회 내의 자원 간 목적을 달성하도록 한다. 두 번째로 언급한 특정한 문제를 해결하기 위한 연계는 해당 문제를 보다 효율적으로 해결하기 위한 것에 초점을 맞출 필요가 있다. 따라서 특정한 문제 해결을 위한 노력에 동의하는 관계자가 그 문제 해결에 투여할 자원을 상호 공유하는 방식의 연계를 통해 특정 문제를 효과적으로 해결할 수 있다. 마지막으로 언급한 인적 자원 간의 연계는 지역사회 발전이 지역사회 구성원의 임파워먼트를 통해 근본적으로 이루어진다는 점을 고려할 때, 각 단체 및 기관의 활동은 지역주민의 임파워먼트를 통해 성과를 낼 수 있다. 그러나 이러한 세 가지 필요성은 각각 분리된 것이 아니며, 연계는 서로의 역할 분담과 협력을 통해 효과를 발휘할 수 있다.

2. 지역사회자원 연계 단계

지역사회자원 연계는 준비 단계, 구성 단계, 실행 단계, 관리 단계에 따라 진행된다. 각 단계에서 수행할 과제와 전략은 표 5.4와 같다.

지역사회 공공부분 사례관리 연계는 Box 5.4에 9가지 사례가 제시되어 있으며, 보건소 방문건강관리 사업을 실행할 때 지역사회 간호사가 대상자 사례별로 필요한 공공기관에 맞춤형 연계사업을 실시하고 있음을 알 수 있다.

Box 5.5에는 지역사회 내에서 보건프로그램 실행 시 연계 기관, 연계 내용 및 연계 시스템이 제시되어 있으며, 보건소에서 방문건강관리 사업 실행 시 보건소 내·외 연계 보건서비스 및 복지서비스 내용, 연계 주기, 연계 내용, 연계 시스템에 대한 내용을 잘 파악할 수 있다.

표 5.4 지역사회자원 연계 단계에 따른 과제와 실천 전략

연계 단계		과제	실천 전략
준비 단계	① 연계 적합성 검토하기	실천과 연계 방법의 적합성 검토	문제 해결을 위해 자원을 연계해야 하는가에 대한 점검, 연계해야 하는 자원목록표 작성, 정당화 근거 마련 → 문제 해결 전략
		연계 전제조건 만족시키기	외부조직과의 자원흐름 점검, 교환에 대한 대안 점검, 과업환경과의 연계 검토
	② 연계 승인받기	조직 연계 방법에 대한 승인 가능성 진단	조직 차원에서의 연계에 대한 정당화 작업
		과업환경 체크	재정자원의 출처, 클라이언트 출처, 승인의 출처, 보충적 서비스 제공자, 클라이언트 지원자원, 경쟁조직
구성 단계	③ 연계 찾기	연계 찾기	2차 자료를 통한 관련 연계 파악, 리스트 작성
		찾아낸 연계와의 연계 가능성에 대한 정보 입수하기	리스트 상의 네트워크에 대한 on-line, off-line 상으로 상대조직의 미션이나 목적 분석, 고유의 특성(위계구조, 재정, 참여) 파악
		연계 가능한 연계 리스트 작성하기	이름, 자료의 출처, 미션, 조직특성, 위치, 방문 여부, 예상 가능성 등 기입
	④ 연계 접촉하기	관계 맺기	직접 방문 → 분석한 미션(목적), 준비한 계획서(발생 이익)를 매개로 네트워킹을 이끌어냄
		신뢰 형성하기	열정을 드러냄, 기존 신뢰구조와 감성적 교류, 명성, 최고결정권자와의 신뢰 등 활용
		상호 호혜성 활용 및 형성하기	기꺼이 내어줌, 섬김, 본성 존중, 관습 활용, 호혜적 관계 형성
		계약하기	교환세트 구성: 교환내용, 교환비용, 교환가치, 보상(만족) 작성함
실행 단계	⑤ 연계 영역 구축하기	도메인 합의하기	도메인: 문제 · 욕구, 대상집단, 실천기술, 설정지역, 자원출처
		연계 크기 정하기	관리 가능한 연계 크기 정하기
		관계유형 합의하기	협력 또는 조정 또는 합작 유형 중 현재 조건에 맞는 것으로 합의하기
	⑥ 연계 실행하기	교환의 대칭성 만들기	교환내용 기록하여 균등한지 점검, 일부 참여자가 주도할 경우 재조정할 것
		기관 구성원의 지위 결정하기	네트워크 참여자의 기관 내 지위 파악 → 네트워크의 강점과 한계점 인식 → 한계점을 보완하기 위한 대책 마련
		권위의 위치 확인하기	내적 권위인가 외적 권위인가 확인 → 강점, 한계점 인식시키기
관리 단계	⑦ 연계 갈등 관리하기	연계의 의존성과 영향력 관리하기	연계 대칭성 수시 점검 → 지배가 나타나면 철회나 대안 마련
		연계의 중심성 관리하기	연계 내 조직 간의 상호관계 기록하기
		연계의 조정과 통제	상호관계를 조정하여 소외단위가 없도록 함
	⑧ 연계 유지하기	연계의 응집력 관리하기	상호 호혜적인 교류를 촉진, 교환이 평등하게 이루어질 수 있도록 서로의 유익을 문서로 가시화함
		연계의 밀도와 복잡성 유지하기	관계의 수를 기록하고 적절하게 유지함
		상호 호혜성과 신뢰 관리하기	구축된 자발적 보상체계와 신뢰관계 유지, 격려, 보상해 줌

출처: 김영종, 홍현미라(2008). 사회복지 네트워킹의 이해와 적용. 학지사.

Box 5.4 보건소 방문건강관리 사업수행 시 공공부문 사례관리 연계

- **사례 1:** 주거환경 개선 및 복지서비스 필요자 → 읍 · 면 · 동 찾아가는 복지전담팀
- **사례 2:** 일자리(직업상담 및 알선, 자활 및 일자리사업 등) 지원 → 시 · 군 · 구 자활지원과
- **사례 3:** 의료급여수급권을 최초로 취득하거나 부적정 의료이용 행태자 → 의료급여사례관리사업
- **사례 4:** 치매노인 또는 고위험군 및 치매환자 가족 → 치매안심센터
- **사례 5:** 노인성 질환 의심자 → 노인장기요양보험
- **사례 6:** 고혈압 및 당뇨병 환자 → 보건소 심뇌혈관질환 관련 팀
- **사례 7:** 취약계층 가정의 만 12세 이하 아동 및 가족, 임산부 → 시 · 군 · 구 취약계층아동사례관리(드림스타트)
- **사례 8:** 혼자 살고 있는 만 65세 이상 노인 → 노인돌봄기본서비스
- **사례 9:** 정신건강문제/중독예방 서비스 필요자 → 정신건강복지센터/중독관리통합지원센터

출처: 보건복지부 · 한국건강증진개발원(2023). 2020년도 지역사회통합건강증진사업안내(방문건강관리).

Box 5.5 보건소 방문건강관리 사업수행 시 보건소 내 · 외 연계 기관 · 내용 · 시스템

- **보건서비스**
  - 보건소 내: 지역사회 통합건강증진사업, 지역정신보건센터 등
  - 보건소 외: 의료급여 사례관리사업, 노인장기요양보험(장기요양등급 외 판정자), 광역정신보건센터, 중독관리통합지원센터, 보건의료전문기관, 무료 수술 및 의료비 지원 등
- **복지서비스**
  - 공공부문 사례관리사업(통합사례관리사업 및 시 · 군 · 구 희망복지지원단 등, 드림스타트사업, 노인돌봄기본서비스, 자활사례관리사업) 의뢰 및 연계 등

  ※ 요청 시, 희망복지지원단 통합사례관리회의(솔루션회의, 권역형 읍 · 면 · 동 통합사례관리회의) 및 종결회의에 보건소 방문건강관리팀장 혹은 담당자 필수 참석

  ※ 공공부문 사례관리연계: 희망복지지원단 및 찾아가는 복지전담팀 통합사례관리, 자활사례관리, 노인돌봄기본 서비스, 취약계층아동사례관리, 의료급여사례관리, 정신건강사례관리, 중독사례관리
- **연계 주기:** 필요시
- **연계 내용**
  - 대상자 발굴: 효율적인 대상자 발굴을 위해 타 사례관리서비스 대상자 정보 공유, 필요시 합동 방문
  - 대상자 등록 및 군 분류: 대상자 방문 후 건강스크리닝 및 욕구사정 결과 타 서비스 필요 대상자의 경우, 해당 서비스 연계
  - 군별 관리: 서비스 수행 중 확인된 타 서비스 필요 대상자의 경우, 해당 서비스 연계
  - 대상자 재평가: 필요시 타 복지서비스 연계

  ※ 읍 · 면 · 동 찾아가는 복지전담팀과 보건소 방문건강관리팀은 대상자 명단, 방문 스케줄 공유 등의 상호협의를 통해 효율적인 사례관리를 수행하여야 함
- **연계 시스템**
  - PHIS(지역보건의료 정보시스템)와 행복-e음을 통해 의뢰 및 회신

출처: 보건복지부 · 한국건강증진개발원(2023). 2020년도 지역사회통합건강증진사업안내(방문건강관리).

3. 지역사회자원 연계 및 의뢰 활성화를 위한 전략

보건프로그램의 성공적인 수행을 위한 지역사회자원 연계 및 의뢰를 원활하게 하기 위해서는 지역사회 참여를 활성화하고, 지역사회자원과 협력 관계를 개발하여 업무를 협력적으로 수행할 수 있어야 한다. 이를 위한 전략과 자원 연계 및 의뢰 시 유의할 사항은 다음과 같다.

1) 지역사회 참여 활성화 방안

- 정보의 공개와 홍보
- 여론의 정확한 수집을 통한 의견 수렴
- 여론의 반영
- 위원회의 조직과 활성화
- 자생적 주민조직의 활용
- 사회지도층의 적극적 참여 유도
- 주민들의 의식과 자질 고취
- 사업주관자 자신의 개발: 지식, 기술, 인격의 조화

2) 협력 관계 개발 및 협력적 업무수행

- 사업에 기여할 수 있는 전문인/기관 확인
- 보건프로그램 목표를 위해 서로 다른 집단과 효과적으로 협력
- 지식, 경험, 실무를 공유
- 연계, 의뢰의 분명한 목표, 과정의 파악
- 전문인 간, 기관 간 표준과 지침 설정, 독립성 유지
- 전문인 간, 기관 간 평가에 참여
- 관련 전문인과 기관에 정보 제공
- 타 전문인의 역할, 기여부분에 대한 이해와 가치 부여
- 타 전문인이 효과적으로 기여하도록 격려
- 타 전문인의 활동 상황과 배경에 대한 인정
- 기록을 통해 효과적인 의사소통

3) 자원 연계 및 의뢰 시 유의사항

다른 기관으로 의뢰할 때는 상황을 부정적으로 보게 되는 경우가 많으므로 다른 기관을 안내하는 내용에 대해서 충분히 설명한다.

- 의뢰하는 기관의 담당자와 사전에 전화로 연락하여 필요한 정보를 알려준다.
- 적절한 의뢰서를 작성하여 필요한 정보를 기재한 후 해당 기관으로 가도록 한다.
- 의뢰하는 기관에 대해 설명을 해 주고 필요한 정보를 제공한다.
- 위치를 정확하게 알려주고 담당자를 만날 시간과 장소를 정확히 알려준다.
- 의뢰는 가능한 한 개개인을 대상으로 한다.
- 예외적 상황: 담당자가 독자적으로 판단하지 말고 보건소 담당직원과 반드시 상의하도록 한다.
    - 전문의료서비스가 필요한 자
    - 재활서비스가 필요한 자
    - 경제적 지원이 필요한 자
    - 신체적 · 정신적 지원이 필요한 자
- 실제 사업명, 구체적 사업내용, 관련 지역사회 연계 조직, 구체적 역할을 명시한다.

4) 지역사회자원 연계의 효율적 운영을 위한 전략

지역사회의 상황이 다르므로 지역사회자원도 지역 실정에 맞게 운용 전략을 짜야 한다. 지역사회자원 연계의 효율적 운영을 위한 전략을 요약하면 다음과 같다.

- 지역사회의 활용 가능한 자원목록 재검토
- 기존 사업에서 연계한 기관과의 관계 강화
- 변화된 보건프로그램 운영방식에 대한 설명회 실시: 타 부서, 각 관련 기관(공공, 민간), 지역 대표자
- 적극적인 참여방안 모색을 위한 팀 간 연계와 주기적 사례 토론회 및 협의 모임
- 지역사회자원의 적극적 발굴 및 활용: 지역사회조직, 지역지도자, 시설 및 기구, 재정지원이 가능한 기관 및 개인 등
- 지역봉사자 조직 · 훈련: 인력(전문 인력, 가사 및 간병도우미 등) 명단 작성, 봉사자 능력에 따라 체계적으로 업무가 할당되도록 계획
- 의뢰연계체계 조직 · 운영: 지역사회 보건, 복지기관 명부 마련 및 의뢰망 조직, 지역

사회자원(통반장, 적십자주민대표, 마을건강원, 부녀회장 등)의 명단 작성 및 연결망 조직, 운영

지역사회자원 연계를 활성화하기 위해서는 기본적으로 보건프로그램 대상자가 지니고 있는 여러 가지 서비스 욕구를 해결하는 것에 최우선순위를 두어야 한다. 보건프로그램을 운영하는 주체는 보건프로그램 서비스를 제공하기 위한 전문직 간 상호이해를 바탕으로 지역사회에 존재하는 지역사회자원 현황을 면밀히 파악하여 대상자에게 필요한 서비스가 적재적소에 제공될 수 있도록 해야 한다. 현재 각 지역사회의 상황에 맞추어 지역사회자원을 최대한 발굴하고, 지역사회자원 연계를 구축하며, 대상자가 가지고 있는 다양한 욕구를 해결해야 한다.

학습포인트

1. 보건프로그램 실행은 이미 작성된 계획에 따라 실제의 활동을 전개하는 보건프로그램 개발 과정 가운데 핵심 단계에 해당되며, 이 단계에는 여러 가지 기본 원리가 고려되어야 한다. 따라서 보건프로그램 실행의 기본 원리는 무엇인가?

2. 보건프로그램을 구체적으로 실행하기 위해서는 우선 적절한 계획을 수립하여야 한다. 보건프로그램 실행계획을 수립할 때 고려해야 할 6가지 내용은 무엇인가?

3. 보건프로그램 적용 대상 인구가 특정 보건교육 주제에 대해 깊이 있고 올바른 지식을 제공받을 수 있는 기회를 제공하기 위해 수업, 특강, 세미나, 워크숍, 특별 교육 과정 등으로 진행되는 보건프로그램 실행 전략은 무엇인가?

4. 보건프로그램 실행 과정 3단계는 무엇인가?

5. 보건프로그램 실행계획안에는 어떤 것이 포함되어야 하는가?

학습포인트

6. 보건프로그램 실행 활동 단계에는 어떠한 활동을 하여야 하는가?

7. 보건프로그램을 잠재적 클라이언트에게 알리기 위한 마케팅의 다양한 방법은 무엇인가?

8. 목표관리(MBO)에 의한 관리 방법은 보건프로그램 설계에서 정해 놓은 목표 달성이 어느 정도 이루어지고 있으며, 목표 달성에 영향을 미치는 요인이 무엇인가를 알기 위한 기법이다. 이 중 계통도는 어떻게 이루어지는가?

9. 보건프로그램 진행에 대한 관리 기법으로 보건프로그램 평가 검토기술(PERT)을 적용하시오.

10. A 보건소의 방문간호사가 당뇨, 고혈압, 관절염을 오래 앓고 계시는 기초수급자에서 탈락하신 독거 중인 82세 이 씨 할머니를 방문하니, 대상자는 요즘 자살 생각도 많이 하고 눈이 뿌옇게 보여 백내장 수술하고 싶다고 말씀하셨으며 식후 2시간 혈당이 250, 우울검사 시 GDS 14/15점으로 나왔다. 또한 틀니도 잘 안 맞고 반찬도 못하고 식재료 구입할 돈도 없어서 끼니를 거르고 있음을 발견하였다. A 보건소로 돌아온 방문간호사는 어느 기관과의 연계를 고려해야 하는가?

CHAPTER 06

보건프로그램 평가

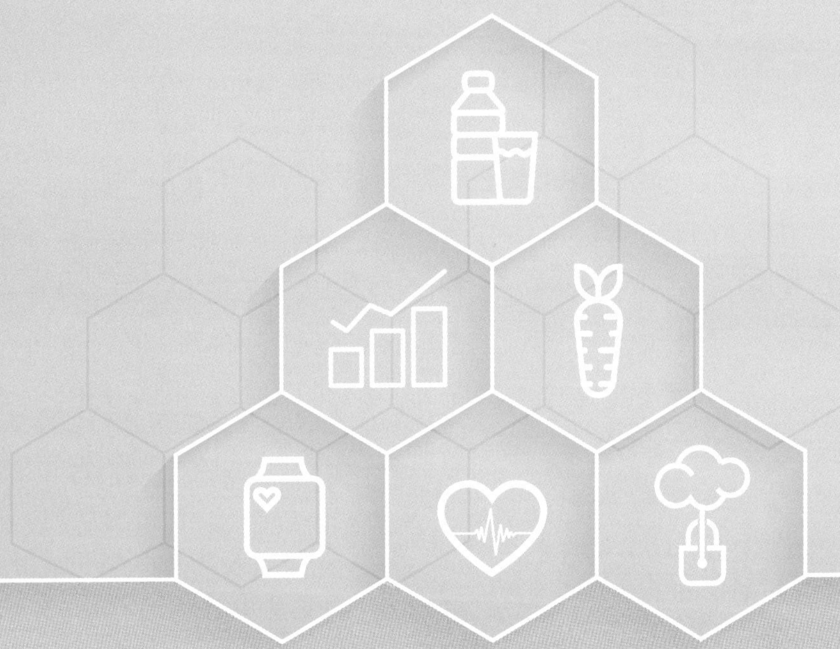

학습성과

01. 보건프로그램 평가이론을 설명한다.

02. 보건프로그램 평가 방법을 이해한다.

03. 보건프로그램 평가 결과를 보고한다.

01 보건프로그램 개념

1. 보건프로그램 평가의 개념

1) 보건프로그램 평가의 정의

보건프로그램 평가는 프로그램이 설정된 목표를 달성하고 있는지 여부를 결정하기 위해 프로그램의 효율성, 효과성, 지속 가능성을 측정하는 프로세스이다.

전문용어로서의 평가는 관점에 따라 다양한 정의가 내려지고 있다. WHO는 "평가란 장래를 위해 선택항목을 주의 깊게 선택함으로써 현재 활동을 개선하거나 더 좋은 기획을 실시하기 위해 경험에서 체계적으로 배우고, 그 배운 교훈을 사용하는 방법"이라고 했다. Green(1986)은 "평가란 관심이 있는 사항을 미리 정한 기준과 비교하는 것"이라고 하였다. Weiss(1998)는 평가를 "해당 정책과 사업의 개선에 기여할 수 있는 수단으로 명시적 혹은 암묵적인 기준과의 비교를 통한 어떤 정책이나 사업의 결과나 작용 과정의 체계적인 측정"이라고 하였다. CDC(2007)는 평가를 "프로그램의 활동, 특성, 결과에 관한 정보를 체계적으로 수집하여 프로그램의 효과성을 사정하고, 미래의 발전에 관한 결정을 사업 대상자에게 알리는 것"이라고 하였다. 미국공중보건협회는 "평가란 설정된 목적이 어느 정도 성공적으로 달성되는가를 판정하는 과정으로 목적 설정, 목적 달성을 측정하는 평가 기준의 설정, 성공 정도의 측정, 개선방안 제시 등의 4단계 과정"이라고 정의하였다. Smith와 Glass(1987)는 서로 다른 4가지 관점에서 평가를 다음과 같이 정의하였다.

첫째, 응용연구로 보는 관점이다. 평가는 엄격한 방법론을 적용한 과학적인 연구를 의미한다. 즉 외부적 통제나 비교연구가 가장 타당한 결과를 제공한다는 가정 하에 주로 비교 실험설계나 양적인 설계로 실행된 것만 포함한다.

둘째, 관리체계의 한 부분으로 보는 관점이다. 평가는 사업을 위한 투입과 산출 및 이들의 관계에 초점을 맞추고 있다. 정책 결정자가 보건프로그램의 목적이나 우선순위

를 참고할 수 있는 조사, 만족도 조사, 목표 달성 정도 조사, 비용분석, 프로그램 과정 모니터링 등이다

셋째, 전문가의 판단으로 보는 관점이다. 각 보건프로그램 평가에 적합한 전문가가 직접 관찰하고 기준을 근거로 보건프로그램의 질을 평가한다.

넷째, 정치적인 맥락으로 보는 관점이다. 평가는 의사결정자나 관리자에 초점을 두는 것이 아니라, 보건프로그램의 유지 또는 중단에 영향을 미치는 재원 제공자와 관련된다고 본다.

보건프로그램의 평가는 보건프로그램 실행 후에 무엇이 얼마나 성취되었는가를 파악하고, 보건프로그램의 목적에 따라 보건프로그램이 잘 진행되고 있는지 파악하여, 보다 더 나은 보건프로그램 실행과 보건프로그램 관리를 도모하고, 보건프로그램의 장 · 단점을 파악한다. 그리고 투입된 노력이 효과적이고 투입된 비용이 적절한지를 검토하는 과정이라고 할 수 있다.

Thompson(1992)은 평가대상의 범위에 따라 보건사업 평가를 다양하게 정의하고 있다(그림 6.1). 가장 좁은 정의는 평가대상을 사업의 목적달성 여부로 제한하는 것이

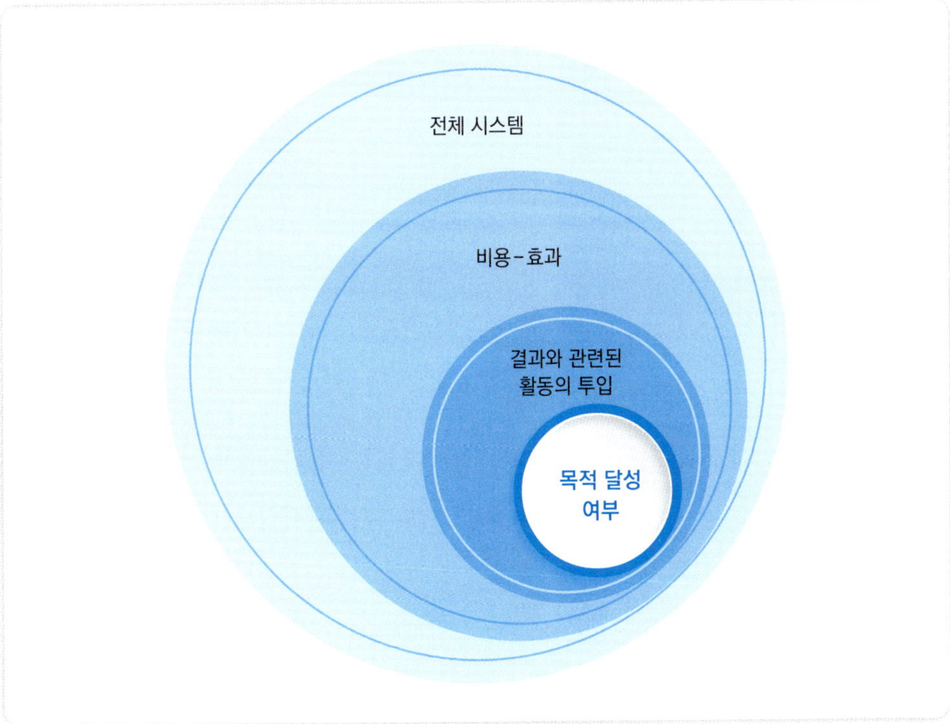

그림 6.1 평가 대상의 범위에 따른 보건사업 평가의 개념(Thompson, 1992).
출처: 서울시 대사증후군 관리사업 추진계획(2018).

다. 좀 더 넓은 정의는 사업의 목적 달성 여부에 사업의 활동 및 과정을 고려하지 않고 결과와 관련된 활동의 투입에 대해 분석하는 것이다. 이보다 포괄적인 정의는 투입과 예측한 영향의 관계뿐만 아니라 비용 영향적인 측면 및 사업의 개념과 설계 및 전달을 함께 고려한다. 가장 포괄적인 범위는 평가의 대상과 전체 시스템에 대한 평가를 포함하는 것이다.

이러한 평가의 개념에는 공통적으로 관심이 있는 어떤 대상을 기준과 비교하는 것이 포함되어 있다. 평가는 평가하고자 하는 대상의 장점, 가치, 의미 및 전반적인 상황에 대해 체계적이며 과학적이고 주의 깊게 판단하여 조사하는 것이다. 따라서 평가는 향후 보건프로그램을 위한 대안을 신중하게 선정하여 현재 활동을 개선하기 위한 교훈을 얻고 경험을 축적하는 체계적인 방법이라고 할 수 있다.

2) 평가의 법적 근거

「국민건강증진법」 제5조(국민건강증진정책심의위원회)의 심의항목에 국민건강증진기금의 연도별 운영계획, 결산 및 평가를 심의하며 이를 한국건강증진개발원의 업무 중 하나로 규정하였다. 대표적으로 제13조(보건교육의 평가)에서는 “보건복지부장관은 정기적으로 국민의 보건교육 성과에 관하여 평가를 하여야 한다”고 규정하고, 구체적인 평가방법과 내용을 시행규칙에 규정하였다. 「국민건강증진법 시행규칙」 제8조(보건교육의 평가방법 및 내용)의 내용은 다음과 같다.

① 보건복지부장관이 법 제13조의 규정에 의하여 국민의 보건교육 성과에 관한 평가를 할 때에는 세부 계획 및 그 추진실적에 기초하여 평가하여야 한다.

② 보건복지부장관은 필요하다고 인지하는 경우에는 제1항의 규정에 의한 평가 외에 각 호의 사항을 조사하여 평가할 수 있다(조사사항: 1. 건강에 관한 지식 · 태도 및 실천, 2. 주민의 질병 · 부상 유무 등 건강상태).

한국건강증진개발원에서는 「보조금 관리에 관한 법률」 및 「국민건강증진법」에 따라 국민건강증진기금으로 운영되는 민간보조사업의 성과 관리 및 평가로 건강증진사업의 성과를 제고하기 위해서 구체적으로 평가를 수행한다. 또한 지자체 중심의 지역보건의료계획, 지역사회건강증진사업의 평가 및 환류를 위해 성과 관리 및 평가 체계를 수립하고, 우수사례를 발굴하고 확산시키는 역할을 한다. 이는 보건프로그램의 성과를 관리하고 평가하여 점진적으로 사업개선을 도모함으로써 국가에서 실시하는 보건프로그램의 효과를 높이는 것이다(그림 6.2).

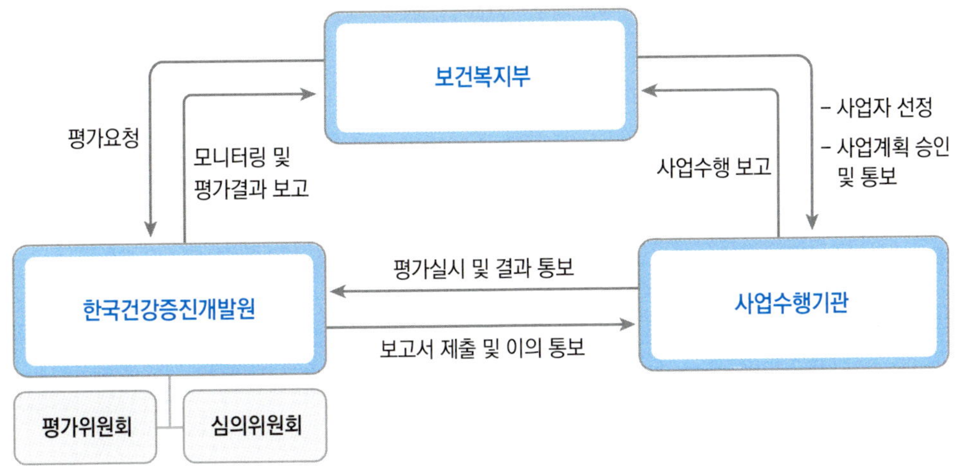

그림 6.2 국민건강증진기금 민간보조사업 성과관리 및 평가 체계
출처: 한국건강증진개발원(2023). 국민건강증진기금 민간보조사업 성과관리 및 지침.

3) 보건프로그램 평가 목적

보건프로그램을 평가하는 목적은 프로그램의 효과와 영향을 사정하고, 프로그램을 향상시키며, 프로그램 이해 당사자에게 유용한 피드백을 제공하기 위함이다. 평가 목적에 따라 필요한 정보 내용이나 평가 결과에 대한 해석도 달라질 수 있으므로 보건프로그램 평가 목적을 일반적인 목적과 이해집단별 목적으로 나누어 다음과 같이 설명할 수 있다.

(1) 일반적인 평가 목적

① 보건프로그램의 목표 달성 정도 확인

보건프로그램이 목적 지향적인 활동인 만큼 평가는 보건프로그램이 원래 의도한 변화를 일으켰는지, 계획된 방향으로 진행되는지 등을 확인 및 점검한다. 즉, 평가는 목표 달성 정도를 파악하게 된다. 이를 통하여 보건프로그램의 효과, 가치, 유용성을 보여줄 필요가 있다.

② 보건프로그램의 개선 및 변화

평가 결과를 보건프로그램 진행 과정에 직접 투입시키거나 다음 보건프로그램 진행에 피드백시켜서 보건프로그램의 질적 개선을 목적으로 한다. 평가를 통해 보건프로그램의 장·단점을 파악할 수 있기 때문에 보건프로그램의 개선이나 새로운 방안을 모색할 수 있다. 아울러 보건프로그램의 유용성에 대한 정보를 갖고 보건프로그램의 향후 지속 여부를 판단할 수 있다.

③ 보건프로그램의 효과 및 영향 파악

보건프로그램이 미친 영향이나 프로그램의 결과를 염두에 두고 보건프로그램 실시 전 · 후의 차이를 파악한다. 보건프로그램으로 인한 변화가 어느 정도인가에 초점을 두고 관심 영역에 대한 사전 및 사후 측정 결과를 활용하여 차이를 검증한다. 이와 관련된 평가는 보건프로그램의 효과 및 영향을 부각하여 보건프로그램에 대한 예산 투자를 정당화하거나 학술 연구와 관련된 경우에 주로 활용된다.

④ 보건프로그램의 장점 파악

특정한 보건프로그램을 보급 또는 확대하고자 할 때에 해당 보건프로그램이 어떤 장점을 지니고 있는가를 확인하기 위해 평가가 실시된다. 이런 경우에는 해당 보건프로그램의 가치를 파악하거나 장점을 발견하는 것이 평가의 주된 목적이다. 평가를 실시하여 보건프로그램의 목표 달성 정도를 확인하고, 그 효과와 가치를 인정하게 되면 보건프로그램의 존재를 정당화해 주는 효과가 있다.

⑤ 보건프로그램의 존속 및 폐지 결정

기존 보건프로그램을 계속해서 실시할 것인지, 확대 또는 축소하여 재실시할 것인지, 수정하여 실시할 것인지, 아니면 폐지할 것인지 등을 결정하기 위해 평가를 실시한다. 즉, 보건프로그램 운영과 관련하여 중요한 의사결정을 내려야 할 경우에 평가 결과를 의사결정에 활용하게 된다.

⑥ 보건프로그램 수행의 점검 및 통제

담당자가 임무를 충실하게 수행하고 있는가를 점검하기 위한 목적이나 보건프로그램 관련자가 경각심을 가지고 맡은 바 업무를 충실하게 수행하도록 감독 및 통제하기 위한 목적으로 실시된다. 평가를 통하여 보건프로그램 수행의 질 관리를 높이고, 심리적 효과를 통하여 관련자를 감독 및 통제할 수 있다.

⑦ 보건프로그램에 대한 홍보

보건프로그램에 대한 평가를 실시하는 자체가 보건프로그램에 대한 관심을 불러일으키고 그에 대한 이해를 도모할 수 있어 보건프로그램에 대한 홍보 효과를 얻을 수 있다. 어느 수준의 홍보를 의도하느냐에 따라 평가의 내용 및 방법이 달라진다. 즉, 보건프로그램이 실시되고 있다는 사실을 홍보하는 수준, 보건프로그램의 목표 및 내용을 홍보하는 수준, 보건프로그램의 가치와 효과를 홍보하는 수준 등에 따라 평가는 달라질 수 있다.

(2) 이해집단별 평가 목적

보건프로그램에 참여하는 이해집단(기관, 관리자, 일반인, 전문가 등)은 다양할 뿐만 아니라 상호 간 그 영향력이 크므로 각 이해집단별 관점의 차이를 충분히 고려해야 한다. 각 이해집단별 평가 목적에는 차이가 있지만 평가의 궁극적 목적은 다음과 같다.

① 보건프로그램 목표 달성 정도, 산출, 결과, 효과, 영향을 측정한다.
② 보건프로그램의 수정 및 개선, 중지, 향상과 확장에 대한 의사결정의 근거자료를 제공한다.
③ 보건프로그램의 결과에 영향을 미친 요소를 파악하여 향후 보건프로그램 기획에 유용한 정보를 제공한다.
④ 질 관리(quality control) 체계를 확립한다.
⑤ 보건프로그램 실행자 및 평가자의 기획 기술 실행 및 평가 기술을 향상시킨다.
⑥ 지원기관의 요구사항에 부합하는 것이다.

2. 보건프로그램 평가의 유형

보건프로그램 평가의 일반적 유형은 평가 주체, 평가 자료의 종류 및 분석방법, 평가 시기, 평가 내용, 평가 결과 활용 등에 따라 구분할 수 있다(표 6.1).

표 6.1 보건프로그램 평가의 일반적 유형

구분 기준	구체적 분류
평가 주체	내부 평가, 외부 평가, 참여 평가
평가 자료	질적 평가, 양적 평가
평가 시기	설계 전 평가, 실행 전 평가, 실행 중 평가, 실행 후 평가
평가 내용	형성 평가, 총괄 평가, 과정 평가, 영향 평가, 결과 평가
평가 결과 활용	메타 평가, 종합 평가

1) 평가 주체에 따른 구분

평가 주체에 따라 내부 평가, 외부 평가, 참여 평가 등으로 구분된다.

(1) 내부 평가 Internal evaluation

내부 평가는 실제 보건프로그램을 수행하고 있는 실무자나 이들이 소속한 조직이나 기관의 구성원에 의해서 이루어지는 평가이다. 보건프로그램 수행자가 그 보건프로그램에 대해서 평가하기 때문에 기관의 특성이나 보건프로그램의 독특한 성격을 반영할 수 있다는 장점이 있다. 그러나 평가자 자신이 보건프로그램 관리와 관련되어 있으므로 객관적이고 공정한 평가 활동을 하기 어려워 결과에 대한 신뢰성 문제가 제기될 수 있다.

(2) 외부 평가 External evaluation

내부 평가로는 보건프로그램에 대해서 객관적으로 평가할 수 없다는 가정 하에 외부 평가는 주로 전문기관이나 전문가로 구성된 패널에 의하여 실시된다. 보건프로그램에 대한 전문적인 지식을 가지고 객관적으로 평가할 수 있다는 장점이 있으나, 비용과 시간이 많이 소요되고 보건프로그램을 수행하는 기관이나 보건프로그램의 고유한 특성을 반영하기 어렵다는 단점이 있다.

(3) 참여 평가 Participational evaluation

내부 평가와 외부 평가를 절충한 개념인 참여 평가는 보건프로그램 수행자와 전문가뿐만 아니라 보건프로그램 결과에 영향을 줄 수 있는 지역사회 집단 등 보건프로그램의 수혜자 대표들이 평가에 참여하는 것이다. 참여 평가를 하는 경우에는 평가위원회를 구성하는데, 이 위원회에는 보건프로그램 수행자, 전문가, 프로그램 참가자, 기타 지역사회 대표자 등이 포함된다.

2) 평가 자료에 따른 구분

평가에 사용하는 자료의 종류 및 분석방법에 따라서 질적 평가와 양적 평가로 나눌 수 있다. 최근에는 양저 평가와 질적 평가를 동시에 사용하는 종합적이고 포괄적인 평가가 실시되고 있다.

(1) 질적 평가 Qualitative evaluation

질적 평가는 검사도구로 측정하여 수량화할 수 없는 경우에 활용함으로써 그 특성의 달성 정도나 수준을 보다 상세하게 기술 · 묘사할 수 있으나 조사자의 준비를 위해 질적 평가에 대한 이해도를 높이는 노력과 전문가의 피드백이 반드시 필요하다. 질적 평가 방법에는 참여관찰법과 심층면접법이 있다. 그러나 그 기준의 신뢰성 및 객관성을 보장받기 어렵고, 보다 고도의 전문성이 필요하며, 자료 수집에 비용과 시간 및 노력이 많이 드는 단점이 있다. 질적 자료를 수집하는 방법과 장 · 단점에 대하여 표 6.2에 제시하였다.

표 6.2 질적 평가 방법에 따른 장 · 단점

방법	장점	단점
사례연구	• 프로그램 또는 참여자에게 미치는 영향 요인을 이해할 수 있음	• 자료의 양이 압도적이고 복잡함
관찰	• 원인과 효과의 순서를 확인할 수 있음 • 새로운 행위 또는 사건을 확인할 수 있음	• 기록도구가 이용되지 않는다면 신뢰할 만한 자료를 얻기 어려움 • 표본추출이 성립되기 어려움
개별 심층면담	• 개인적 생각, 가치, 의미 및 속성에 대한 풍부한 견해를 제공함	• 개방하기를 원하는 개인을 확인해야 함
초점집단	• 자료 수집의 양과 유형에 있어 가장 비용 효과적임 • 개별 관점보다 집단관점을 얻을 수 있음	• 집단과정의 운영에 있어 훈련이 요구됨 • 좋은 자료기록 방법이 요구됨
개방형 질문을 통한 설문	• 자료 수집에 있어 가장 저렴한 방법임	• 좋지 않은 수기와 명확하지 않은 진술로 자료를 가치 없게 할 수 있음
서술적 설계	• 자료 수집에 있어 저렴한 방법임 • 생각과 활동에 미치는 사회적이며 문화적인 영향에 대한 견해를 제공함	• 자료 분석에 특별한 훈련이 요구됨 • 이해관계자에게 신뢰감을 주지 못할 수 있음 • 건강문제 또는 프로그램과 관련된 내용을 선택하기 어려움

(2) 양적 평가 Quantitative evaluation

양적 평가는 보건프로그램의 목적에 적합하도록 가설을 설정하고 양적인 자료를 수집 · 분석하여 사업을 평가하는 것이다. 체계적 · 과학적 · 경험적이고 일정한 과정에 따라 진행되어야 하며, 심층적인 탐구의 전통에 따라 평가대상을 다양한 형태로 수량화한다. 따라서 수량화된 자료를 가지고 적절한 통계적 방법을 이용하여 기술하고 분석하는 평가라고 할 수 있다.

3) 평가 시기에 따른 구분

평가가 실시되는 시기에 따라 설계 전, 실행 전, 실행 중, 실행 후로 구분할 수 있으며 각 시기별로 평가의 방법, 목적, 내용 등이 달라진다(표 6.3).

표 6.3 평가 시기에 따른 평가의 방법, 목적, 내용

시기	방법	목적	내용
설계 전	• 요구분석 • 선행연구 검토 • 모범사례 검토	• 기초자료의 확보 • 의사결정권자에게 프로그램 개발 근거와 자료 제공	• 욕구충족 정도 • 문제의 본질 이해 • 벤치마킹
실행 전	• 수행 가능성 평가 • 모델링 및 시뮬레이션 • 다속성 효용평가	• 새로운 보건프로그램 시작 및 기존의 보건프로그램 확산에 대한 의사결정	• 결과/비용 예측 • 경제학적으로 결과/비용 예측
실행 중	• 업무량 평가 • 형성 평가 • 과정 평가 • 수행 평가	• 투입된 업무량 파악 • 개선/발전을 위한 정보제공 • 계획된 활동의 실행 정도 파악 • 계획된 대로 실행되는지 파악	• 투입한 시간의 업무량 • 실시 중의 과정 및 결과 • 질 관리 및 과정 분석 • 감사
실행 후	• 성과 평가 • 영향 평가 • 결과 평가	• 투입된 업무의 결과 파악 • 목표 달성 여부 파악 • 목적 달성 여부 파악	• 산출 • 단기결과 • 장기결과

출처: 이주열(2021). 보건프로그램 개발 및 평가 제5판. 계축문화사.

(1) 보건프로그램 설계 전 평가

설계 전 평가는 보건프로그램이 실제로 설계되기 이전 단계에 수행되며, 보건프로그램 기획가에게 어떤 유형의 보건프로그램이 필요한지를 결정할 수 있도록 도와줄 뿐만 아니라 기획 단계 이전에 가장 좋은 보건프로그램을 개발하는데 필요한 기초자료 확보에 그 목적이 있다. 설계 전 평가에서 주로 활용하는 방법은 요구분석, 선행연구 검토, 모범사례 검토 등이 있다.

요구분석은 설계될 보건프로그램이 대상자의 요구를 얼마나 충족시킬 수 있는지를 나타내며, 선행연구 검토는 보건프로그램이 해결하고자 하는 문제의 본질에 대한 이해를 높이고 순수한 연구결과를 보건프로그램에 응용할 수 있는 기회 제공과 학문적 연구와 실무의 간격을 좁혀주는 역할을 한다. 모범사례 검토는 기획 중인 보건프로그램이 해결하고자 하는 문제와 관련된 모범적인 실무사례를 검토한다. 최근 광범위하게 활용되고 있는 사례로 벤치마킹이 있다.

(2) 실행 전 평가

실행 전 평가는 수행 가능성 평가, 모델링 및 시뮬레이션, 다속성 효용평가 등이 있다. 수행 가능성 평가는 보건프로그램을 실행하기 전에 보건프로그램을 통하여 얻게 되는 결과물이나 비용을 산출하는 평가기법으로 새로운 사업을 시작하거나 기존의 보건프로그램을 확산하고자 의사결정할 때 도움이 된다. 모델링 및 시뮬레이션 기법은 경제학적인 평가를 위한 기법으로 개발되었는데, 보건프로그램을 실행하기 전에 비용이나 그 결과에 대해서 분석하는 방법이다. 다속성 효용평가는 주로 여러 가지 대안 중에서 한 가지 대안을 선택하는 상황에서 이용된다.

(3) 실행 중 평가

보건프로그램을 실행하는 중간에 실시하는 평가로 업무량 평가, 형성 평가, 과정 평가, 수행 평가 등이 있다. 업무량 평가는 무엇을 어느 정도 충실하게 했는가를 알아보기 위한 것으로 투입한 시간, 활동량 등이 평가대상이 된다. 형성 평가는 보건프로그램이 시작되어 종료되기 전까지 실시하되 문제점이 발생하였는지, 문제점이 발생했다면 파급 정도가 얼마나 되는지, 해결방안이 무엇인지를 파악하기 위하여 실시된다. 과정 평가는 보건프로그램이 실제로 어떻게 실행되고 있는지를 파악하는 것으로 보건프로그램 실행의 양과 질을 측정하여 실무자에게 바로 피드백하여 실행 중에 보건프로그램을 수정하도록 하는 것을 목적으로 한다. 수행 평가는 감사의 한 유형으로 보건프로그램이 계획한 대로 진행되고 있는지를 평가하는 것이며 보통 분기별로 실시한다,

(4) 실행 후 평가

보건프로그램이 실시된 후에 하는 평가로 성과 평가, 영향 평가, 결과 평가 등이 있다. 성과 평가는 투입된 노력의 대가로 무엇이 나타났는지 평가한다. 영향 평가와 결과 평가는 보건프로그램이 종료된 후 수집된 자료와 보건프로그램 실행 전 수집된 자료를 비교하여 해당 보건프로그램이 대상자 및 사회에 끼친 영향을 측정한다는 측

면에서는 동일한 개념이다. 그러나 영향 평가는 보건프로그램의 즉각적인 효과를 측정하는데 관심을 두고 있다면 결과 평가는 장기간에 발생된 영향을 측정한다고 볼 수 있다.

4) 평가 내용에 따른 구분

(1) 형성 평가Formative evaluation

보건프로그램 진행 과정과 중재의 수정과 보완을 목적으로 진행된다. 따라서 진단적 과정 평가의 성격이 강하고 평가 결과를 즉각적으로 보건프로그램에 피드백하게 된다. 이는 과정 평가보다는 포괄적인 것으로 소비자와 공급자로부터 보건프로그램에 대한 의견을 수렴하며 보건프로그램의 수행 중에 평가를 실시한다. 또한 모니터링 방법을 사용하여 수시로 필요한 자료를 수집하고 환류가 이루어지기 때문에 융통성이 크다. 형성 평가는 보건프로그램 실행에서 나타나는 문제 해결이나 어떤 결정을 내리기 위해 필요한 자료 확보를 할 때 채택될 수 있으며 4단계로 구성된다.

- 1단계: 보건프로그램 실행에서 무엇이 문제이고, 이 문제에 대해서 관심을 가지고 있는 사람은 누구인가?
- 2단계: 필요한 정보는 어디서 어떻게 수집하는가?
- 3단계: 수집된 정보의 질은 어떠한가?
- 4단계: 정보를 수집하고 보고한 사람은 누구인가?

(2) 총괄 평가Summative evaluation

총괄 평가는 보건프로그램의 성과를 분석한다. 보건프로그램 실행 후 얼마나 많은 사람들의 행동이 변화되고, 목적이 달성되었는지를 평가한다. 이 보건프로그램이 실행된 후 당초에 의도했던, 의도하지 않았던 효과와 부작용, 현재뿐만 아니라 미래에 나타날 효과와 부작용 등도 포함된다. 총괄 평가는 다음의 실행단계로 구성된다.

- 1단계: 기관의 사명(mission)은 무엇인가?
  - 기관이 개입해서 해결하고자 하는 지역사회의 문제가 분명하게 규명되어 있는가?
  - 표적집단은 규명되어 있는가?
  - 달성하고자 하는 목표는 구체적으로 규명되었는가?
  - 방법과 전략이 분명히 설명되었는가?

- **2단계: 보건프로그램의 목적(goal)은 무엇인가?**
  - 보건프로그램은 목적 달성을 위한 업무활동, 표적집단, 전문 인력, 예산 등을 정확히 기술하고 있는가?
  - 보건프로그램의 목적은 표적집단에게 기대되는 예상효과, 해결해야 할 문제, 서비스 전달방법을 구체적으로 제시하고 있는가?
- **3단계: 보건프로그램의 목표(objectives)는 무엇인가?**
  - 보건프로그램은 측정 가능한 목표와 구체적으로 연결되어 있는가?
  - 서비스가 어떻게 전달될 것이라는 과정 · 절차적 목표가 제시되어 있는가?
  - 표적집단 또는 서비스 대상자들에게 제공될 서비스 파급효과의 목표가 구체적으로 제시되어 있는가?
- **4단계: 보건프로그램의 목표 달성 여부를 결정하는가?**
  - 보건프로그램의 목표 달성 여부를 측정하기 위해 어떤 척도를 사용할 것인가?
  - 과정 임무는 효과 척도를 사용하였는가?
  - 직원들의 업무는 보건프로그램 목표 달성과 관련이 있는가?
- **5단계: 서비스 이용자를 대상으로 한 목표는 달성되었는가?**
  - 서비스 이용자와 공동으로 합의를 보았던 서비스의 목표가 있는가?
  - 공동의 서비스 목표 달성을 위해 특별히 채택된 방법이 있는가?
  - 서비스 전달의 효과성을 장기적으로 평가하는가?
- **6단계: 평가 자료를 어떻게 사용할 것인가?**
  - 평가 자료는 보건프로그램의 목적과 목표의 달성 수준을 점검할 수 있도록 체계적으로 정리하였는가?
  - 평가 자료가 해석과정을 거칠 수 있도록 충분한 시간을 할애하는가?
  - 내적 · 외적요인이 평가 결과에 어느 정도 영향을 미치는가?
  - 보건프로그램의 긍정적인 면과 부정적인 면을 고려할 때 어떤 변화를 시도해야 하는가?
  - 평가 결과는 어떻게 활용할 것인가?

(3) 과정 평가 Process evaluation

과정 평가는 보건프로그램이 실행되는 과정 자체에 대한 분석으로 보건프로그램 수행에서 나타나는 문제, 즉 보건프로그램이 계획한 대로 실행되고 있는지, 실행되는 과정에서 문제가 무엇인지, 실행방법에서 개선되어야 할 것은 무엇인지 파악하는 것이다. 과정 평가의 대표적인 유형은 모니터링으로, 관찰 중심의 질적 조사가 주로 사용된다. 계획대로 잘 실행되고 있는지 파악함으로써 실행과 서비스 전달 과정에서 나타날 수 있는 실수와 오류를 바로 잡을 수 있다. 또한 참가자를 대상으로 만족도를 조사하여 보건프로그램이 실제로 기대하거나 원하는 것과 부합되는지 분석하여 보건프로그램이 잘 전달되도록 한다. 과정 평가의 핵심내용은 다음과 같다.

- 사업계획서에 제시되었던 모든 활동이 이루어졌는가?
- 계획된 대로 자원이 사용되었는가?
- 당초 계획된 대로 일정이 추진되었는가?
- 보건프로그램이 원래 의도했던 집단을 대상으로 실시되었는가?
- 보건프로그램이 정해진 법률이나 규정을 준용하고 있는가?

(4) 영향 평가Impact evaluation

영향 평가는 보건프로그램이 의도한 방향으로 어떤 변화를 일으켰는지 검토하는 것이다. 이를 통해 보건프로그램이 얼마나 행동을 변화시켰고, 지식을 얼마나 전달했는지를 평가할 수 있다. 영향 평가를 하기 위해 어떤 활동이 개입되기 전에는 어떠하였으며, 개입이 도입된 후에는 결과적으로 어떻게 변했는지를 알아야 하기 때문에 시계열 자료(time-series data)를 수집하게 된다. 또한 실질적인 인과관계를 분석하기 위하여 다양한 비교방법론을 활용한다. 인과적 영향을 밝히기 위한 평가 설계방식으로 가장 대표적인 비교실험 방식인 무작위 배정 구성 비교집단 실험(experiments with randomized controls)부터 짝짓기 구성을 통한 비교집단 실험(experiments with matched controls), 포괄적 비교집단법(generic controls), 통계적 비교집단법(statistical controls), 재귀적 비교집단법(reflective controls), 잠재적 비교집단법(shadow controls) 등이 있다.

(5) 결과 평가Outcome evaluation

결과 평가는 보건프로그램이 의도한 변화가 발생하였는지를 평가하는 것으로 영향 평가보다는 장기적 시간의 경과와 자원이 필요한 지표들을 측정한다. 결과 평가 후 보건사업을 지속하거나 확대할 것을 결정한다. 일반적으로 투입 · 과정 · 산출로 제시하는 마지막 단계의 산출지표 또는 결과지표 형태로 보고서에서 흔히 볼 수 있다. 지표의 형태는 건강 수준, 삶의 질 등으로 변화 수준을 나타내고, 보건프로그램의 최종 평가에 흔히 사용된다.

5) 평가 결과 활용에 따른 구분

(1) 메타 평가Meta evaluation

메타 평가는 특정 평가의 품질과 가치를 결정하는 방법으로 평가에 대한 평가라 할 수 있다. 메타 평가의 방식은 일반적인 평가의 기준 및 방식을 원용하여 특정 정책 및 보건프로그램의 성격에 맞춰 적용할 수 있다. 특정 평가 자체의 가치를 평가하는 것이기 때문에 평가의 구성요소인 평가의 주체, 대상, 기준 등에 준거적인 틀을 메타 평가의 요소로 구성하게 된다.

(2) 종합 평가Synthetic evaluation

평가의 종합을 의미하며 특정 보건프로그램이나 정책에 관하여 종합적이고 통합적인 정보를 적기에 제공하기 위한 집합적인 평가기술을 말한다. 즉, 다른 여러 개의 평가 연구 결과들을 체계적으로 구성하는 절차이다. 1차 자료를 수집하지 않고 보건프로그램과 관련된 문제들에 대한 해답을 얻고자 할 때에 이용되는 방법이다.

종합 평가는 여러 가지 방법으로 수행된 평가 결과를 종합할 수 있어 각 평가에서 부족한 부분을 파악할 수 있다. 이러한 장점을 살리기 위해 종합 평가 또는 평가의 종합은 다른 사람들에 의해 다른 시기에 여러 가지 방법으로 수행된 여러 가지 평가 보고서들의 결과를 수집하여 보건프로그램의 전반적인 효과성 문제나 특정 사업, 정책들이 성공하거나 실패하게 된 이유들을 밝히는데 활용된다. 기존의 여러 가지 평가 결과를 활용한다는 측면에서 메타 평가를 종합 평가 내지 평가의 종합으로 간주하기도 한다.

3. 보건프로그램 평가 내용

평가 내용은 일반적으로 업무량(effort), 실적(performance), 적절성(adequacy), 효율성(efficiency), 효과성(effectiveness), 효용성(utility), 지속 가능성(sustainability), 과정(progress) 등을 중심으로 구성된다.

업무량의 평가는 보건프로그램에 투입된 노력의 양을 조사하는 것이고, 실적 평가는 보건프로그램 실시 후 이루어진 결과 정도를 측정하는 것이다. 적절성은 보건프로그램의 활동이 필요한 수요를 어느 정도 충족시켰는지를 평가하는 것이다. 효율성에 대한 것은 인력, 비용, 시간 등 여러 가지 측면에서 각 대안을 비교 및 검토하는 방법으로서, 투입된 인력, 예산, 시간 등을 고려할 때 투입 단위당 얻은 결과가 과연 최대였는가를 평가하는 것이다. 효과성은 보건프로그램의 결과 또는 성과를 평가하는 것이다. 효용성은 보건프로그램의 영향과 당초의 수요를 비교 · 평가하는 것이다. 지속 가능성은 보건프로그램의 효과가 얼마나 오랫동안 지속되어 긍정적이고 영향을 줄 수 있는가를 평가하는 것이다. 과정에 대한 평가는 보건프로그램 수행 과정 중 목적 달성의 성패에 미치는 영향을 평가하는 것이다.

이러한 각각의 평가 과정은 각 내용에 맞는 평가기준을 개발하고, 이러한 기준을 목표량과 비교하는 것이라고 할 수 있는데, 이때 평가기준은 민감하고, 타당도와 신뢰도가 높은 것이어야 한다.

1) 업무량 Effort

무엇을 어느 정도 충실히 했는가에 대한 답을 얻기 위한 것으로 실제로 보건프로그램 활동에 투입된 노력의 양을 조사하는 것이다. 평가기준 중에서 제일 파악하기 쉽다. 보건프로그램에서 본다면 건강교실 운영 횟수, 외래진료 건수, 금연상담 건수 등이 업무량에 속한다고 볼 수 있다.

2) 실적 Performance

투입된 노력의 대가로 무엇이 나타났는가를 측정하는 것이다. 단순한 예로는 환자발견 건수, 예방접종 건수, 결핵 이환률의 변화 등이 모두 여기에 속한다. 업무량 분석 결과는 좋았다고 하더라도 이 실적이 좋지 않다면 매우 효율이 낮은 것이라고 할 수 있다.

3) 적절성 Adequacy

적절성 평가는 보건프로그램 활동이 얼마나 요구를 충족시켰는가를 파악하는 것이다. 원래 설정된 목표량에 대한 업적량의 비율이 높을수록 적절성은 높다고 평가된다. 예를 들면, 고혈압 관리사업을 통해 연간 발견하는 새로운 환자 수가 전체 환자 발생 건수에 비하여 아주 적다면 그 사업의 적절성은 좋다고 볼 수 없다.

4) 효율성 Efficiency

효율성 분석은 여러 투입량(input)이 얼마나 경제적으로 사용되어 산출량(output)으로 전환되었는가를 파악한다. 즉, 투입된 노력에 비해 업적이 과연 만족할 만한 것인가를 알아본다. 이를 수식으로 표현하면, '효율성 = 산출량/투입량'이다(그림 6.3).

효율성 측정에서는 '동일한 산출물이나 결과가 보다 적은 투입물을 통해 얻어질 수 있었겠는가?' 또는 '동일한 투입물로 보다 많은 산출물이나 결과가 얻어질 수 있었겠는가?'를 질문하게 된다. 이러한 질문에 답하기 위해서는 여러 가지 대안을 설정하여 이러한 대안과 현재의 프로그램을 비교해야 한다. 따라서 효율성을 파악하는 데 적절한 비교 대상을 찾는 일이 매우 중요하다.

5) 효과성 Effectiveness

보건프로그램의 영향(결과 또는 성과)이 보건프로그램의 목표를 달성하는 데 얼마나 기여했는가를 파악한다(그림 6.3). 어떤 보건프로그램이 효율적으로 집행되었다고 하더라도 주어진 보건의료 부문의 문제를 해결하는 데 도움을 주지 못했을 수도 있다. 이러한 문제로 인하여 보건프로그램의 효율성과 효과성은 별개로 볼 수 있다. 보건프로그램의 효과성이 낮은 것은 보건프로그램 계획이 적절히 수립되지 못한 것에 기인하기 쉽다. 특히 목표가 가능하지 못하거나 분명하게 설정되지 못한 경우에는 그 효과성은 매우 낮을 수밖에 없다. 목표가 불분명하거나 일반적인 형태로 제시된 경우, 평가 담당자는 이를 검증 가능한 형태로 바꾸어 평가를 실시해야 한다. 효과성을 판단할 때는 보건프로그램의 긍정적인 기대효과만을 살펴보아서는 안 된다. 보건프로그램은 당초 기대하지 못했던 다른 종류의 긍정적인 또는 부정적인 효과를 낳을 수 있다. 보건프로그램의 평가자는 기대했던 또는 기대하지 못했던 긍정적 및 부정적 효과를 총체적으로 살펴보아야 한다.

6) 효용성 Utility

효용성은 보건프로그램의 영향과 당초의 수요를 비교한 것이다. 보건프로그램이 대상 집단의 수요를 만족시켜 변화를 초래했을 때 그 보건프로그램은 효용성을 갖는다고 말할 수 있다. 그러나 많은 경우 보건프로그램과 관련된 이해관계자가 매우 다양하고 이

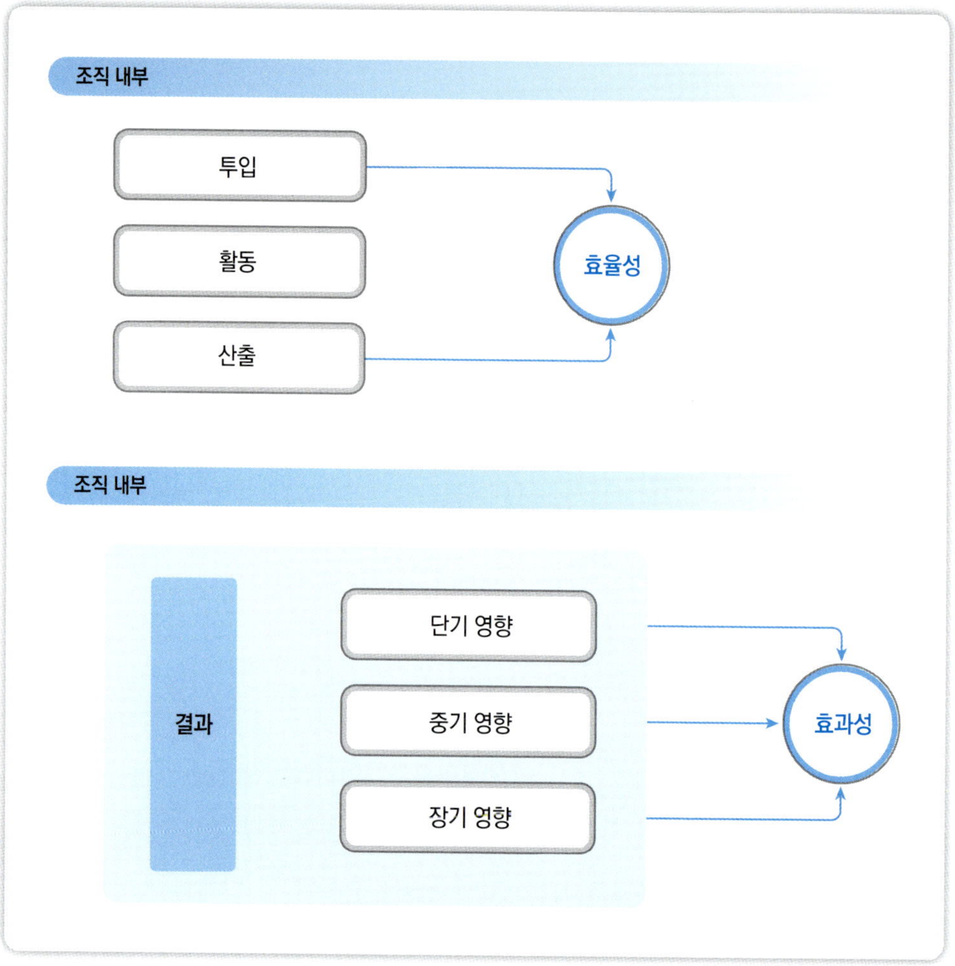

그림 6.3 효율성과 효과성

들의 수요 역시 다양하기 때문에 효용성을 판단하는 보편적인 기준을 설정하기는 쉽지 않다.

7) 지속 가능성 Sustainability

지속 가능성은 보건프로그램으로 인한 효과가 얼마나 오랫동안 지속되어 긍정적인 영향을 줄 수 있을 것인가를 파악하는 것이다. 보건프로그램의 지속 가능성은 효용성이 얼마나 오래 지속되는가에 대한 문제로 해석될 수 있다. 예를 들어, 급격한 출산율 감소로 몇 년 후 산모를 위한 보건교육의 수요가 감소할 것이라면 산모 교실의 지속 가능성은 낮다고 할 수 있다.

8) 과정 Progress

과정 분석은 보건프로그램의 실행 중 프로그램의 목적 달성에 영향을 미치는 요인을 평가하는 것이다. 즉, 실적이 어떤 기전에 의하여 또는 어떤 과정을 밟아 나타났는가를 규명한다. 이 과정 분석은 다음과 같은 4가지 측면을 중심으로 실시된다.

(1) 보건프로그램의 속성 분석

보건프로그램 성패의 원인을 보건프로그램 자체 내에서 찾으려는 과정이다. 이 과정에서 보건프로그램을 성분별로 세분한 다음에 어느 부분이 보건프로그램을 성공하게 한 원인이었고, 어느 부분이 실패하게 한 원인이었는가를 밝혀내는 것이다.

(2) 보건프로그램의 대상 인구 분석

어느 계층의 대상자들이 보건프로그램의 영향을 많이 받았는지, 어느 층이 잘 호응했고, 어느 층은 거부하는 경향을 나타냈는지 등을 분석하는 것이다. 또한, 보건프로그램에 노출된 인구의 부분 집단 간 상호관계 등을 파악함으로써 다음 기획에서 보건프로그램 대상의 선정과 접근방법 등을 개선할 수 있는 정보를 얻으려는 데 목적이 있다.

(3) 여건에 대한 분석

보건프로그램에 영향을 줄 수 있는 여러 상황적 맥락에 대한 분석이다. 즉 장소, 시기, 운영자 등은 어떤 것들이었고, 그 영향력은 어느 정도인가를 알아보는 것이다. 만일 여건을 달리 하였을 경우 보건프로그램이 어떻게 될지를 확인하게 된다.

(4) 보건프로그램의 효과 분석

최종 결과의 어느 면을 판단 기준으로 사용할 것인가에 대한 해답을 얻고자 한다. 보건프로그램의 효과 내용을 구체적으로 분류하여 제시함으로써 어떤 내용을 판단 기준으로 삼을 것인지를 명확히 해 주는 과정이다. 효과의 내용은 단일 또는 복합 효과, 기대하지 않았던 효과 또는 부작용/부산물, 지속 기간별로 본 효과, 효과의 형태(지식, 태도, 행동 등의 변화를 일으킨 효과) 등으로 분류될 수 있다.

4. 보건프로그램 평가지표

1) 보건프로그램 평가지표의 개념

보건프로그램을 평가하는데 기본은 이미 설정된 목표를 어느 정도 달성했는가에 대한 개량적 개념을 가지고 객관적으로 분석하는 것이다. Suchman은 목표 달성의 질과 양 그리고 수준을 측정하는 데 업무량, 성과, 충족도, 효율성, 과정의 5개 범주로 구분하였으며, 그 내용은 다음과 같다.

① **업무량(effort):** 효과에 관계 없이 목표 달성을 위해 수행된 업무의 질과 양을 측정 · 평가하는 것이다.

② **성과(performance):** 목표 달성을 위한 활동이 기대했던 만큼의 변화를 초래했는가를 측정하는 것이다.

③ **충족도(adequacy of performance):** 성과가 총 필요량을 얼마나 충족시켰느냐를 평가하는 것이다.

④ **효율성(efficiency):** 동일량의 업무와 비용의 투자로 어떤 방법이 업무 수행에 가장 큰 효과를 가져 오는가에 대한 투자 효과의 개념이다.

⑤ **과정(process):** 몇 개의 대안 중에서 어느 실행방법이 주어진 여건 하에 가장 적합하느냐 하는 것과 평가를 할 때 성공 또는 실패를 초래한 관련 요인들을 규명하는 것으로 구성된다.

2) 보건프로그램 평가지표의 요건

지표는 다음과 같은 요건을 갖추어야 한다.

① **측정 가능성(measurability):** 평가를 할 때 객관적인 측정이 가능하도록 계량화가 가능한 부분을 선정하며, 계량화가 불가능하거나 질적 측면에서 평가가 요청되는 경우에는 비계량 지수를 설정하여 객관성을 확보한다.

② **개선 가능성(improvability):** 개선 잠재력이 높은 분야를 자극할 수 있는 지표이어야 한다.

③ **통제 가능성(controllability):** 통제력이 높은 지표가 되기 위해서는 사업담당자들의 활동이 지표에 영향을 미칠 수 있어야 되며, 책임 소재가 분명해야 한다.

④ **상대적 중요성(relative materiality):** 평가지표의 종류 및 적정성 여부는 평가의 목적, 대상 등에 따라 다르나 지표의 관리 및 평가의 목적성 측면에서 볼 때 중요도가 높은 지표 중심으로 가급적 지표수를 제한하는 것이 바람직하다.

⑤ **충분성(sufficiency):** 지표의 내용이 불투명하거나 지표 간 구분이 모호하여 중복 평가되는 것을 배제하며, 동일한 사항이 상이한 지표에 의해 상충되지 않도록 한다.

⑥ **비교 가능성(comparability):** 지표가 원칙적으로 계속성을 유지하여 안전성을 확보함으로써 연도별 개선 정도를 비교할 수 있도록 한다.

3) 보건프로그램 평가지표의 예

보건프로그램 평가지표는 보건사업의 효과성을 평가하는데 사용되며 일반적으로 설정한 목표와 관련지어 사용된다. 보건사업은 보건프로그램의 운영이 포함되는 경우가 대부분인데 대상자의 건강요구에 근거하여 건강요구나 문제를 경감하기 위해 개인의 행위변화를 도모하고 환경을 조성하여 지지하기 위한 전략들로 구성된다.

(1) 구조지표

사업의 시작에 필요한 구조(structure) 또는 투입의 양(amount of input)으로 나타내기도 하는데, 사업 진행의 배경이 되는 보건조직, 담당자의 특성, 참여 정도와 같은 구조적 요인으로 사업 진행에 필요한 능력과 잠재력 등을 포함하여 측정한다. 지표의 예는 보건기관 및 시설의 적합성과 접근성, 보건프로그램과 서비스의 다양성과 체계성, 지원체계의 적절성, 수행 인력의 특성 등이다.

(2) 과정지표

과정(process)지표는 보건프로그램의 진행 중에 활동의 내용들이 숫자로 산출되는 것이며, 내용으로는 대상자의 문제 정도, 문제 해결을 위해 제공된 서비스의 종류나 양, 문제와 서비스의 관련성 정도이다. 지표의 구체적인 예는 참여자 수, 참여율, 교실개최 수, 개발자료 수, 상담 시간, 방문 건수, 연계 건수 등과 같이 도수나 비율로 산출된다.

(3) 결과지표

결과(outcome)지표는 보건프로그램의 최종 목표에 도달한 상태를 나타내는 것으로 보건프로그램에 참여한 대상자들의 변화라고 할 수 있다. 예를 들어, 건강 행위 변화나 건강을 나타내는 생리적인 변수, 삶의 질 등이다. 결과지표는 보건프로그램 완료 후 1차적인 산출물을 나타내는 산출로 표시하기도 하고, 이로 인한 궁극적인 보건프로그램이 포함된 사업의 효과를 결과라고 구분하여 표기하기도 한다.

(4) 질 평가지표

보건사업의 평가지표에 대한 중요성과 질적인 평가에 대한 관심이 많아지고 있는데, 이는 서비스 대상자의 안위를 위한 것이라고 할 수 있다. 보건의료 질 측정은 2002년에 시작된 OECD의 질 지표(Health Care Quality Indicators, HCQI) 프로젝트와 관련이 있으며, 질과 관련해 필요한 정보를 제공하기 위한 개념적 틀과 방법론적 근거를 제공하는 데 큰 역할을 하고 있다.

OECD에서는 보건의료 질 지표 측정에 관해 다음 4가지를 권고하고 있다.

- 개인정보와 자료 보호 문제의 측면과 다른 한편으로 질 위주의 거버넌스를 위한 신뢰할 만하고 타당한 정보의 필요성 사이의 균형을 맞춘 법률을 제정해야 한다.
- 진료의 질 측정을 위한 (국가)등록 체계와 행정 데이터베이스의 잠재력을 충분히 활용해야 한다.
- 인구 기반 통계의 일환으로 진료의 질 측정에 전자 종합기록을 종합적으로 활용한다.
- 환자 경험에 대한 종시적 자료를 수집하기 위한 국가적 체계를 구축한다.

또한 보건의료의 질 지표(HCQI) 적용과 OECD 권고사항은 다음과 같다.

- 미시적, 중간, 거시적 수준에서의 질 향상을 고려할 때 공통된 질 지표를 사용하도록 한다.
- 보건의료체계의 투입(인력, 병원, 기술), 보건의료체계의 설계(질에 대한 책임 분배와 책무), 모니터링(표준지침, 정보기반), 보건의료체계의 향상(국가적 질과 안전 프로그램, 질 인센티브)에 관한 (국가적) 질 정책과 질 측정 노력 간 연계와 일관성을 보장해야 한다.
- 다른 국가의 우수한 질 향상 사례를 고찰하고, 그 교훈이 국내에서도 무엇에 대해 어떻게 적용될 수 있는지 파악해야 한다.

"보건의료의 질 정보가 왜 필요한가."라는 질문에 정책결정자들에게 있어서 의료의 질을 측정하고, 평가하고 비교해야 하는데 다음의 3가지 이유를 제시한다. ① 보건의료 제공자의 책임성 증진, ② 중점을 두고 있는 정책개발에 정보제공, ③ 제공자와 이해관계자가 상호 학습할 수 있도록 하기 위함이다.

또한 오늘날 정책사업 중 진료의 질 향상을 축소하거나 질 측정에 의존하지 않는 것이 없음을 강조하고 보건의료의 질 정보에 의존도가 높은 정책을 제시한다. 정책의 종류는 건강의 위험 요인과 질병 예방을 위한 효과적 중재에 대한 이해가 심화되고, 질 평가가 이루어지는 국가 암 검진 프로그램, 예방적 약물치료(예: 스타틴과 경구용 혈당강하제 사용), 건강한 생활 습관을 촉진하는 (건강증진)정책, 공중보건 보호 등이 포함된다.

이러한 국제적 노력으로 질 지표를 개발하고 활용하는 부분이 확대된다면 보건의료의 질을 향상시킬 수 있는 결과를 기대할 수 있을 것으로 본다.

5. CDC 보건프로그램 평가 체계

평가 체계는 일반적으로 6단계로 이루어지는데, 이해관계자 참여, 프로그램 기술, 평가 설계 집중, 평가자료 수집, 결론 도출, 평가 결과 공유 및 발표이다. 각 단계들은 순환구조로 연결되어 있고 전 단계는 다음 단계로의 진행에 기초를 제공한다. 또한 각 단계의 실행은 순환적이기 때문에 전 단계 활동이 끝나기 전에 각 단계의 실행이 완료되면 안 된다. 제시된 6단계는 보건프로그램 평가의 이해와 효과적인 평가가 이루어지는 데 도움이 된다(그림 6.4).

1) 1단계: 이해관계자 참여 Engage stakeholders

보건사업 활동은 파트너십을 기반으로 이루어지므로 프로그램 및 그 평가에 관심을 가진 이해관계자를 파악하고 참여시킨다. 따라서 참여시켜야 되는 사람들은 크게 세 부분으로 첫째, 프로그램 운영에 참여하는 사람들, 둘째, 프로그램 제공 또는 영향을 받는 사람들, 셋째, 프로그램의 일차적 사용자이다. 이들 이해관계자들의 참여는 프로그램 평가를 유용하게 할 가능성을 높여주고, 평가의 신뢰도를 높여주며, 참여자들의 역할 및 책임을 명확히 하고, 이해관계의 갈등을 감소시키고 대상자를 보호하는 데 도움이 될 수 있다.

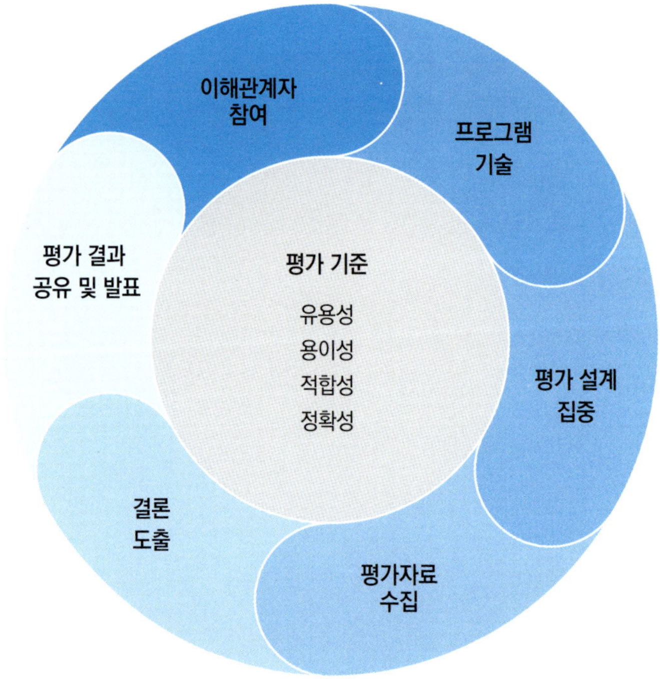

그림 6.4 보건프로그램 평가 체계

2) 2단계: 프로그램 기술 Describe the program

프로그램 기술은 프로그램 목표, 구성요소 및 활동을 기술해야 하며, 프로그램이 실제로 행해지고 가능한 과정에 대한 것들이 포함되어야 하며, 프로그램 결론에 영향을 줄 수 있는 정황에 대한 기술도 포함되어야 한다. 프로그램 기술을 통해 평가의 공정성과 정확도를 증가시킬 수 있고, 강점과 약점을 균형 있게 평가할 수 있으며, 프로그램이 처한 환경 속에서 어떻게 프로그램이 작동되는지를 이해당사자들이 이해하는 데 도움이 될 수 있다. 또한 명확하고 논리적인 프로그램 기술을 위한 이해당사자들과의 협상은 때로 프로그램의 효과 및 결과가 도출되기 전에라도 이득을 가져올 수 있지만, 이해당사자들과 합의 없는 프로그램 정의는 프로그램의 활용도를 저하시킬 수 있다. 프로그램 기술 시에는 필요, 기대효과, 활동, 자원 개발 단계, 정황, 논리적 모델들이 포함되어야 한다.

3) 3단계: 평가 설계 집중 Focus evaluation design

평가 설계는 평가의 방향과 각 단계에서 수행 내용에 대한 계획으로, 평가 설계를 통해서 평가의 목적과 의도를 명확히 할 수 있고, 평가 결과가 어떻게 이용되는지를 이해할 수 있다. 평가 설계 시 고려하는 항목에는 목적, 활용자, 활용, 질문, 방법, 실행 가능성, 일정, 예산 등이 기술되어 있다.

4) 4단계: 평가자료 수집 Gather credible evidence

평가자료 수집은 사용 가능한 정보를 확인하고, 정보 수집 도구를 선택하여 자료 수집을 실시하며, 측정하고자 하는 지표를 자료원을 통해 충실히 얻고 있는가를 양적인 측면과 질적인 측면을 모두 고려하면서 자료를 수집해 가는 과정이다. 또한 이 과정에서는 원래 의도했던 평가 모델과 목표, 결과에 영향을 미칠 수 있는 문제가 없는지를 검토하며 자료를 수집하는 것이 필요하다.

5) 5단계: 결론 도출 Justify conclusion

결론 도출은 수집된 자료를 분석해서 얻은 결과를 해석하는 과정으로 평가에서 수용할 수 있는 기준으로 설정한 부분과 비교하여 해석하고 판단하며, 프로그램의 강점과 단점, 향후 진행에 대한 권고사항 등을 포함하게 된다. 자료 분석에서는 평가 결과를 평가기준과 비교하기 위해 어떻게 자료가 수집되었는지, 기준에 부합하였는지, 프로그램 향상을 위해 필요한 요소는 무엇인지를 밝혀야 한다.

6) 6단계: 평가 결과 공유 및 발표 Ensure use and share lesson learned

평가 결과 공유 및 발표는 평가 결과를 여러 경로를 통해서 가능한 많은 사람들에게 전달하는 단계로, 평가 결과 발표 시 이해당사자들을 참여시키고 공식적인 보고서 및 요약 평가서를 배포하게 된다. 보고서 작성 시에는 반드시 기존 사업의 결과를 참고하고, 사업의 성과를 강조하며, 간단명료하고 짜임새 있게 작성해야 한다.

이상과 같은 평가 과정은 활동이 종료되는 시점에서만 실시되는 것이 아니라 프로그램 수행 전, 수행 중, 수행 후 수시로 행해질 수 있다. 만약 평가가 잘 설계가 되고 적당하게 수행된다면 조사 결과들이 프로그램 이해관계자들에게 매우 유익할 수 있다.

02 보건프로그램 평가 방법

1. 논리 모형

1) 논리 모형의 개념

논리 모형(logic model)은 프로그램에 투입하려는 자원, 수행하고자 하는 활동, 성취하고자 하는 결과 사이의 관계를 체계적이고 시각적으로 보여주는 로드맵이다. 논리 모형의 다른 이름으로는 변화이론, 변화의 모형, 이론적 토대, 원인망, 로드맵, 개념지도, 청사진, 이론적 근거, 프로그램 이론, 프로그램 가설 등이 있다.

2) 논리 모형의 활용과 유의사항

논리 모형은 프로그램의 핵심 목표와 관련된 요소들을 명확히 보여주고, 이를 통해 프로그램의 효과와 영향을 평가할 수 있는 척도를 제공한다. 이를 통해 프로그램 기획자, 이행자 및 평가자들은 프로그램의 전반적인 구조와 프로세스를 이해하고, 프로그램의 성공 여부를 평가하는 데 도움이 되는 정보를 얻을 수 있다. 논리 모형은 프로그램 기획, 관리, 평가, 의사소통을 위한 유용한 도구로 사용된다. 자세한 논리 모형 활용 내용은 다음과 같다.

- 프로그램이 성취하고자 하는 것을 명확하게 하는 구성 체계로 기능한다.
- 프로그램 활동을 모니터링하는 효과적인 방법이다.
- 프로그램 수행 정도를 측정하거나 평가를 위해 사용할 수 있다. 과정과 결과 측정을 적절하게 하는 데 도움을 준다.
- 현재 프로그램이 제대로 수행되는 데 도움을 줄 뿐만 아니라 미래의 프로그램을 계획하는 데도 도움을 준다.
- 프로그램이 하려고 하는 것과 실제 수행하고 있는 것을 기록하는 탁월한 방법이다.

- 단순하고 명확한 도식을 사용하여 프로그램 혹은 기획안에 대해 프로그램 이해관계자(stakeholder) 간의 의사소통을 돕는다.

논리 모형을 작성하고 활용하는 데 몇 가지 유의해야 할 사항은 다음과 같다.

- 프로그램의 성공을 위해서는 이해관계자들이 프로그램 계획, 수행 및 평가 과정에 적극적으로 참여해야 한다.
- 논리 모형에 너무 많은 세부 정보를 포함하면 논리 모형이 복잡해지고 이해하기 어려워질 수 있으므로, 간결하게 작성하는 것이 중요하다.
- 프로그램이 연속적인 순서대로 진행되지 않는 역동적인 상호관계임을 고려해야 한다.
- 예상되는 결과에 초점을 두기 때문에 예상하지 못했던 긍정적 · 부정적 · 중립적 결과에 주의해야 한다.
- 논리 모형은 프로그램이 진행되면서 변화하는 상황에 맞게 수정 및 업데이트될 수 있어야 한다. 프로그램의 목표, 활동 또는 예상 결과에 대한 변경 사항을 반영할 수 있도록 논리 모형을 유연하게 관리해야 한다.
- 논리 모형을 활용하여 프로그램의 효과와 성과를 평가하기 위해서는 정량적 및 정성적 데이터를 수집하고 분석하는 것이 중요하다. 이를 위해 적절한 측정 도구와 방법을 사용하여 데이터를 수집하고, 결과를 객관적으로 해석해야 한다.
- 논리 모형을 통해 도출된 평가 결과는 이해관계자들과 공유해야 한다. 이를 통해 프로그램 개선의 기회를 제공하고, 다른 프로그램이나 조직에 성공적인 전략을 전파하는 데도 도움이 된다.
- 논리 모형은 직접적인 원인-결과 관계를 설명하는 것이 아니라, 원인을 가정하여 기술한 것이다.
- 논리 모형은 "우리가 옳은 것을 하고 있는가?", "우리가 이 프로그램을 해야 하는가?"라는 질문에 대해 설명하지 않는다.

3) 구성요소

논리 모형은 투입, 활동, 산출, 결과로 구성된다(그림 6.5).

- **투입:** 프로그램 수행을 위해 필요한 자원, 인력, 예산, 시설, 장비 등이다.
- **활동:** 건강 결과를 성취하기 위해 프로그램에서 수행한 직접적인 중재, 교육, 상담, 자문, 옹호, 환경 사정, 사례관리, 건강검진 등이다.

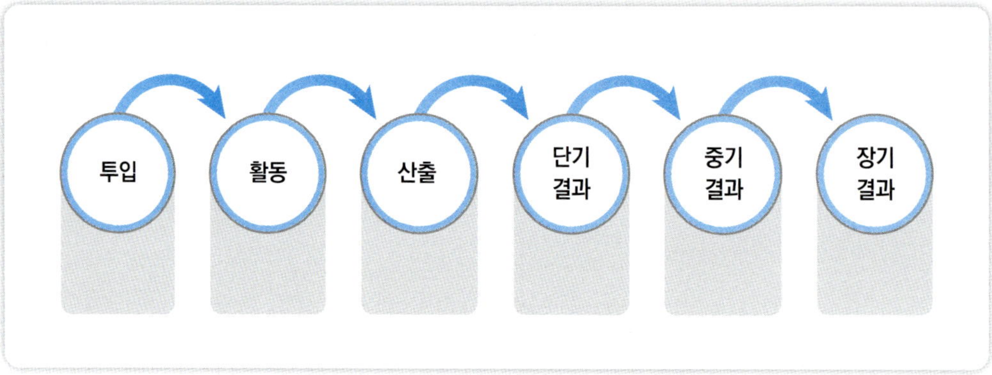

그림 6.5 프로그램 논리 모형의 구성요소

- **산출:** 프로그램 활동으로 얻은 직접적인 산출물, 교육 혹은 상담 횟수, 참가자 수 등이다.
- **결과:** 단기 · 중기 · 장기 결과로 구분하며, 프로그램 수행으로 나타난 대상자의 변화, 영향, 결과, 대상자가 얻는 새로운 지식, 기술 향상 정도, 변화된 태도, 수정된 행동, 개선된 건강상태 등이다.

논리 모형의 예로 건강개선 프로그램의 논리 모형을 소개하면 그림 6.6과 같다.

2. 효과성 평가

효과성(effectiveness)이란 목표가 성취되는 정도를 의미한다. 효과성 평가(effectiveness evaluation)는 보건프로그램이 자체의 설정된 목적과 목표를 어느 정도 달성하는지를 측정하고, 목표 달성을 방해하거나 촉진하는 요인을 탐지하는 것이다. 여기에는 어떤 프로그램의 내용이 바람직한 결과를 내는 정도에 관하여 원인-결과 관계를 확립하는 것이 포함된다. 한편 효율성 평가(efficiency evaluation)는 프로그램에 투입된 자원의 적절한 사용을 고려한 활동과 산출의 정도를 평가하는 것으로, 효과성 평가와 구분된다.

효과성 평가는 사업수행 과정에서 결과(outcome) 영역의 평가에 초점을 두며, 종합 평가(summative evaluation)와 같은 의미이다. 효과성 평가의 지표로는 프로그램 대상자의 지식, 태도 혹은 행위의 변화, 유병률 혹은 사망률의 변화, 정책 변화 등을 들 수 있다.

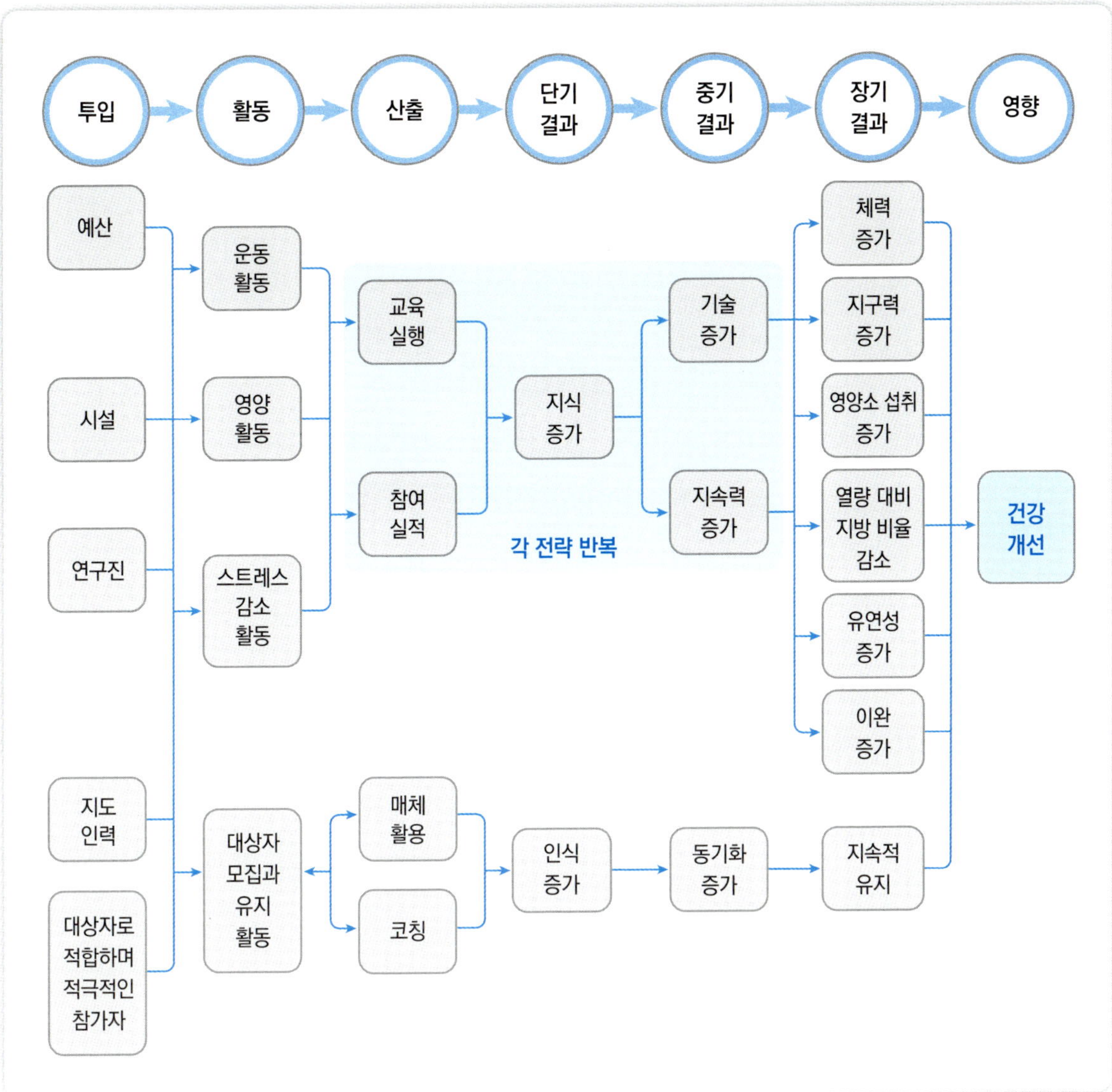

그림 6.6 건강개선 프로그램의 논리 모형(Knowlton & Phillips, 2013)

효과성 평가는 프로그램에 투입된 자원과 활동의 결과로 일어난 변화를 평가하는 것이다. 효과성 평가는 프로그램의 효과를 확인할 수 있고, 예산 확보, 홍보, 정책 의사결정을 위한 근거자료로 활용할 수 있으며, 다음 단계 프로그램의 기획에 활용할 수 있다.

효과성 평가를 효과적으로 시행하기 위해서는 평가를 위해 충분한 자원이 할당되고, 평가자의 전문성과 리더십이 확보되어야 하며, 평가 결과가 활용되는 것이 중요하다. 효과적인 평가 관리를 위해 평가 대상자 보호방안을 마련하고, 평가 일정을 정하고, 업무를 분장하고,

예산을 확보해야 한다.

효과성 평가는 다음과 같은 순서로 진행할 수 있다.

1) 이해관계자의 참여

프로그램 평가와 관련된 당사자는 평가에 의해 영향을 받거나 평가를 활용하는 사람이다. 평가에 의해 영향을 받을 수 있는 사람은 프로그램 참가자, 지역사회 구성원, 잠재적인 프로그램 참가자 등이다. 평가를 요구하거나 평가 결과에 따라 어떤 것을 하거나 결정할 수 있는 위치에 있는 사람은 자금 투자자, 관리자, 파트너, 직원, 정책결정자 등이다.

평가와 관련된 당사자를 확인하고 그들을 어떻게 평가에 참여시킬 수 있을지를 결정해야 한다. 평가에서 이해관계자는 자문을 하거나 평가를 설계하거나 평가도구를 만들거나 평가자료를 수집하거나 자료 분석과 해석에 참여하거나 자금을 모금하거나 홍보자료를 작성하는 데 참여할 수 있다. 이해관계자를 평가에 참여시키기 위해 개별적으로 접촉하거나, 그들의 관심사를 평가에 반영하거나, 그들의 참여가 평가에 기여하는 가치를 표현하는 것이 필요하다. 아울러 이해관계자의 문화적 장애를 고려하거나 그들의 일정과 우선순위를 반영할 수 있다.

이해관계자와 함께 평가를 효과적으로 수행하기 위해서는 다음과 같은 전략이 필요하다.

- 이해관계자를 평가 초기부터 참여시킨다.
- 핵심 이해관계자에 초점을 두어 평가를 진행한다.
- 이해관계자가 평가에 참여할 수 있는 방법에 대해 선택권을 부여한다.
- 이해관계자 중 지도력이 있거나 의사결정을 할 수 있는 사람을 가장 중요하다고 가정하지 않아야 한다.
- 평가가 그들의 모든 질문에 대답할 수 없다는 것을 알게 한다.
- 이해관계자 중 젠더, 민족성 혹은 언어로 인해 배제된 사람이 있는지 확인한다.
- 평가 기간 동안 포함시켜야 할 새로운 이해관계자가 있는지 계속해서 살핀다.

2) 평가 설계

평가 설계를 잘하기 위해서는 먼저 평가할 프로그램을 명확히 기술하는 것이 매우 중요하다. 프로그램 기술에 포함되어야 할 내용은 프로그램 요약, 논리 모형, 프로그램의 목적과 활동, 프로그램의 핵심 요소 등이다.

다음으로 평가 설계를 체계적으로 수립한다. 평가 설계는 평가 질문, 평가 방법, 전반적인 평가 과정이 구성되는 방법을 말한다. 평가 목적에 부합하는 초점을 잘 맞춘 평가 설계는 성공적으로 평가를 수행하게 하고 평가 결과의 활용을 높이는 데 기여할 수 있다.

평가를 위한 질문은 프로그램의 논리 모형을 사용하여 작성한다. 평가 질문 작성에서 관련 당사자가 평가를 통해 얻고자 하는 정보와 그 정보의 활용계획을 파악하여 반영할 필요가 있다. 좋은 평가 질문은 해당 프로그램에서 주어진 자원과 평가 기간 안에 대답이 가능해야 하고, 중요한 것이어야 한다. 아울러 평가 질문이 새로운 통찰력을 제공할 수 있어야 하며, 핵심 사용자의 관심이 포함되어야 한다.

평가 질문을 완성하고 나서 평가 질문에 대한 구체적인 정보와 근거가 되는 평가지표를 개발한다. 평가지표는 종종 다중 지표가 필요할 수 있고, 양적이거나 질적인 지표일 수 있으며, 문화적으로 적절한지 고려해야 한다. 좋은 평가지표는 직접적이며 구체적이고 유용하며 실제적이고 적절하며 문화적으로 적합해야 한다.

위스콘신 대학에서 부모교육 프로그램에 평가 질문과 평가지표로 논리 모형을 사용한 사례를 소개하면 그림 6.7과 같다.

평가 설계를 선택할 때는 평가 질문에 대해 평가 대상자가 적절하게 응답할 수 있는지를 고려해야 한다. 아울러 평가자료가 어떻게 사용될 것인지에 대한 정보가 평가 설계를 선택하는 핵심요소이다. 일반적인 평가 설계로는 순수실험 설계, 유사실험 설계, 비실험 설계가 있다.

(1) 순수실험 설계

프로그램 중재 결과를 확인하기 위해 하나 이상의 대조군을 사용하고 실험군과 대조군에 무작위 할당하는 방법을 사용한다(예: 무작위 대조군 설계).

(2) 유사실험 설계

대조군이 없거나 무작위 할당을 하지 않은 실험 설계이다(예: 비교집단 설계, 실험군 전후 설계, 수직조사 설계 등).

(3) 비실험 설계

무작위 할당이나 다중 측정을 사용하지 않고 관찰 혹은 조사방법을 사용한다(예: 시계열조사, 단면조사, 사례연구).

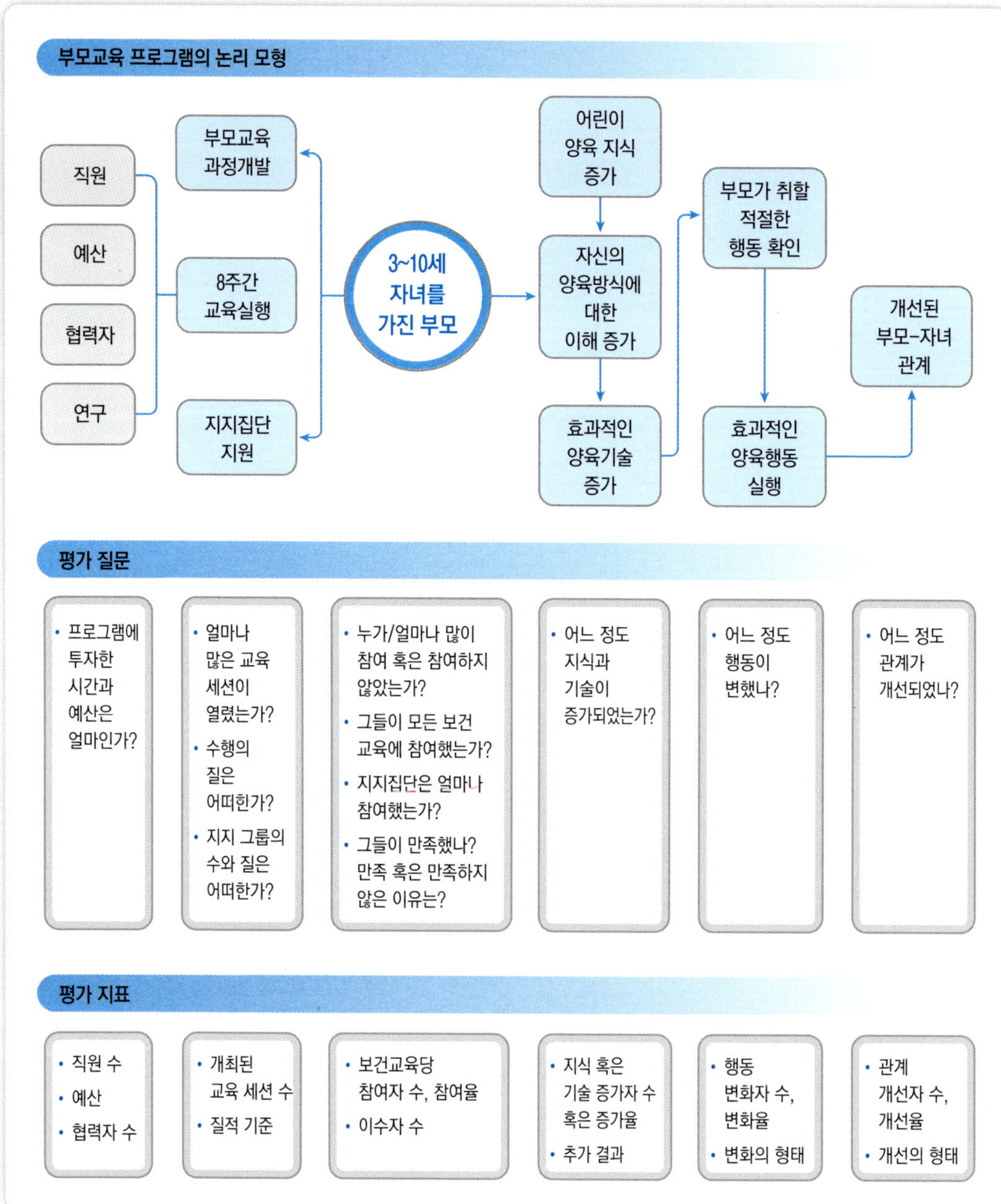

그림 6.7 위스콘신 대학의 부모교육 프로그램에 대한 평가 질문과 평가지표

3) 평가자료 수집

평가를 위한 자료는 존재하는 정보, 사람, 화보, 기록이나 관찰을 통해 얻을 수 있다. 일반적인 자료 수집방법은 설문조사, 사례연구, 면담, 관찰, 집단 사정, 전문가 혹은 동료

심사, 포트폴리오 심사, 실험, 사진과 비디오, 기록 심사 및 분석 등이 있다. 얼마나 많은 사건이 발생하였는지를 조사하는 방법은 양적인 방법이고, 반면에 사건이 발생하는 사회적 맥락을 이해하는 데는 질적인 방법을 사용하게 된다.

평가의 목적과 응답자의 특성을 고려하여 자료 수집방법을 결정한다. 수집된 자료는 신뢰도와 타당도가 확보되어야 하며, 자료의 유용성, 수집 가능성, 정당성, 정확성과 같은 질적 기준도 고려되어야 한다.

4) 평가자료 분석 및 해석

평가자료 분석에 앞서 평가자료의 완전성과 정확성을 확인하고, 불완전하거나 의미 없는 것을 제거한다. 평가자료의 분석 및 해석을 위해 사전에 자료 분석계획을 수립할 필요가 있다. 사전 자료 분석계획에는 평가 목적, 평가 질문, 파악하고자 하는 내용, 분석기법, 자료 제시방법 등을 포함한다. 평가자료를 분석 및 해석하고 자료의 제한점에 대해서도 토론한다.

3. 경제성 평가

1) 경제성 평가의 개념

경제성 평가란 어떤 사업에 투입된 비용과 그 결과 나오는 산출물을 비교 · 검토함으로써 경제적 효율성을 평가하는 분석방법을 말한다. 경제성 평가는 제한된 자원으로 프로그램을 수행하는 상황에서 자원 할당과 프로그램 수행에 대한 합리적인 의사결정을 위해 중요성이 점점 증가하고 있다.

보건 분야에서 경제성 평가는 자원이 얼마나 효율적으로 할당되었는가와 궁극적으로 자원이 복지를 극대화하는 방법으로 어떻게 할당되어야 하는지를 분석하는 데 사용된다. 따라서 보건프로그램에 경제성 평가를 적용할 때, 프로그램에 사용된 자원의 양과 건강과 관련된 결과의 수준을 동시에 분석하게 되며, 산출된 결과가 투입된 자원을 고려하여 가치가 있는지를 판단할 수 있어야 한다.

경제성 평가는 두 개 혹은 그 이상의 프로그램 혹은 중재에 대해 비용과 결과를 확인, 측정, 평가, 비교하는 분석기술이 필요하다. 일반적으로 경제성 평가에서 사용되는 분석방법으로 비용–효과 분석, 비용–편익 분석, 비용–효용 분석을 들 수 있다.

2) 경제성 평가 방법

(1) 비용-효과 분석

비용-효과 분석(Cost-Effectiveness Analysis, CEA)은 분석 대상 프로그램에서 같은 방법으로 측정한 하나의 효과에 대해 각각의 관련된 비용을 비교하여 어느 사업이 효과 단위당 비용이 덜 드는지 판단하는 것이다. 즉, 어떤 프로그램 혹은 중재가 비용 대비 효과가 더 좋은지에 대한 평가를 할 수 있다. 비용-효과 분석에서 효과로 측정하는 건강 결과는 자연단위로 측정된다. 예를 들면, 평균 혈압 감소 정도, 예방접종 완료 아동 수, 증가된 기대수명 등이 있다.

비용-효과 분석은 평가 대상 프로그램이 동일한 효과를 측정할 수 있어야 하고 프로그램에 투입된 비용을 측정할 수 있어야 적용이 가능하다. 따라서 투입된 비용을 측정할 수 없거나, 각 프로그램의 효과 측정도구가 다르거나, 중요한 건강결과가 두 개 이상인 경우에는 비용-효과 분석을 적용하기가 곤란하다.

(2) 비용-편익 분석

비용-편익 분석(Cost-Benefit Analysis, CBA)은 비용-효과 분석과 달리 비교하고자 하는 프로그램이 산출하는 건강 결과가 동일하거나 하나일 필요는 없다. 비용-편익 분석에서 편익은 프로그램의 결과로 얻은 직접적인 편익뿐만 아니라 사회적 편익과 같은 간접적인 편익을 포함하여 측정한다. 비용-편익 분석에서 비용과 편익은 모두 화폐단위로 측정하며, 총 편익에서 총 비용을 빼서 구한 순편익으로 어느 프로그램이 더 좋은지를 평가한다. 따라서 비용-편익 분석을 통해 비교 대상 프로그램 중 어느 프로그램이 비용 대비 더 큰 사회적 편익을 주는지에 대한 답을 얻을 수 있다.

(3) 비용-효용 분석

비용-효용 분석(Cost-Utility Analysis, CUA)은 비용-편익 분석과 마찬가지로 결과가 다른 프로그램을 비교할 수 있다. 효용은 건강에 대한 개인의 선호도를 나타내며, 일반적으로 건강 효과를 종합적으로 측정할 수 있는 질보정 생존년수(Quality Adjusted Life Years, QALYs)와 같은 표준화된 단위로 측정한다. 비용-효용 분석의 산출식은 QALYs당 비용이다.

비용-효용 분석은 다양하고 이질적인 산출물을 하나의 복합적이고 종합적인 산출물로 통합할 수 있어, 이질적인 프로그램에 대해 광범위한 비교가 가능하다. 따라서 비용-효용 분석은 비교하고자 하는 프로그램이 건강과 관련된 삶의 질이 유일하거나 중요한 산출물일 때 사용할 수 있으며, 아울러 다양하고 산출물의 단위가 넓어서 공통의 측정단위를 가지게 되는 경우에 적용할 수 있다(표 6.4).

표 6.4 경제성 평가 방법 비교

유형	적용 조건	기본 공식	비용측정	결과 측정
비용-효과 분석	동일한 산출효과 비교	총 비용 효과 단위	화폐단위	자연단위(예: 연장 수명, 혈압 변화, 예방접종 완료 아동 수 등)
비용-편익 분석	동일하거나 다른 형태의 산출효과 비교	순 편익 = 총 편익-총 비용	화폐단위	화폐단위
비용-효용 분석	동일하거나 다른 형태의 산출효과 비교	총 비용 효용 단위	화폐단위	질보정 생존년수 (Quality Adjusted Life Years)

4. 질적 평가

1) 개념

프로그램 평가에서 질적인 접근으로 평가의 초점을 결정하거나, 프로그램의 과정 혹은 수행을 평가하거나, 프로그램으로 인한 개선 혹은 변화를 판정할 수 있다. 질적 평가는 하나의 전체로서 프로그램을 이해하는 것과 사회적 상호작용의 사회문화적 맥락과 인간 행동의 의미를 이해하는 것이 강조된다. 질적 평가는 자료 수집, 해석 및 보고하는 평가 절차에서 탐색적인 귀납적 방법을 적용하나, 양적 평가는 연구 가설이나 평가질문을 평가를 통해 검정하는 연역적 방법을 적용하게 된다. 표 6.5는 질적 평가와 양적 평가의 핵심적인 차이를 기술하였다.

2) 자료 수집방법

질적 평가를 위해 평가 질문을 작성한 후에는 적절한 자료원으로부터 자료를 수집하게 된다. 질적 자료 수집을 위한 자료원은 대면 면담, 전화 면담, 초점집단 면담, 비디오, 관찰, 일지 혹은 역사자료 등이 있다.

표 6.5 질적 평가와 양적 평가의 차이

질적 평가	양적 평가
• 자료 수집, 해석 및 보고에 대한 귀납적 접근 • 전인적 접근: 평가 결과에 대해 심리적인 측면을 발견 • 프로그램 이해관계자의 생생한 경험을 이해 • 평가 과정 동안 자연스러운 언어를 사용 • 심층적이고 상세한 자료 수집 • 사례연구의 사용 • 주요 측정도구로 평가자를 사용 • 명백하게 평가 상황을 통제하지 않는 자연스러운 접근	• 연구가설이나 질문을 평가를 통해 검정 • 특별한 가설을 확인하거나 부정하고, 평가 질문에 대답하는 패턴을 발견 • 평가자에 의해 관찰된 사회적 현실에 대해 가설과 평가 질문으로 확인 • 변수들의 수량적인 측정을 강조 • 이해관계자 집단의 대표 표본 사용 • 예상되는 결과를 확인하기 위해 충분한 통계적 검정력을 가진 표본 크기의 사용 • 신뢰도와 타당도가 높은 평가도구 사용 • 평가자가 평가 상황을 통제하고 조작함(연구설계의 내적 타당도, 통계적 결정 타당도, 구성 타당도를 높일 수 있음)

출처: David S. Gochman(2003). Handbook of Health Behavior Research. Plenum Press, New York and London.

면담은 질적인 평가에서 가장 일반적으로 사용된다. 주요 정보원을 면담하여 풍부한 자료를 얻을 수 있어야 하며, 이를 위한 면담자의 기술이 요구된다. 초점집단 면담은 집단을 대상으로 면담하는 것으로 집단 토론을 통해 타당한 견해를 확인하는 과정을 거친다. 관찰은 개인, 집단, 사건 등의 실제 상황에 대한 정보를 얻을 수 있어 직접적인 정보를 원할 때 유용하다. 관찰은 평가자가 참여적 혹은 비참여적 방법을 사용하여 대상자의 행위 또는 상호작용 등을 주의 깊게 오감을 사용하여 확인하고 정확하게 기록하는 것이 중요하다. 마지막으로 프로그램 활동과 수행에 대한 각종 기록을 수집하고 분석하는 것은 프로그램 평가를 위한 관찰과 면담에 필요한 중요한 정보를 제공해 줄 수 있고, 다른 평가 방법으로는 얻을 수 없는 프로그램 실행 전단계의 정보도 확인할 수 있다.

3) 자료 분석 방법

가장 일반적인 질적 자료 분석 방법은 주제 분석이다. 주제 분석은 전체적으로 자료를 여러 번 읽고, 반복해서 나타나는 진술 혹은 아이디어를 발견하여 패턴과 주제를 확인하고, 확인된 주제에 따라 자료를 코딩하여 재조직하는 방법을 사용한다.

질적 자료 분석은 자료를 상세히 기술하는 집중력과 동시에 자료를 전체적으로 고려할 수 있는 능력이 요구된다. 이런 질적 자료 분석 과정은 대부분 상당한 시간이 요구된다.

03 보건프로그램 평가 결과 보고

1. 결과 보고의 이해

1) 평가 결과 보고의 중요성과 목적

평가 결과를 정확하게 해석하고 활용하기 위해서는 평가보고서를 체계적으로 잘 작성해야 한다. 평가보고서를 통해 얻을 수 있는 이점은 다음과 같다.

- 평가 결과 분석을 통해 향후 바람직한 결과를 얻기 위해 사업의 내용 중 무엇을 바꿔야 할지를 파악할 수 있다.
- 보건사업 제공기관에서 추후 활용할 수 있는 자료를 생산할 수 있다.
- 보건프로그램의 전후 비교 · 검토를 통해 프로그램의 지속적인 과정을 증명할 수 있다.
- 향후 다른 보건프로그램 기획 시 참고자료를 활용할 수 있다.
- 유사 프로그램 개발, 발전을 원하는 기관이나 사람들에게 도움을 줄 수 있다.
- 향후 다른 보건프로그램 평가 시 참고자료로 활용할 수 있다.

2) 결과 보고의 기능 및 형태

보건프로그램 결과를 보고하는 것은 지역주민, 연구자, 재정지원자, 정책결정자, 언론매체 등의 프로그램 결과에 관심 있는 당사자에게 프로그램을 소개하고 효과를 알리는 매우 중요한 과정이다. 보건프로그램 결과 보고는 이해관계자가 프로그램의 과정과 결과를 확인하고 논의할 수 있는 의사전달의 수단이 되고, 동시에 향후 진행할 프로그램을 결정하는 의사결정의 근거가 된다. 따라서 보건프로그램의 평가 결과 보고는 이해관계자의 관심과 요구를 반영하고, 효과적으로 결과를 활용할 수 있도록 의사전달이 가능한 형태로 보고되어야 한다.

평가 결과에 대한 정보를 이해관계자에게 전달하는 방법은 서면보고와 구두보고로 구분할 수 있다. 서면보고는 문자로 전달하는 방법이며, 신문, 기관 소식지, 우편물, 게시판 공지, 이메일, 인터넷 웹사이트 공지 등이 이에 해당한다. 구두보고는 말로 전달하는 방법이며, 개별적인 접촉, 지역사회 포럼, 텔레비전 혹은 라디오 방송 등이 이에 해당한다.

다양한 청중의 요구에 맞추어서 평가 결과를 구두로 보고할 수 있다. 일반적으로 보건프로그램 평가 결과를 구두로 보고할 때 적용되는 원칙은 다음과 같다.

- 청중들에게 보고 내용을 읽는 형식으로 발표하지 않는다.
- 제한된 시간을 엄수한다.
- 명확하게 의사를 전달한다.
- 프로그램 수행 내용과 그 이유를 청중에게 설명하고 결과, 결론과 권고를 강조한다.
- 의사전달에 도움이 되는 시각자료를 활용한다.

2. 평가 결과 해석

프로그램 결과 보고에는 평가 결과에 대한 해석을 포함해야 한다. 평가 결과의 해석은 평가를 위해 수집한 정보의 의미를 설명하는 것이다. 평가 결과의 해석 시 고려해야 할 내용은 다음과 같다.

- 평가 결과로 알기를 원하는 것과 알아야 할 필요가 있는 것
- 프로그램을 통해 얻은 결과와 목표로 설정한 결과 비교
- 프로그램 목표의 충족 여부를 확인하고 그것의 이유를 설명
- 프로그램의 성공이나 실패에 영향을 미친 프로그램과 관련 없는 환경요인 혹은 사건
- 다른 이해관계자가 프로그램 결과를 해석한 내용
- 전년도 프로그램이나 유사 프로그램과 해당 프로그램의 결과 비교
- 평가의 제한점: 편견의 존재, 결과의 타당도와 신뢰도

3. 평가보고서 작성

1) 평가보고서 작성방법

평가보고서는 평가 수행의 결과에 대한 포괄적인 기록으로, 다양한 보고서 수요자를 고려하여 이해하기 쉽게 작성되어야 한다. 일반적으로 평가보고서에 포함되어야 할 내용은 Box 6.1과 같다.

Box 6.1 평가보고서의 양식

- 요약
- 배경과 목적
- 프로그램 배경
- 평가의 이론적 근거
- 이해관계자와 계약사항
- 프로그램 내용
- 핵심 평가질문 혹은 초점
- 평가 방법
- 평가 설계
- 표본수집 절차
- 측정 내용 혹은 평가지표
- 자료수집 절차
- 자료처리 절차
- 분석
- 제한점
- 결과
- 논의와 권고

평가보고서의 핵심적인 요소를 중심으로 기술할 내용을 간략히 소개하면 다음과 같다.

(1) 요약

결과와 권고를 중심으로 평가 목적, 평가 질문, 절차에 대해 간략히 기술

(2) 배경과 목적

프로그램 배경, 평가의 이론적 근거, 이해관계자와 계약사항, 프로그램 내용, 핵심 평가 질문 혹은 초점을 기술

(3) 평가 방법

평가 설계, 표본수집 절차, 측정 내용 혹은 평가지표, 자료 수집 절차, 자료처리 절차, 자료분석과 제한점 기술

(4) 결과

자료분석의 요약과 결과의 해석 기술

(5) 논의와 권고

평가 결과 활용법, 확인된 프로그램의 강점과 약점, 평가의 결과로 가능한 의사결정 등을 기술

2) 평가보고서 작성 시 유의점

평가보고서 작성 시 보고할 대상을 고려하여 다음 사항을 유의하여 작성해야 한다.

- 평가보고서 수요자의 요구에 부합되는 여러 종류의 보고서를 준비한다.
- 명확하고 간결하게 결과를 제시한다.
- 이해관계자의 역할과 참여 정도를 요약하여 제시한다.
- 평가의 핵심 내용과 그것의 제한점을 설명한다.
- 평가 계획과 절차를 요약한다.
- 평가의 강점과 약점을 기술한다.
- 권고의 강점과 약점을 기술한다.
- 보고가 편중이 없고 정확하다는 것을 입증한다.
- 이해하기 어려운 전문용어를 사용하지 않는다.
- 사례, 삽화, 도표와 이야기를 사용한다.
- 일정에 맞게 보고서를 준비하고 배포한다.
- 가능한 한 많은 이해관계자에게 보고서를 배포한다.

4. 평가 결과 활용

보건프로그램 평가 결과는 해당 프로그램의 효과를 입증하고 해당 프로그램을 개선시키는 방법을 확인하며, 향후 추진할 프로그램을 기획하는 데 활용할 수 있다. 보건프로그램 평가 결과를 활용할 수 있는 구체적인 방법을 소개하면 다음과 같다.

- 자원이 적절하게 사용되고 있고 프로그램이 효과가 있다는 것을 이해관계자에게 홍보
- 프로그램 예산을 편성하고 자원을 할당하는 것의 정당성 확보
- 이전의 평가와 비교
- 의도했던 결과와 실제 결과를 비교
- 연간 혹은 장기적인 기획을 지지하는 근거로 활용
- 해당 프로그램의 중요한 문제에 대해 집중
- 해당 프로그램을 개선
- 협력을 위한 파트너 확인
- 해당 프로그램의 이미지를 향상
- 프로그램 예산을 유지하거나 증가시키는 근거로 활용
- 훈련과 기술지원 요구 확인

학습포인트

1. 보건프로그램 평가의 목적을 기술하시오.

2. 평가의 유형에서 평가시기에 따른 유형을 기술하시오.

3. 보건프로그램 평가지표 요건을 기술하시오.

4. 보건프로그램의 평가 체계 관계를 기술하시오.

5. 효과성 평가의 개념을 기술하시오.

6. 질적 평가와 양적 평가의 핵심적인 차이를 설명하시오.

7. 논리 모형을 프로그램 평가에 활용하시오.

학습포인트

8. 비용-효과 분석의 활용방법을 설명하시오.

9. 비용-편익 분석의 활용방법을 설명하시오.

10. 비용-효용 분석의 활용방법을 설명하시오.

11. 프로그램 평가 결과 보고의 목적을 설명하시오.

12. 결과 보고의 형태를 설명하시오.

13. 평가보고서에 포함되는 내용을 설명하시오.

CHAPTER 07

보건프로그램 개발의 실제

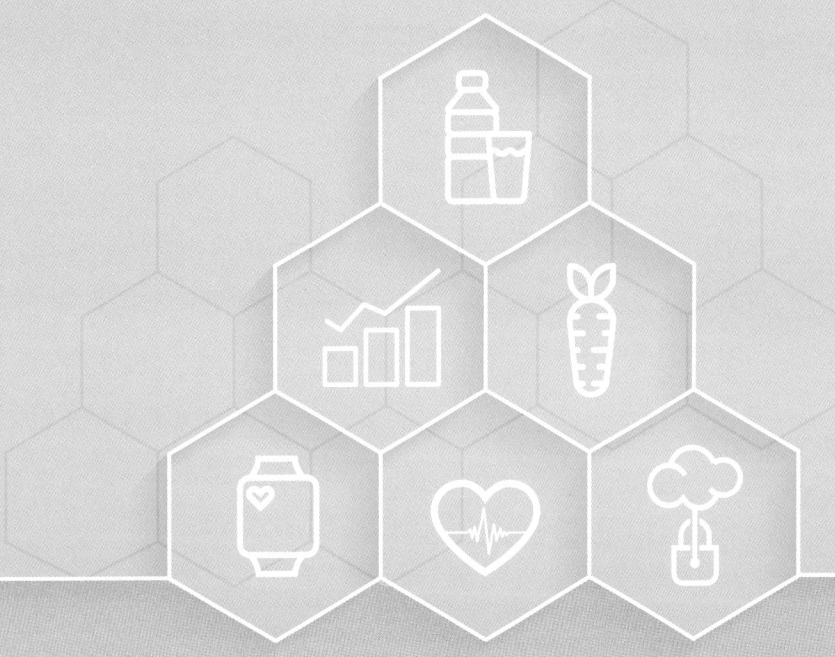

학습성과

01. 지역사회 보건프로그램의 개념과 목적을 설명한다.

02. 지역사회 통합건강증진사업을 이해한다.

03. 보건프로그램 개발 과정을 적용하여 지역 특성에 적절한 보건프로그램을 개발한다.

01 지역사회 보건프로그램

1. 지역사회 보건프로그램의 개념

지역사회 보건프로그램은 질병예방과 건강증진 측면에서 점차 적용범위가 확대되고 있는 추세이다. 지역사회를 구성하는 개인, 가족, 집단이 가지고 있는 건강문제는 유기적인 관계 속에서 서로에게 많은 영향을 미친다. 개인이 경험하는 건강문제는 개인의 자기관리 영역에 속하나, 지역사회의 건강에 영향을 미치는 경우 그에 대한 책임은 지역사회가 가지고 있다. 즉, 국민의 기본권으로서의 건강권을 지키기 위한 국가나 지방자치단체의 구체적인 노력이 지역사회 보건 구현으로 실현되는 것이다. 지역사회 보건프로그램은 국민의 건강을 유지, 증진하고 질병을 예방하는 적극적인 측면으로 지역사회 보건교육, 건강보호 및 질병예방 활동을 제공해야 함을 말한다.

2. 지역사회 보건프로그램의 필요성

사회적 · 경제적인 발전과 생활양식의 변화로 사회의 질병구조가 달라지고 건강에 대한 관심과 인식이 높아지고 있다. 자세히 살펴보면 첫째, 질병예방을 통한 건강증진 측면에서 지역사회 보건프로그램이 차지하는 비중이 점차 높아지고 있다. 둘째, 질병양상의 변화와 의학기술의 한계에 따른 건강증진의 상대적 가치가 증가하고 있다. 셋째, 질병치료에 소요되는 과다한 국민의료비의 절감 효과로 인해 그 필요성이 증가하고 있다. 넷째, 지역사회 주민이 스스로 건강을 지키려고 하는 건강소비자로서의 의식증대 등 사회적 · 시대적 요구에 따라 보건프로그램의 요구도가 증가하고 있다. 그리하여 대상자가 건강한 생활습관을 실천하도록 동기를 유발하고, 잘못된 생활 습관을 교정하도록 지지해 줄 수 있는 보건의료 전문가의 다양한 역할이 요구되고 있으며, 다양한 지역사회 현장에서 보건프로그램의 필요성이 중요시되고 있다.

3. 지역사회 보건프로그램의 목적

지역사회 보건프로그램 시행의 법적 근거는 「국민건강증진법」, 「지역보건법」, 「보건의료기본법」, 「학교보건법」, 「산업안전보건법」, 「국민건강보험법」, 「감염병의 예방 및 관리에 관한 법률」 등에 의거한다. 이를 바탕으로 지역사회 보건프로그램의 목적은 첫째, 건강을 유지 · 증진하는 데 필요한 올바른 지식을 전달하고 건강에 유익한 행동을 스스로 선택할 수 있는 능력을 갖추도록 태도를 변화시킨다. 둘째, 보건의료 서비스 이용이나 자기 건강관리 및 지역사회 활동을 조직할 수 있는 능력과 기술을 갖추도록 교육의 기회를 제공함으로써 긍정적인 건강행위를 유도하고 강화하는 데 있다.

4. 지역사회 통합건강증진사업의 개요

지역사회 통합건강증진사업은 지방자치단체가 지역사회 주민을 대상으로 실시하는 건강생활 실천 및 만성질환 예방, 취약계층 건강관리를 목적으로 지역사회의 특성과 주민의 요구가 반영된 프로그램 및 보건의료서비스 등을 기획하여 추진하는 사업이다. 지역사회 통합건강증진사업은 사업 영역 간 경계를 없애고 주민 중심으로 사업을 통합 · 협력하여 수행할 것을 권장하고 있다. 지역사회 통합건강증진사업의 영역은 금연, 음주폐해예방(절주), 신체활동, 영양, 비만예방관리, 구강보건, 심뇌혈관질환 예방관리, 한의약건강증진, 아토피 · 천식 예방관리, 여성 · 어린이 특화, 치매관리, 지역사회중심재활, 방문건강관리 등이 포함되어 있다. 지역사회 통합건강증진사업의 모형은 그림 7.1과 같다.

지역사회 통합건강증진사업을 추진하기 위해서 보건복지부, 시 · 군 · 구 자치단체, 한국건강증진개발원, 각 시 · 도별 통합건강증진사업지원단, 한국보건복지인력개발원, 사회보장정보원이 참여하고 있으며, 이들의 역할은 그림 7.2와 같다.

시 · 도 및 시 · 군 · 구 단위에서 지역사회 건강문제 및 특성을 고려하여 사업의 우선순위의 성과목표를 자율적으로 설정하고, 이를 효율적으로 달성할 수 있도록 사업 실행계획을 수립하는 것이 필요하다. 지역사회 통합건강증진사업 계획의 수립 절차는 표 7.1과 같다.

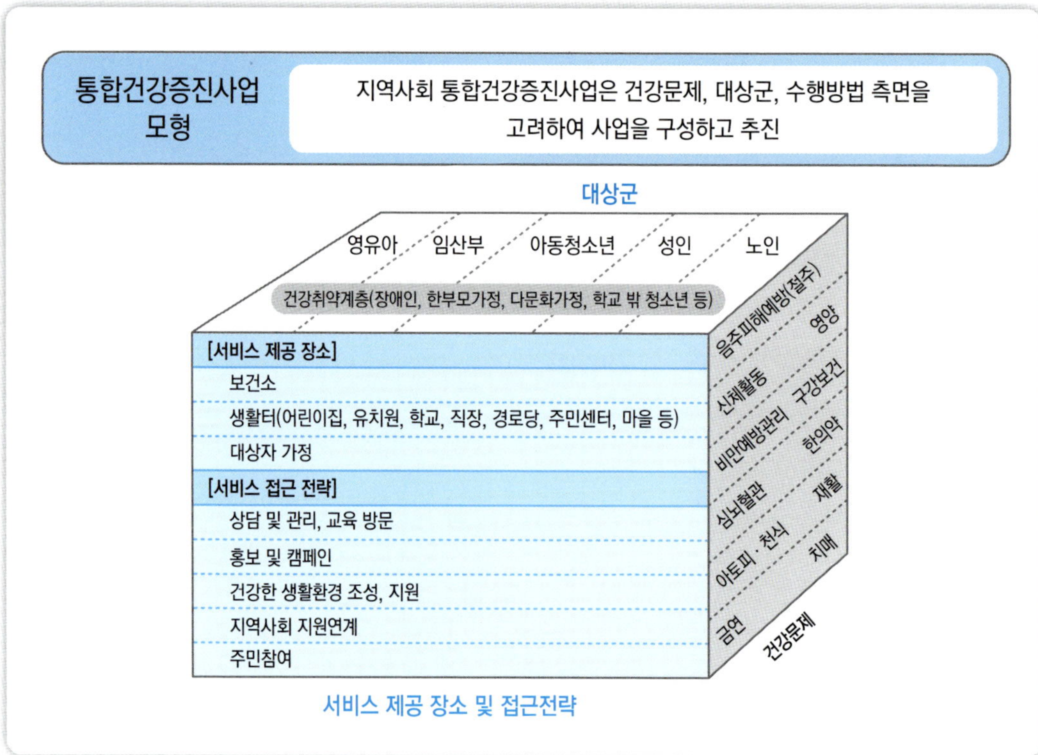

그림 7.1 지역사회 통합건강증진모형

출처: 보건복지부, 한국건강증진개발원(2023). 2023년 지역사회 통합건강증진사업 안내(총괄).

5. 지역사회 통합건강증진사업 계획서 작성

보건복지부에서는 매년 지역사회 통합건강증진사업 안내 자료를 제공하고 있다. 지역사회 통합건강증진사업을 위한 계획서 작성 시 'I. 핵심성과계획, II. 사업 세부계획(추진배경, 사업목적, 자체성과지표(목표) 및 설정근거, 사업내용, 내·외부자원 소통·협력, 주요 추진일정), III. 자원투입계획(예산투입계획, 인력투입계획, 조직운영계획)'을 포함하도록 하고 있다.

1) 핵심성과계획

(1) 지역현황

① 지역사회 특성 및 건강취약 현황 파악

- 지역사회 건강현황(인구, 유병률과 사망률 등 질병, 지리적 환경 특성 등), 주민들

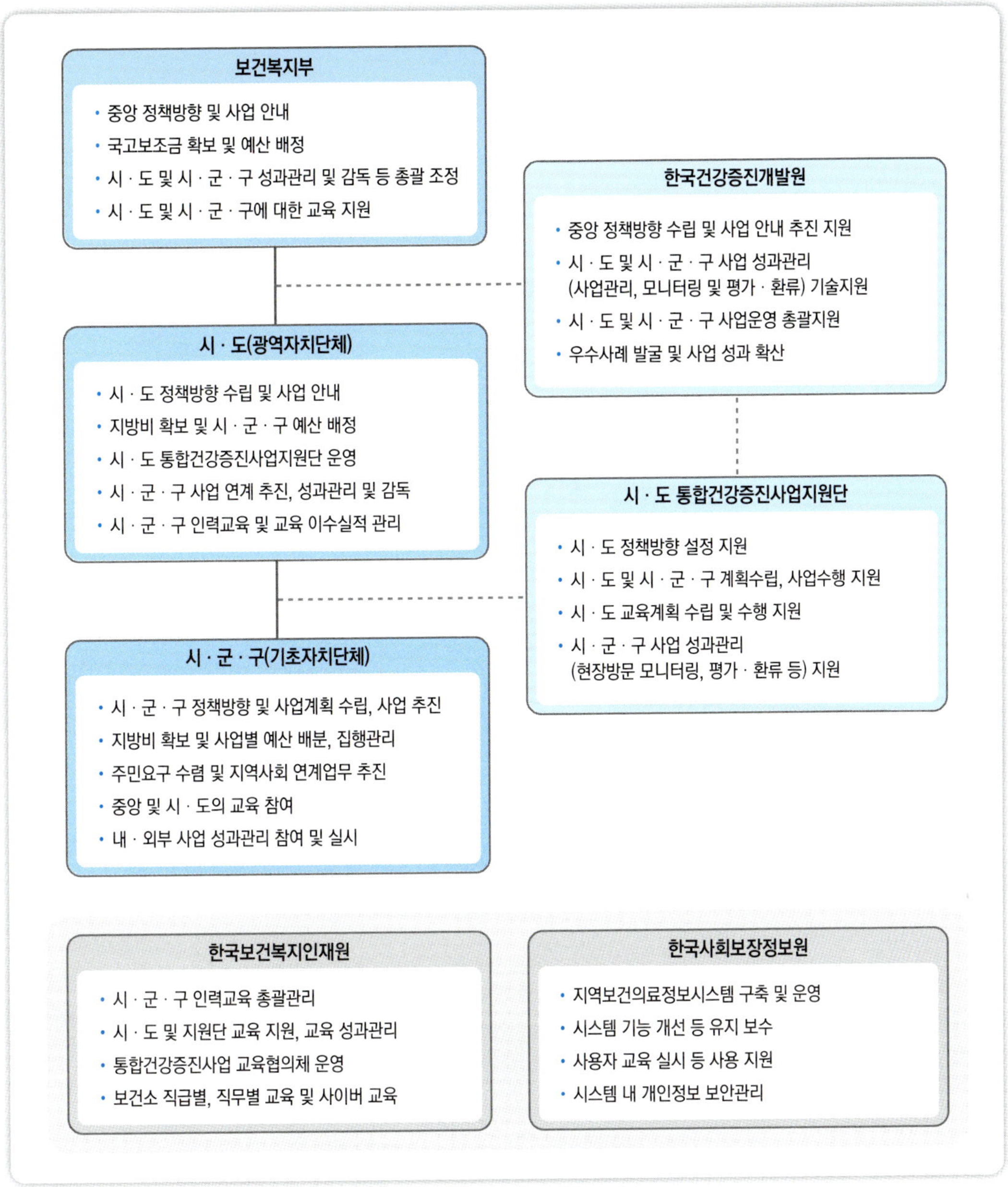

그림 7.2 지역사회 통합건강증진모형

출처: 보건복지부, 한국건강증진개발원(2023). 2023년 지역사회 통합건강증진사업 안내(총괄).

의 요구, 전년도 평가 결과 등 다양한 현황자료를 종합 · 분석하여 지역사회에서 개선해야 하는 건강문제를 도출하고, 우선순위를 설정한다.

- 국가승인통계자료(국민건강영양조사, 지역사회 건강조사, 통계청 자료, 청소년건강행태조사 등)와 같은 신뢰성 있는 자료를 활용한다.

표 7.1 지역사회 통합건강증진사업 계획 수립 절차

절차	내용
전담팀 및 협의체 구성	• 계획수립 전담팀을 구성하고, 의견수렴 협의체 구성 • 협의체는 다양한 주민의 요구를 수렴할 수 있도록 구성 • 전담팀은 보건소장, 과장, 팀장 등 관리자는 반드시 참여
지역사회 현황자료 수집 및 분석	• 기존의 성과관리(내 · 외부 모니터링 및 평가)결과를 통해 문제점 및 개선방안 도출 • 지역보건의료계획의 지역사회 건강현황, 건강증진사업 관련 중장기 추진과제를 검토하고, 세부사업계획의 추진 타당성 점검 후, 이를 기반으로 2023년 추진방향 설정(예산편성 방향 포함) - 지역보건의료계획 방향에 부합하도록 수립 • 시도지사, 시 · 군 · 구청장, 지역사회 협의체 및 주민의견수렴 실시 - 전담팀 및 협의체 구성 · 운영내용을 계획서에 포함
추진사업선정 우선순위결정	• 지역사회 현황분석, 지역보건의료계획 내용을 반영한 2023년도 추진 사업 선정 - 협의체 및 시도, 시 · 군 · 구 내부 협의를 통한 우선순위 선정 공감대 형성 • 사업의 원활한 수행을 위한 인력채용 및 운용, 조직 재정비를 감안하여 사업선정
사업별 예산배분	• 선정된 사업에 대해여 담당부서(담당자)를 지정하고 예산소요계획 작성 • 예산소요계획에 대한 타당성 검토 및 우선편성 필요성 등을 검토하여 시 · 군 · 구별 예산 내에서 사업별 예산 배분 ※ 자체 합리적인 배분 원칙을 토대로 배분
사업 계획수립	• 사업에 대한 담당부서(담당자)를 지정하여 세부 사업계획 수립 • 지역현황, 성과지표(핵심, 자체) 및 목표치 선정 • 성과지표(목표)에 따른 세부 사업내용 작성 - 추진배경, 목적 및 목표, 사업대상, 사업내용, 연계협력, 추진일정 • 자원투입계획(예산, 인력) 및 조직운영 계획 작성 ※사업비 편성 제외사항 등 준수 여부 확인
제출	• 시도 및 시 · 군 · 구는 확정 예산에 따른 최종 사업계획을 작성하여 제출

출처: 보건복지부, 한국건강증진개발원(2023). 2023년 지역사회 통합건강증진사업 안내(총괄).

- 주민 수요조사 결과, 지역통계, 전년도 평가 결과 등 근거가 명확한 자료를 활용한다.
- 취약계층(장애인, 한부모가정, 독거노인 등) 및 서비스 접근이 어려운 지역 등 건강사각지대 발굴 등 건강취약에 대한 현황을 파악한다.

⑵ **관련 평가지표**

- 신뢰성 있는 자료를 통해 지역현황을 파악하였는가?
- 건강취약(건강사각지대, 취약계층) 현황을 파악하였는가?

(2) 사업의 목표(핵심성과지표와 자체성과지표) 설정

① 사업의 목표(핵심성과지표와 자체성과지표)를 기술한다.

- 지역사회에서 궁극적으로 달성하고자 하는 목표를 설정한다.
- 핵심성과지표는 중앙에서 제시하는 객관적 정량지표로서 지역사회 건강 수준 향상 및 건강 격차 감소를 위한 지역의 건강지표관리에 목적이 있다.
    - 16개 핵심성과지표 중에서 지역사회 현황과 밀접한 관련이 있는 지표로 선정한다(표 7.2).

표 7.2 핵심성과지표의 구성

건강생활 실천	만성질환 예방 · 관리
① 성인 남자 현재 흡연율 ② 현재흡연자의 금연시도율 ③ 현재비흡연자의 직장 실내 간접흡연 노출률 ④ 월간 음주율 ⑤ 고위험 음주율 ⑥ 영양표시 활용률 ⑦ 아침결식 예방인구비율 ⑧ 걷기 실천율 ⑨ 중등도 이상 신체활동 실천율 ⑩ 비만율 ⑪ 모유수유 실천율 ⑫ 어제 점심식사 후 칫솔질 실천율	⑬ 혈압수치 인지율 ⑭ 혈당수치 인지율 ⑮ 1년 후 300일 이상 고혈압 투약 순응률 ⑯ 1년 후 300일 이상 당뇨 투약 순응률

출처: 보건복지부, 한국건강증진개발원(2023). 2023년 지역사회 통합건강증진사업 안내(총괄).

- 선정된 핵심성과지표에 대한 목표 설정은 구체적이고 측정 가능한 목표로 설정하되, 목표치 설정근거를 제시하도록 한다.
- 자체성과지표는 시 · 군 · 구에서 세부 사업별로 자율적으로 작성한 성과지표로서 사업의 운영, 결과에 대하여 자체적인 모니터링 등 성과관리에 목적이 있다.
    - 자체성과지표는 투입지표, 과정지표, 산출지표, 결과지표로 구분하고, 결과지표 중심으로 설정한다(표 7.3).
    - 자체성과지표는 과정지표 혹은 산출지표에 치중되지 않도록 한다(예: 지역주민의 건강문제 개선율, 건강 관련 지식 · 태도 · 행태 개선, 자기효능감 개선 등이 있음).

표 7.3 성과지표의 성격과 내용에 따른 분류

구분	투입지표	과정지표	산출지표	결과지표
정의	예산 · 인력 등 투입물의 양을 나타내는 지표	사업 진행과정에서 나타나는 산출물의 양을 나타내는 지표	사업 완료 후 나타나는 1차적 산출물을 나타내는 지표	1차적 산출물을 통해 나타나는 궁극적인 사업의 효과, 정책이 미치는 영향력을 나타내는 지표
특성	예산집행과 사업 진행 과정상의 문제점을 발견하는데 도움	사업 진도 등 사업추진 정도를 중간 점검하는데 도움	투입에 비례하여 설정한 목표를 달성하였는가를 평가하는데 도움	사업이 의도한 최종목표의 달성 정도에 따른 영향과 효과를 측정하는데 도움

② 관련 평가지표

- 지역현황과 연계성 있는 목표를 선정하였는가?
- 지역현황에 맞는 핵심성과지표를 선정하였는가?
- 지역현황에 맞는 자체성과지표를 선정하였는가?
- 사업목표치는 합리적으로 수립하였는가?

2) 사업 세부계획

(1) 사업 추진배경

구체적인 사업을 추진하기 위한 지역사회의 문제점 및 필요성을 간략히 기술하고, 그 문제점을 해결하기 위한 노력의 일환으로 해당 사업을 전개하게 되었다는 내용으로 구성한다.

① 관련 평가지표

- 지역현황과 연계성 있는 목표를 선정하였는가?
- 건강취약 현황을 파악하였는가?

(2) 사업목표 설정

① 사업목표 설정 시 고려사항

- 16개 핵심성과지표 중에서 지역사회 현황과 밀접한 관련이 있는 지표로 선정한다.
- 자체성과지표는 투입, 과정, 산출, 결과 등 지표로 설정하고, 자체성과지표와 핵심성과지표와의 연계성을 고려한다.

- 목표치는 타당한 설정방법(추세분석, 지역 간 비교, 전국 수준 비교 등)을 통해 산출한다.

② 관련 평가지표

- 지역현황에 맞는 핵심성과지표를 선정하였는가?
- 지역현황에 맞는 자체성과지표를 선정하였는가?
- 사업목표치는 합리적으로 수립하였는가?

(3) 사업의 내용

① 사업 대상

- 사업에 적절한 표적집단이 되는 대상자를 선정하고, 대상자의 규모를 제시한다.
- 사업 대상은 개인 및 집단은 물론 지역사회 전체나 생활터(어린이집, 학교, 직장, 경로당, 군대, 건강취약마을, 아파트 등)도 대상이 될 수 있다.

② 사업 내용

- 목표 달성을 위해 반드시 수행해야 할 세부 활동계획을 작성한다.
- 사업 내용 및 방법을 토대로 사업규모를 파악할 수 있도록 구체적으로 작성한다.
- 다양한 사업전략을 적용한다(예: 교육, 홍보, 캠페인, 생활터 접근전략, 지역사회 자원 연계, 규제, 환경조성 등).
- 내외부 모니터링 및 평가 결과를 반영한 내용이 포함될 것을 권장한다.

③ 소통 · 협력 내용

- 내부 자원: 보건소 내부 연계 및 보건소와 하부기관(보건지소, 보건진료소, 건강생활지원센터 등) 간의 협력 내용(TF 팀구성, 내부회의, 간담회 등)을 작성한다.
- 외부 자원: 읍 · 면 · 동 주민센터, 지역 의료기관, 시 · 군 · 구청 관계부서, 복지기관 및 민간단체 등의 지역사회 관련 기관 협력연계 및 역할 구분, 주민의견 및 요구도 수렴 내용을 포함한다.

④ 관련 평가지표

- 사업 목표에 맞는 사업 내용을 계획하였는가?
- 목표에 맞는 사업 대상(건강취약대상 포함)을 선정하였는가?
- 목표에 맞게 건강영역을 통합하여 사업 계획을 수립하였는가?

- 목표에 맞는 다양한 사업 전략을 투입하였는가?
- 주민의 의견수렴 과정을 통해 사업계획을 수립하였는가?
- 내부자원과 소통 · 협력하여 사업을 운영하였는가?
- 지역사회 자원과의 연계협력을 적극적으로 추진하였는가?

⑤ 16개 핵심성과지표 중 '유산소 신체활동 실천율'의 목표, 사업 내용과 다양한 사업 전략은 표 7.4와 같다.

표 7.4 유산소 신체활동 실천율의 목표와 사업 내용 및 전략

<table>
<tr><th colspan="2">구분</th><th colspan="2">내용</th></tr>
<tr><td rowspan="4">사업 개요</td><td>목적</td><td colspan="2">■ 신체활동 실천인구 및 규칙적인 신체활동 실천율 증가</td></tr>
<tr><td>목표</td><td colspan="2">〈제5차 HP2030: '30년 목표치〉
■ 신체활동 실천율 증가
• 성인의 유산소 신체활동 실천율을 53.0%로 증가(국민건강통계)
• 노인의 유산소 신체활동 실천율을 33.6%로 증가(국민건강통계)
• 청소년(중고생)의 유산소 신체활동 실천율을 20.5%로 증가(청소년건강행태온라인조사)
• 성인의 근력 신체활동 실천율을 32.0%로 증가(국민건강통계)
• 노인의 근력 신체활동 실천율을 23.8%로 증가(국민건강통계)
■ 신체활동 실천율 형평성 제고
• 소득 1-5분위 성인 남성 유산소 신체활동 실천율 격차 7.0%p(국민건강통계, 표준화)
• 소득 1-5분위 성인 여성 유산소 신체활동 실천율 격차 3.7%p(국민건강통계, 표준화)</td></tr>
<tr><td>**년 추진 방향</td><td colspan="2">■ '한국인을 위한 신체활동 지침서 개정판' 기준 규칙적인 유산소 · 근력 신체활동 실천 권장
■ 개인, 집단 접근을 통한 신체활동 지식 및 실천 방법 습득 교육
■ 신체활동 친화적 · 사회적 · 물리적 환경조성 활성화</td></tr>
<tr><td>관련 법령</td><td colspan="2">■ 「국민건강증진법」 제2조, 제16조의2, 제16조의3, 제19조, 제25조, 「지역보건법」 제5조</td></tr>
<tr><td>사업 유형</td><td>신체 활동 프로 그램 제공</td><td>전생애 주기</td><td>■ 신체활동의 중요성 · 필요성 인식전환을 위한 정보제공
• 생애주기, 생활터, 건강문제에 적합한 내용을 통해 신체활동 관련 지식을 교육
• 정보제공 교육을 단독으로 구성할 수 있으며, 가급적 프로그램 제공 시 정보교육 시간을 배정하여 동시에 교육할 수 있도록 구성
■ 생애주기 및 생활터별 신체활동 프로그램 제공
• 생애주기, 생활터, 건강문제, 프로그램 자원(지도자, 장소) 특성 등을 고려하여 실기 프로그램 기획 및 운영
• 단계적 · 지속적 교육을 원칙으로 하되 필요시 일회성 교육 실시 가능
■ 보건소 내 · 외 신체활동 관련 기관 연계를 통한 프로그램 확대 제공
• 통합건강증진사업 타영역, 보건소 내 타부서, 지역사회 관련기관과의 연계 프로그램 제공 및 역할 분담</td></tr>
</table>

표 7.4 유산소 신체활동 실천율의 목표와 사업내용 및 전략(계속)

구분			내용
		아동 및 청소년	■ **목적** • 신체활동 습관형성을 위한 재미있는 프로그램 제공 및 비만예방 인식 제고 ■ **대상:** 아동 및 청소년 ■ **내용** • 아동 · 청소년 비만예방 · 관리를 위한 신체활동 프로그램 운영 – 보건소 · 학교 · 지역아동센터 등 생활터에 접근하여 프로그램 제공 • 건강새싹 프로그램, 영유아 신체활동 프로그램 운영매뉴얼, 뉴스포츠 프로그램, 건강한 돌봄놀이터, 스쿨 짬짬이 체조 등 활용
		성인	■ **목적** • 일상생활 신체활동실천 활성화 및 건강위험요인 예방 · 관리 ■ **대상:** 직장인, 지역사회 주민, 내소 성인 등 ■ **내용** • 직장인 대상 신체활동 프로그램 운영 – 건강체중을 위한 올바른 신체활동 실천방법 이론교육 – 틈새시간 활용 신체활동 실천 프로그램 운영 • 지역사회 비만인구 대상 신체활동 프로그램 운영 – 생활터 접근을 통한 일반 성인 비만 관리 프로그램 운영 • 성인여성의 올바른 체중관리를 위한 신체활동 가이드, 오피스 짬짬이 스트레칭, 한국인을 위한 신체활동 지침서 등 활용
		노인	■ **목적** • 규칙적인 신체활동을 통한 일상생활 기능 유지 및 낙상 · 치매 · 관절염 등과 같은 노인 관련질환 예방 ■ **대상:** 노인 ■ **내용** • 노인 신체활동 프로그램 – 낙상예방을 위한 유연성, 평형성, 근력운동 프로그램 – 치매예방을 위한 신체 협응 프로그램 제공 – 걷기 및 일상생활 기능 유지 · 개선을 위한 신체활동 프로그램 • 아!흔까지 자!신있게 노인 신체활동 프로그램 활용
	개인별 신체 활동 증진 서비스		■ **목적** • 개인의 건강상태에 맞는 신체활동 서비스를 제공함으로써 건강위험요인을 개선하고 일상생활 신체활동 실천증진 및 만성질환 예방 도모 ■ **대상** • 보건소에 내소하여 개인별 신체활동증진 서비스 참여를 희망하는 자 • 건강검진 사후관리의 일환으로 모바일 헬스케어사업 참여를 희망하는 자 • 지역 주민 중 건강위험군 또는 질환관리군으로 관리가 필요하다고 판단되는 자 ■ **내용** • 건강위험요인 개선을 위한 개인별 신체활동 상담 서비스

표 7.4 유산소 신체활동 실천율의 목표와 사업내용 및 전략(계속)

구분		
		- 보건소 내소 주민 중 신체활동실천량 평가 및 행동변화단계 판정을 바탕으로 개인별 건강위험요인 개선 및 신체활동 증진을 위한 상담 서비스 제공 ※ 상담은 건강검진결과상담매뉴얼(신체활동전문상담) 참조 • 일상생활 신체활동 증진을 위한 모바일 헬스케어사업 연계 제공 - 보건소 내소가 어려운 주민 중 건강검진을 수검하고 건강위험요인이 있는 성인을 대상으로 신체활동 모니터링 장비를 활용한 개인관리 서비스 제공 • 개인 체력 및 신체구성 측정결과 기반 1:1 운동처방 서비스 - 체력 및 체성분 측정결과 기반 운동처방 서비스 제공
	신체 활동 홍보 및 캠페인	■ 목적 • 신체활동의 필요성과 실천방법에 대한 홍보 · 캠페인을 실시하여 개인의 인식 제고 및 실천 유도와 활동적인 조직 · 사회문화 조성 ■ 대상: 지역주민 전체 ■ 내용 • 중앙, 시 · 도, 시 · 군 · 구 협력 홍보 · 캠페인 사업 추진 • 지역사회 신체활동 홍보 · 캠페인 슬로건 개발 • 건강기념일 및 지역사회 축제활용 캠페인 실시 • SNS 등 온라인 홍보, 홍보물 제공, 옥외광고, 언론홍보 등 적극 활용 • 보건의료기관 및 체육 관련 기관과의 연계 권장
	신체 활동 친화적 환경 조성	■ 목적 • 일상생활 · 여가시간에 신체활동을 실천할 수 있는 사회적 · 물리적 환경 조성 ■ 대상: 지역사회 신체활동 서비스 관련기관 및 물리적 환경 ■ 내용 • 물리적 환경 조성 - 건강계단 및 소속 지자체 운동, 체육, 걷기 환경 조성 등 • 제도적 환경 조성 - 지자체 신체활동 조례 제정 및 관련기관 협의체 구성 및 운영 - 지역사회 신체활동 전문가(전문인력, 건강지도자, 건강리더 등) • 사회적 지지기반 조성 - 동호회, 자조모임 등 자발적 주민 조직 지원 확대 • 2021 건강계단 사례집, 계단을 이용한 신체활동 활성화 가이드북 활용
참고	우선권장 사업	■ 생애과정별 신체활동 교육 및 환경 조성 사업
	관련 지침 및 메뉴얼	■ 지역사회 통합건강증진사업 안내(신체활동) ■ 한국인을 위한 신체활동 지침서 개정판 ■ WHO 신체활동 및 좌식행동 가이드라인 ■ 한국인을 위한 걷기 가이드라인 ■ 안영한 달리기: 한국인을 위한 달리기 가이드라인

표 7.4 유산소 신체활동 실천율의 목표와 사업내용 및 전략(계속)

구분		
		■ 2021 건강계단 디자인 사례집 ■ 행보기(행복+보행+기부) 운영 매뉴얼 ■ 실내 신체활동 교육영상 3종 ■ 건강새싹 함께 키워요 지역사회 건강증진 미취학아동 프로그램 ■ 아!흔에도 자!신있게 건강운동 노인 신체활동교실 매뉴얼 ■ 스쿨 짬짬이 체조 동영상 ■ 오피스 짬짬이 스트레칭 2.0 ■ 성인여성 건강체중을 위한 신체활동 가이드 교육매체

출처: 보건복지부, 한국건강증진개발원(2023). 2023년 지역사회 통합건강증진사업 안내(총괄).

(4) 자체 모니터링 및 환류방안

① 모니터링 및 환류방안

- 사업의 성과를 정기적으로 모니터링하고 그 결과를 환류하는 자체평가계획을 수립하는 것이 필요하다.
- 평가 기준, 평가 주기, 평가자, 평가방법 등을 구체적으로 제시한다.

② 관련 평가지표

- 사업계획에 맞추어 사업을 충실히 운영하였는가?
  - 내 · 외부 모니터링을 충실히 수행하였는가?
  - 내 · 외부 모니터링 및 평가 결과를 사업추진 시 수정 · 반영하였는가?

(5) 주요 추진일정

사업별 주요 추진일정은 1년 단위로 계획하여 제시한다(표 7.5).

표 7.5 주요 추진일정

구분(예시)		주요 실행업무											
		1월	2월	3월	4월	5월	6월	7월	8월	9월	10월	11월	12월
사업명1	세부사업명①												
	세부사업명②												
	세부사업명③												

① **관련 평가지표**

- 사업계획에 맞추어 사업을 충실히 운영하였는가?
  - 사업 중간평가를 충실히 수행하고, 그 결과를 사업 운영 과정 중에 조정 · 반영하였는가?

02 지역사회 보건프로그램 개발의 실제

1. 지역사회 현황분석 및 요구도 사정

지역사회 현황분석이 필요한 이유는 보건기획의 대상이 될 건강문제를 도출하고, 도출된 건강문제를 해결하기 위한 지역사회의 역량을 파악하기 위한 것으로 현황분석은 매우 중요한 과정이다. 일반적으로 지역사회 주민을 위한 보건프로그램을 개발하기 위해서 지역의 건강수준에 관한 자료를 수집 및 분석하고, 그 후 분석한 자료를 바탕으로 건강문제의 우선순위를 설정함으로써 목표 설정의 기초자료로 활용한다. A광역시 D구의 지역사회 보건프로그램 개발을 위한 사례를 중심으로 살펴보고자 한다.

1) 지역사회 현황과 특성

■ **지역사회 현황과 특성을 분석하기 위한 자료의 종류**

현황분석을 위해서 1차 자료와 2차 자료를 모두 수집하는 것이 바람직하다. 왜냐하면 지역의 대표성을 확보한 타당성 있는 건강문제를 도출하기 위해서 1차 자료의 수집이 필요하며, 신속하고 효율적인 건강문제 도출을 위해서는 2차 자료 수집 또한 필요하기 때문이다.

- 1차 자료: 지역사회 현황분석을 위해 조직에서 새롭게 수집하는 자료
  - 지역사회 주민과 보건소 직원 등을 대상으로 한 설문조사 및 초점집단 인터뷰
  - 보건사업에 대한 외부 전문가의 평가(델파이조사)
  - 기존사업에 대한 자체 평가
  - 조직 내 · 외부 환경에 대한 SWOT 분석
- 2차 자료: 기존의 조사나 연구 자료
  - 통계청: 인구자료, 사망자료, 상병 관련 자료

- 지역보건의료계획
- 지역사회 건강조사
- 국민건강영양조사
- 청소년건강행태온라인조사

(1) 인구특성

① D구의 인구는 전체 1위

20**년 D구의 인구는 693,144명으로 A광역시 인구의 6.58%를 차지하고 있으며, A광역시에서 가장 많은 인구수를 가진 구이다. 20~40대 인구가 전체인구의 35%를 초과하여 비교적 젊은 세대가 살고 있는 것으로 나타나고 있으며, 60대 이상 인구도 10%로 높은 편으로 조사되고 있다. '장래 인구추계 보고'에 따르면 향후 10년 이내에 D구의 인구는 80만으로 늘어날 것으로 예상되고 있다. D구의 면적은 33.88km^{2}이며, 면적대비 인구밀도는 20,347명/km^{2}로 다른 지역에 비해 높은 수준인 것으로 나타났다.

② 지속적인 인구 증가 및 노년 부양비 증가

'장래 인구추계 보고'에 따르면 향후 10년 이내에 D구의 인구는 80만으로 늘어날 것으로 예상되고 있다. D구는 15~64세인 경제활동인구의 비중이 77.13%로 가장 높아 타 지역에 비하여 향후 급격한 고령화의 진행이 예상되고 있다. D구의 총부양비는 29.6%, 유년부양비 20.1%로 감소하고 있는 반면에, 노년부양비는 9.4%로 지속적으로 증가하는 추세이다.

③ 자연적 인구 증가율 감소 및 고령출산 증가

연도별 출생 및 사망 현황을 살펴보면 D구는 **년에 6,750명이 출생하여 조출생률은 $$년 11.1명에서 **년 9.9명으로 지속적으로 감소추세에 있으며, 조사망률은 $$년 3.1%에서 **년 3.3%로 전국보다 낮은 수준을 나타내고 있어서 도시개발에 따른 인구증가와는 달리 자연인구증가율은 지속적으로 하락하고 있다. 현재 출산모의 평균 연령은 33.2세로 10년 전에 비해 3세 높아졌으며, 산모의 고령 임신과 출산으로 인한 산모관리의 중요성이 증가하고 있다.

④ 취약가구 및 취약지역 분포

행정구역별 인구 현황을 살펴보면 D구의 취약가구 비율은 A광역시에서 4번째로 높으며, 북한이탈주민과 결혼 이주 여성 등 사회적 취약가구도 지속적으로 증가하는 추세이다(표 7.6).

표 7.6 A광역시 취약가구 분포

구분	취약가구(기초생활수급자+건강보험 하위 20%)	기초생활수급자	건강보험 하위 20%
	가구수(개)	가구수(개)	가구수(개)
G구	54,777	10,477	44,300
C구	50,163	6,441	43,722
K구	49,666	11,832	38,134
D구	42,250	3,820	38,600
⋮	⋮	⋮	⋮

(2) 주거 및 사업장 특성

① D구의 주거형태는 아파트와 일반 주택이 55:45의 비율로 나타나고 있다.

② D구는 동남권 유통의 중심지로서 도소매업, 숙박 및 음식업종이 대다수를 차지하고 있다. 사업장 근로자수가 1~4명의 소규모 사업장이 81.5%를 차지하고 있다.

(3) 건강수준 및 건강행태 특성

① 사망률

- D구의 표준화 사망률은 인구 10만 명당 331.7명으로 지속적으로 감소하고 있으며, 전국의 다른 시 · 군 · 구와 비교해도 낮은 수준이다.
- 순환기계통 질환 등으로 인한 표준화 사망률이 높고 노쇠 및 호흡기계통의 질환으로 인한 표준화 사망률이 증가하는 것으로 나타났다.

② 유병률

D구의 주요 질환별 유병률은 전국 다른 시 · 군 · 구보다 대부분 낮았으나 만성질환의 개선과 관리를 위한 치료율은 낮았다. 대사증후군은 꾸준한 사업의 연계로 인식율이 향상되었다.

③ 흡연

성인 흡연율은 다른 지역보다 낮으나 여성의 흡연율은 높아지고 이외의 행태는 개선되었다(표 7.7).

표 7.7 D구 주민의 건강행태 수준: 흡연

산출지표	$$년			**년		
	전국	A시	D구	전국	A시	D구
현재흡연율(%)	26.7	24.7	23.5	24.9	23.0	21.4
남자 현재흡연율(%)	46.7	45.8	44.8	47.1	42.7	39.7
여자 현재흡연율(%)	-	4.0	2.9	-	3.5	3.3
흡연자의 금연 시도율(%)	-	48.3	43.8	31.4	39.9	45.5
금연캠페인 경험률(%)	81.1	81.8	80.1	87.0	85.7	85.7

④ 음주

월간음주율은 다른 지역보다 높고 점차 증가하는 추세이다. 그리고 고위험 음주율은 다른 지역보다 낮으나 비율은 증가하는 것으로 나타났다(표 7.8).

표 7.8 D구 주민의 건강행태 수준: 음주

산출지표	$$년			**년		
	전국	A시	D구	전국	A시	D구
월간 음주율(%)	55.7	58.0	57.3	58.2	61.4	64.8
고위험 음주율(%)	16.3	16.2	12.5	18.2	18.2	15.4

⑤ 신체활동

신체활동 실천율은 다른 지역보다 높은 수준이며, 중등도 신체활동 실천율과 중등도 이상 신체활동 실천율은 점차 증가하는 추세이다. 그러나 걷기 실천율은 전국의 다른 시 · 군 · 구와 마찬가지로 하락하였다(표 7.9).

표 7.9 D구 주민의 건강행태 수준: 신체활동

산출지표	$$년			**년		
	전국	A시	D구	전국	A시	D구
중등도 신체활동 실천율(%)	-	6.8	8.3	-	8.1	10.1
중등도 이상 신체활동 실천율(%)	20.9	19.2	23.2	21.0	19.2	24.9
걷기 실천율(%)	49.4	60.7	71.6	41.7	54.1	57.1

⑥ 식생활 및 영양

식생활 및 영양행태는 전반적으로 다른 지역보다 높은 수준이며, 저염 선호율과 영양교육 및 상담수혜율은 증가하였고, 가공식품영양표시 이용율은 하락하였다(표 7.10).

표 7.10 D구 주민의 건강행태 수준: 식생활 및 영양

산출지표	$$년			**년		
	전국	A시	D구	전국	A시	D구
저염 선호율	-	40.0	30.1	-	40.9	42.5
영양교육 및 상담 수혜율	-	3.2	3.1	-	4.0	4.9
가공식품 영양표시 이용률	-	43.2	48.2	-	38.7	42.0

⑦ 비만

비만율과 체중조절 시도율, 주관적 비만 인지율 모두 증가하였다(표 7.11).

표 7.11 D구 주민의 건강행태 수준: 비만

산출지표	$$년			**년		
	전국	A시	D구	전국	A시	D구
비만율	22.7	21.3	20.4	23.3	22.7	22.7
주관적 비만 인지율	32.8	32.1	29.3	36.7	39.6	36.2
체중조절 시도율	44.4	52.7	56.5	55.2	61.7	62.3

⑧ 치매

65세 이상 노인인구의 치매환자 수는 **년에 8,000명으로 지난 10년간 꾸준하게 증가하였다.

(4) 보건의료 자원 현황

① 보건기관(보건소, 보건지소, 보건진료소)과 보건의료 인력 현황 파악

② 의료기관 수 및 의료기관 종사자 수 파악

③ 사회복지자원 현황 파악: 노인복지시설(재가요양기관, 요양원 등), 장애인 복지시설, 아동 복지시설 파악

④ 노인 여가시설(경로당, 노인대학, 노인복지관 등) 현황 파악

⑤ 공공 혹은 사설 체육시설(경기장, 체육관, 수영장 등) 및 공원 현황

⑥ 지역사회 자원 현황

- 의료 · 보건 관련 단체: 의사회, 치과의사회, 약사회, 한의사회, 간호사회, 치과위생사회, 영양사회, 보건교사회, 호스피스회 등
- 협회 및 재단: 청소년폭력예방재단, 인구보건복지협회, 건강관리협회, 결핵협회 등
- 복지시설 및 민간단체: 복지관, 복지원 등의 사회복지시설, 방송국 등
- 사회단체: 대한노인회, 생활체육협의회, 지역아동센터연합회, 장애인연합회, YMCA, YWCA, 여성단체 연합회, 국민체력센터 등
- 교육기관 및 유관기관: 교육청, 대학교, 어린이집연합회, 건강보험공단, 알콜상담센터, 다문화가족지원센터, 건강보험심사평가원 등

2) 지역사회의 요구도 파악

(1) 지역사회 주민대상 요구도 조사

① 설문조사 개요

- 조사 대상: 총 1,000명(남 400명, 여 600명)
  - 주민 대표(20개 동 · 통장 및 반장): 550명
  - 보건소 또는 보건지소 내소자: 350명
  - 보건소 직원: 100명
- 조사 방법: 설문지에 직접 자기 기입식 조사, 온라인 설문조사

- 조사 내용
    - 지역주민(주민 대표, 보건소 내소자): 보건소 이용 정도와 만족도, 지역주민의 건강문제 크기와 인지도, 보건사업 요구도 등 20문항
    - 보건소 직원: 수혜자의 이용 정도와 요구도, 주민의 건강문제 크기와 인지도, 보건사업 추진 시 개선점 등 12문항

② 설문조사 결과

- 보건사업 요구 우선순위

순위	주민 대표	보건소 내소자	보건소 직원
1순위	예방접종(22.6%)	만성질환관리(20.6%)	만성질환관리(15.9%)
2순위	감염병예방관리(12.7%)	예방접종(15.1%)	건강행태 개선(15.3%)
3순위	만성질환관리(9.1%)	건강검진(12.2%)	예방접종(10.8%)

- 보건사업 중 더 보강해야 할 사업

순위	주민 대표	보건소 내소자	보건소 직원
1순위	만성질환관리(15.4%)	만성질환관리(17.4%)	만성질환관리(15.8%)
2순위	건강검진(11.6%)	건강검진(12.2%)	건강행태 개선(10.3%)
3순위	예방접종(8.3%)	건강행태 개선(10.5%)	감염병예방관리(8.7%)

- 지역주민이 지각하는 건강문제 1순위

순위	주민 대표	보건소 내소자	보건소 직원
1순위	만성질환(33.4%)	만성질환(37.4%)	만성질환(44.8%)
2순위	감염병(11.6%)	노인성질환(17.2%)	노인성질환(20.3%)
3순위	노인성질환(10.3%)	치매(16.5%)	감염병(10.7%)

- 취약계층에 대한 사업 우선순위

순위	주민 대표	보건소 내소자	보건소 직원
1순위	방문보건(19.7%)	한방진료(30.3%)	건강교실(20.4%)
2순위	한방진료(15.8%)	건강교실(16.5%)	건강검진(18.6%)
3순위	예방접종(14.2%)	예방접종(15.3%)	정신보건(17.3%)

(2) 보건사업에 대한 외부 전문가의 평가

① 평가주체: 보건의료 전문가 10명

② 평가방법: 델파이조사

3~4회 정도의 설문을 동일한 전문가들에게 우편 혹은 메일로 전송하여 의견을 청취하고 공통의 의견을 수렴한다.

- **1차 델파이조사 내용(개방형 질문으로 시작)**
  - 지역주민에게 주요한 건강문제와 문제의 원인이 무엇인지 3가지 제시해 주시기 바랍니다.
  - 향후 지역주민에게 가장 요구되는 보건사업을 3가지 제시해 주시기 바랍니다.
  - 보건소에서 시행한 보건사업 중에서 보강해야 할 보건사업을 3가지 제시해 주시기 바랍니다.
  - 취약계층을 대상으로 우선적으로 수행해야 할 보건사업을 3가지 제시해 주시기 바랍니다.
- **2차 델파이조사 방법(폐쇄형 설문조사 형태로 제작)**
  - 1차 델파이조사 내용을 바탕으로 설문조사 항목을 개발한다.
  - 설문조사 항목별 중요성 혹은 필요성 등에 대해 동의하는 정도를 5점척도로 평정하도록 한다.
- **3차 델파이조사 방법**
  - 2차 델파이조사에서 회수한 전문가들의 반응에 대해 집중경향과 변산도(중앙값과 사분위값 등)를 산출한다.
  - 그 후 각 전문가들에게 각 질문의 집중경향과 변산도 측정값, 본인의 값을 제공하여 수정할 수 있도록 한다.
  - 사분위값을 벗어날 경우 그 이유를 적도록 한다.
- **4차 델파이조사 방법**
  - 3차에 걸쳐 회수한 전문가들의 반응에 대해 집중경향과 변산도를 다시 산출하고, 다수 의견으로부터 벗어난 소수의견에 대해 질문을 반복한다.

③ 외부 전문가집단의 평가 결과

- 전문가 집단에게 델파이조사 방법을 3회 적용한 결과, 내용 타당도 검증을 통해 총

15개의 사업이 도출되었다.

- 심뇌혈관질환예방사업이 가장 높은 점수를 받았다. 그리고 4.0 이상의 높은 점수를 획득한 사업은 '금연사업, 신체활동증진사업, 영양플러스사업, 비만관리사업, 치매예방사업, 절주사업, 방문건강관리사업, 대사증후군관리사업' 총 9개 사업이었다(표 7.12).

표 7.12 외부 전문가집단의 델파이조사 평가결과

사업 내용	응답 평균
방문건강관리사업	4.1
금연사업	4.7
절주사업	4.2
신체활동증진사업	4.6
심뇌혈관질환예방사업	4.8
대사증후군관리사업	4.0
비만관리사업	4.4
구강보건사업	3.9
암 검진사업	3.9
정신건강증진사업	3.8
결핵환자 관리사업	3.5
치매예방사업	4.2
영양플러스사업	4.4
모자보건사업	3.5
재활보건사업	3.6

3) 기존 사업에 대한 자체평가

(1) 자체평가의 개요

① **평가 목적:** 보건소에서 수행한 기존 사업 자체평가를 통해 기획 과정에서부터 목표 달성 여부 평가에 이르기까지 성공요인과 실패요인을 구체적으로 파악함으로써 지역현실에 부합되는 보건사업을 기획하기 위해서이다.

② **평가 분야:** 12개 보건사업 전반

③ **평가 내용:** 평가지표에 의한 평가(투입, 과정, 산출, 결과 및 영향평가), 목표 달성률, 개선점 등

(2) 자체평가 결과: 투입에 대한 평가

① 시설 및 장비

- 보건소, 보건지소 신축 이전으로 쾌적한 환경과 업무의 효율성을 고려한 실 배치 등 양질의 보건의료서비스를 제공할 수 있는 환경이 조성되어 주민의 대기시간과 이용환경을 최대한으로 고려하여 편익성을 증진시켰다.
- 신청사 이전으로 보건소와 구청이 인접해 있어 보건과 복지 · 생활체육 · 녹지 · 환경 등과 연계 및 보건위생과가 보건소 조직에 소속됨으로써 식품안전 및 위생 서비스 등 관련 실과와 통합 서비스를 제공할 수 있도록 연계체계를 구축하였다.

② 조직

- 출산장려팀이 신설됨으로써 저출산시대에 부응하여 모자보건 및 출산장려 영역을 전담할 수 있는 총괄팀으로서의 기반이 조성되었다.
- 방문건강관리사업이 보건소와 보건지소로 분리되어 있었으나 취약계층 집중관리를 담당하는 보건지소로 일원화되어 업무협력 및 인력교육, 자체역량 강화 등 전반적으로 효율성을 높일 수 있었다.

③ 인력

- **잘한 점**
  - 기간제 근로자 중 방문건강관리사업 인력의 연속 고용 달성과 간호사, 치위생사, 물리치료사 등 다양한 전문 인력으로 구성되었다. 금연사업(간호사 2), 영양플러스사업(영양사 2), 건강생활실천통합서비스사업(간호사, 영양사, 운동처방사 총 3명), 재활사업(물리치료사 1) 등 다양한 전문 인력을 확보하였다.
  - 개별사업 인력은 적으나 생활터 프로그램 운영 시 보건소 및 구청 관련 부서와 연계하여 추진함으로써 전문성과 효율성이 높아졌다.
- **부진한 점**
  - 보건소 인력의 비정규직 비율이 높아 연속고용 보장이 안 되고 사업별 보수가 상이하여 사기가 저하되고 전문교육을 받은 인력의 이직 등으로 인해 주기별로

교체됨으로써 전문성과 효율성이 다소 떨어졌다.

- 치매상담센터가 보건소에서 보건지소 정신보건팀으로 이관됨에 따라 상담실은 확보하였으나 이용자의 접근성이 다소 떨어져 직접 찾아가는 치매예방관리 서비스에 주력하였다.

(3) 자체평가 결과: 과정 및 산출에 대한 평가

잘한 점

- 개별사업별로 수행하던 캠페인이나 홍보를 보건소 및 구청 관련 부서가 같이 추진함으로써 예산의 효율적 운영과 시너지 효과를 높일 수 있었다.
- 생활터 프로그램에 관련 부서가 동시 투입되어 사업을 추진함으로써 인력 및 예산부족을 해소하고 양질의 다양한 보건 서비스를 제공하였다.
- 프로그램 운영 후 설문조사(한의약, 대사증후군, 금연, 건강생활실천, 재활, 심뇌혈관질환, 방문, 치매사업 및 보건교육)를 실시하여 만족도 및 향후 개선방안에 대한 모니터링을 실시하였다.

부진한 점

- 방문보건 집중관리군 전체 등록관리가구 목표량은 과다 책정되고 치매사업은 너무 낮게 책정되어 목표 달성률이 300%가 넘는 등 목표 설정이 잘못된 경우가 일부 있었다.
- 생활터 중심 건강관리 프로그램을 다양하게 운영하고 있으나 주로 일회성 교육에 그치는 경우가 많고, 생활터와 가정에까지 연계하여 실천할 수 있도록 주기적으로 관리하고 지속시키기 다소 어려웠다.

(4) 자체평가 결과: 결과 및 영향에 대한 평가

잘한 점

- 한의약, 대사증후군, 금연, 건강생활실천, 재활, 심뇌혈관질환, 방문, 치매사업 만족도가 80% 이상부터 100%로 매우 높았다.
- 방문건강관리사업은 만성질환자 관리를 위해 간호사 1인당 관리해야 할 가구를 집중 관리하여 당뇨조절율 10% 향상 및 투약율을 83.7%로 향상시켰으며, 자조모임을 통해 통증 · 불안 · 우울감이 감소하여 삶의 질 향상에 기여하였다.

- 재활사업의 경우, 자체평가 결과 만족도가 80% 이상 높았을 뿐 아니라 사업의 효과성 평가 12개 종목에서 장애의존 정도 감소와 건강상태, 심리적 변화, 보행능력 개선, 장애아동 사회성 향상, 일상생활 독립수행능력 증진, 유익성 및 만족도 등이 향상되었다.

- **부진한 점**
  - 생활터 교육이나 건강프로그램 운영 시 사전 · 사후 대상자가 일치하지 않아 성과측정 시 변화율이나 개인별 성취도는 파악하기 어려웠다.
  - 수개월간 단기 프로그램을 운영하여 건강 향상률을 파악하는 것은 무리가 있어서 주로 만족도나 건강행태 변화율 파악에 주력하였으나 만족도 조사를 실시하지 않은 사업도 일부 있었다.

(5) 지역보건체계의 역량분석: 조직 내 · 외부 환경에 대한 SWOT 분석

① SWOT 분석의 개요

- SWOT 분석은 강점(strength), 약점(weakness), 기회(opportunity), 위협(threat)으로 어떤 사업에 관한 조직의 강점(S)과 약점(W), 조직을 둘러싼 외부환경의 기회요인(O)과 위협요인(T)을 개별 요인으로 분석함으로써 문제 해결을 위한 전략방안을 도출하는 기법이다. D구의 SWOT 분석 결과는 Box 7.1과 같다.
- **강점(Strength)**: 조직의 목표 달성을 위해 효율적으로 이용될 수 있는 자원이나 역량
- **약점(Weakness)**: 조직의 목표 달성을 저해하는 단점이나 결함
- **기회(Opportunity)**: 조직에 우호적인 현재나 미래 상황 등의 외부 환경
- **위협(Threat)**: 장애물, 제약, 악영향 등 조직에 위협적인 상황 등의 외부 환경

② SWOT 분석 결과를 바탕으로 한 전략

- SWOT 요인분석 결과를 바탕으로 SO전략 · ST전략 · WO전략 · WT전략을 수립하여 위기상황을 기회로 바꾸어 보건사업의 성공을 이루기 위한 현황 분석 방법이다.
- 분석 결과를 근거로 강점은 살리고 약점은 감소시키며, 기회는 활용하고 위협은 억제하는 방향으로 보건프로그램을 개발한다.

Box 7.1 SWOT 분석 결과

강점(S)

- 업무담당자의 건강증진사업에 대한 열정과 단체장의 높은 관심
- 전담인력의 풍부하고 다양한 건강증진사업 수행 경험
- 보건사업과 관련된 자원봉사자 양성으로 공공분야에서의 지역주민의 인프라 구축
- 건강도시 가입으로 건강증진사업의 활성화 기반 마련
- Outsourcing으로 전문가 활용(알코올상담센터, 정신보건센터, 치매상담센터)
- 대학과 보건의료기관 등의 연계 기관이 많음
- 지역간 건강불평등 해결을 위한 사업 진행
- 표준화 사망률이 전국 평균보다 낮음
- 도시 여건(자전거 도로, 공원 등) 잘 조성
- 보건소와 보건지소의 시설 현대화

약점(W)

- 보건소가 외곽에 위치하고 있어 지리적 접근성이 좋지 않음
- 과도한 지역보건 업무로 인해 예방 및 건강증진 관련 핵심업무가 분산됨
- 공무원 임용 관련 규제에 묶여 적정 인력 확보에 어려움이 있음
- 노인여가시설 확충의 어려움
- 건강증진사업 예산 삭감

기회(O)

- 지속적인 인구 증가 및 출산율 증가 추세
- 다른 지역에 비해 기초생활보장수급율이 높아 의료의 접근성 용이
- 권역 심뇌혈관질환센터 설립으로 체계적 환자 관리의 기회
- 관내 경로당, 노인대학 사업 활발
- 외부 의료기관과의 연계를 통한 저소득층 및 노인대상의 다양한 사업 실시
- 보건 사업에 대한 시민들의 높은 인식 수준
- 시민 사회단체 등의 건강에 대한 높은 인식

위협(T)

- 노인인구 증가로 만성질환 및 의료비 증가
- 심뇌혈관질환으로 인한 사망률이 높음
- 타 시군에 비해 학교 및 학생수 증가에 따른 청소년 문제 증가
- 소득 양극화에 따른 건강 양극화 심화
- 지역별 의료기관 분포의 편차 심함

- **SO전략:** 강점과 기회를 결합한 공격적인 전략으로서 사업을 확대하는 전략을 개발
- **ST전략:** 강점과 위협을 결합한 다각화 전략으로 신사업 개발, 새로운 대상집단 발굴 등의 전략 개발
- **WO전략:** 약점과 기회를 결합한 상황 전환 전략으로서 구조조정, 혁신운동 등의 전략 개발
- **WT전략:** 약점과 위협을 결합한 방어적 전략으로서 사업의 축소 또는 폐지 등의 전략 개발

SO전략 적용

- 심뇌혈관질환관리사업의 확충을 위해 권역 심뇌혈관질환센터 연계를 통해 심뇌혈관질환 환자의 체계적인 관리시스템 구축
- 타 지역에 비해 보건사업과 연계할 수 있는 많은 교육기관이나 대학의 관련과를 활용할 수 있는 다학제팀 구성 등 지속적인 정보망을 연계구축 및 활용
- 전담인력의 열정과 풍부한 경험을 바탕으로 관내 시설과 공공, 민간기관 및 단체를 활용하여 새로운 통합건강증진프로그램과 중장기 보건프로그램을 개발하여 지역주민의 평생 건강관리와 보건의료서비스 체계를 구축
- 보건소 조직구성원의 업무수행능력의 자율적 · 창의적 사고방식을 배양하도록 전문화된 분야별 해당 교육을 실시하여 전문 인력을 확보하고 다양한 교육기반 장비 및 자료들을 활용하여 대상자 중심 통합서비스 인적 역량 강화

ST전략 적용

- 넓은 지역에 산재되어 있는 대상자들을 통합건강증진사업 팀과 지역의 보건지소와 진료소를 효과적으로 활용하여 통합건강증진사업을 극대화
- 보건소 장애인재활사업, 한방건강증진사업, 정신보건센터, 구강보건센터 등의 전문영역을 적극 활용하여 보건소 통합건강증진사업에 대한 노인 이용의 형평성 제고
- 공공, 민간기관이나 단체 활용과 지역 내 자원봉사자를 육성하여 노인들은 위힌 재가방문서비스 인력으로 활용
- 대학, 민간 의료기관, 심뇌혈관센터 등 지역 자원을 활용한 심뇌혈관 예방관리를 위한 사업을 지속 추진하여 지역 내 건강 불평등 완화

WO전략 적용

- 취약계층에 관내 의료기관 및 대학을 활용한 건강불균형 해소 전략 개발
- 지역사회 시설을 활용 각 영역별 사업을 접목(시청 주민생활지원과 및 가정복지과 등 주민 자치센터, 경로당, 헬스센터, 대학 내 사회체육학과 시설, 시청각 회의실, 교육장 등)
- 지역사회자원과 보건소 인력과의 연계체계 구축 및 보건사업 관련 데이터베이스를 보강
- 보건업무와 연관된 가정복지과 및 사회위생과 등과의 업무중복에 따른 직원의 에너지 소모율 감소시키고 시민들을 위한 One Stop 차원의 시민 보건 및 복지 서비스센터를 구성하여 시민들에게 편의를 제공

WT전략 적용

- 고령화, 결혼이민자 유입과 관련된 다문화의 유입의 증가로 전문 인력이 요구되어 프로그램 개발과 더불어 전문기관과의 위탁 및 연계추진 사업개발
- 의료취약지역의 이동보건소 운영 지속

2. 우선순위 설정

1) 우선순위 선정 근거

- 우선순위 결정을 위한 TF팀 구성 및 우선순위 선정원칙 논의
  - 지역사회 현황분석 결과(인구, 환경, 유병률, 건강행위 특성 등), 요구도 사정(설문조사 및 델파이조사, 기존사업 자체평가, 외부 평가, SWOT 분석 등) 결과를 바탕으로 우선순위 사업 후보 선정
  - 우선순위 결정 방법: BPRS, 초점집단 면담, TF 팀원 간의 브레인스토밍

(1) BPRS

① 우선순위 선정 방법

- BPRS (Basic Priority Rating System) 방법에 의해 세부사업에 대하여 건강문제의 크기(A)와 건강문제의 심각성(B), 사업의 효과(C)를 고려하여 우선순위를 결정하였

다(표 7.13).

- 점수 산정: BPRS = (A + 2B) × C

표 7.13 BPRS에 의한 점수 판정 기준

<table>
<tr><th>건강문제를 가진 인구</th><th>사업의 효과</th><th>평점</th><th>건강문제의 심각성</th></tr>
<tr><td>25% 이상</td><td>매우 효과적(80% 이상)</td><td>9~10점</td><td>매우 심각함(9~10점)</td></tr>
<tr><td>10~24.9%</td><td>상대적으로 효과적(60~80%)</td><td>7~8점</td><td rowspan="6">심각함(6~8점)
다소 심각함(3~5점)
심각하지 않음(0~2점)</td></tr>
<tr><td>1.0~9.99%</td><td>효과적(40~60%)</td><td>5~6점</td></tr>
<tr><td>0.1~0.9%</td><td>다소 효과적(20~40%)</td><td>3~4점</td></tr>
<tr><td>0.01~0.09%</td><td>상대적으로 비효과적(5~20%)</td><td>1~2점</td></tr>
<tr><td>0.01% 미만</td><td>전적으로 비효과적(5% 미만)</td><td>0점</td></tr>
</table>

② BPRS에 의거한 우선순위 선정 결과

BPRS 방식에 의거하여 우선순위를 선정한 결과, 심뇌혈관질환이 1순위로 선정되었고, 흡연과 운동부족, 비만이 그 뒤를 이었다.

(2) 초점집단 면담 Focus group interview, FGI

① 초점집단 면담 개요

- **면접 대상:** 총 20명(지역주민 동대표 10명, 보건소 직원 6명, 협의체 위원 4명)
- **면접 결과**
  - 지역주민 동대표: 취약계층과 건강취약지역을 중심으로 한 사업을 우선적으로 고려
  - 보건소 직원: 심뇌혈관질환예방사업은 단기간에 성과를 내기 어려운 사업이므로 지속성을 가지고 포괄적으로 접근하는 것이 필요
  - 협의체 위원: 장기적인 안목을 가지고 지역보건의료계획 수립과 연계하여 사업대상과 사업을 선정하는 것이 중요, 심뇌혈관질환예방사업은 다양한 건강행태관리사업(금연, 절주, 신체활동, 영양, 비만관리 등)과 통합하여 추진하는 것이 바람직함

표 7.14 BPRS에 의한 우선순위 선정 결과

건강문제	요소			BPRS (A+2B)×C	순위
	크기(A)	심각성(B)	사업효과(C)		
심뇌혈관질환	8	8	9	216	1
흡연	7	7	9	189	2
운동부족	6	5	8	128	3
부적절한 영양	6	4	8	112	5
비만	7	5	7	119	4
치매	6	4	6	84	6
고위험 음주	7	4	5	75	7

(3) TF 팀원 간의 브레인스토밍

순위	건강문제	건강위험	
		행위요인	비행위요인
1	심뇌혈관질환	고지질 식사, 운동부족, 흡연, 비만	가족력, 건강행위 실천에 관한 지식, 기술 부족
2	암	비만, 흡연	가족력, 건강행위 실천에 관한 기술 부족
3	당뇨	운동부족, 비만	건강행위 실천에 관한 지식, 기술 부족
⋮	⋮	⋮	⋮

2) 사업의 우선순위 선정 최종 결과

BPRS, 초점집단 면담, TF 팀원 간의 브레인스토밍 결과 금연 · 절주 · 신체활동 · 영양 · 비만관리사업을 포함한 통합적 심뇌혈관질환예방사업으로 선정되었고, 치매예방사업과 방문건강관리사업은 단독사업으로 선정되었다(표 7.15).

표 7.15 사업의 우선순위 선정 최종 결과

우선순위	사업명	통합/단독사업	선정 이유
1	심뇌혈관질환 예방사업	통합사업	• 외부전문가의 델파이조사와 지역주민 요구도 조사에서 높은 점수를 나타냄 • BPRS와 초점집단 면접 조사에서 1위에 선정 • 다양한 건강행태관리사업(금연, 신체활동, 영양, 절주, 비만관리사업)과 연계하여 통합적으로 접근하는 것이 필요한 사업
2	금연사업		• 만성질환 예방을 위해 필요하며, 현황분석 결과 관련 지표가 높게 나타남
3	신체활동사업		• 설문조사와 외부전문가의 델파이조사에서 높은 점수를 나타냈으며, 지역주민의 요구도가 높은 사업
4	영양사업		• 설문조사에서 만성질환예방을 위한 사업이 높은 점수를 나타냈으며, 지역주민의 요구도가 높은 사업
5	비만관리사업		• 설문조사에서 만성질환예방을 위한 사업이 높은 점수를 나타냈으며, 지역주민의 요구도가 높은 사업
6	치매예방사업	단독사업	• 고령화 비율이 증가 추세에 있어서 노년기 치매예방사업 요구도가 증가함
7	방문건강관리사업	단독사업	• 지역사회 요구도 조사에서 높은 점수를 나타냈으며, 시장의 공약사업
8	절주사업	통합사업	• 만성질환예방을 위해 필요하며, 지역주민의 요구도가 다소 있는 사업

3. 목적과 목표 설정

1) 사업의 목적과 목표

(1) 사업의 목적

■ **심뇌혈관질환예방관리사업의 목적**

- 심뇌혈관질환의 선행질환인 고혈압 · 당뇨 · 고지혈증의 조기 발견 및 발견된 건강위험군을 대상으로 예방할 수 있는 단계에서의 대상자 건강관리를 통해 유병률을 낮춘다.
- 질환군의 자기관리능력 향상을 통해 합병증 예방 및 사망률을 감소시킴으로써 지역주민의 건강증진을 도모하고 질병으로 인한 부담을 감소시켜 삶의 질을 높이고자 한다.

(2) 사업 목표

① 투입목표: 인력, 시설, 예산, 정보에 관한 목표

② 과정 및 산출 목표: 이용건수, 교육건수 등에 관한 목표

- **심뇌혈관질환예방을 위한 건강생활실천**
  - 노인대학 심뇌혈관질환예방 관리 순회강좌를 20**년 16회에서 20**년까지 20회로 증가시킨다.
  - 심뇌혈관질환예방 관련 대중매체 홍보를 20**년 25,000명에서 20**년까지 30,000명에게 실시한다.
  - 심뇌혈관질환 고위험군 조기발견 횟수를 20**년 120회에서 20**년까지 150회 실시한다.
  - 생활터별 심뇌혈관질환예방 마을지도자 양성교육을 20**년 45회에서 20**년까지 77회 실시한다.
  - 사무직 근로자들의 심뇌혈관질환 예방을 위한 직장 내 걷기운동 동아리를 20**년 5곳에서 20**년까지 10곳에 운영한다.
- 심뇌혈관질환 합병증 관리 및 재활
  - 고혈압, 당뇨 합병증 검사비를 20**년 350명에서 20**년까지 400명에게 지원한다.
  - 심뇌혈관질환센터 퇴원환자 연계 등록 관리를 위해 20**년 40명에서 20**년까지 50명을 등록 · 관리한다.
  - 뇌졸중환자의 자가관리능력 향상을 위한 뇌졸중자조교실을 20**년 10회/100명에서 20**년까지 15회/130명 운영한다.

③ 영향 및 결과 목표: 건강 수준(사망률, 유병률, 평균수명), 삶의 질등에 관한 목표

- 50세 이상 뇌졸중 유병률을 20**년 3.9%에서 20**년까지 3.1%로 낮춘다.
- 50세 이상 심근경색 유병률을 20**년 7.3%에서 20**년까지 6.7%로 낮춘다.
- 뇌혈관질환 사망률을 20**년 30.9%에서 20**년까지 30%로 낮춘다.
- 심장질환 사망률을 20**년 48.9%에서 20**년까지 48%로 낮춘다.
- 고혈압 유병률을 20**년 28.5%에서 20**년까지 26.7%로 낮춘다.
- 당뇨병 유병률을 20**년 9.7%에서 20**년까지 9.1%로 낮춘다.

- 고혈압 조절율을 20**년 42.9%에서 20**년까지 45.3%로 높인다.
- 당뇨병 조절율을 20**년 28.5%에서 20**년까지 30.6%로 높인다.
- 당뇨병 안질환 합병증 검사 수진율을 20**년 31.2%에서 20**년까지 48.6%로 높인다.
- 당뇨병 신장질환 합병증 검사 수진율을 20**년 35.2%에서 20**년까지 41.4%로 높인다.

(3) 성과지표

① 장기성과지표

장기성과지표		실적 및 목표치			
		**년	**년	**년	**년
심뇌혈관질환 유병률을 낮춘다.	뇌졸중 유병률 ≥ 50	3.9	3.7	3.5	3.1
	심근경색 유병률 ≥30	7.3	7.1	6.9	6.7
심뇌혈관질환 사망률을 낮춘다. (인구 10만 명당)	뇌혈관질환 사망률	30.9	30.6	30.3	30.0
	심장질환 사망률	48.9	48.6	48.3	48.0
만성질환 유병률을 낮춘다.	고혈압	28.5	27.9	27.3	26.7
	당뇨병	9.7	9.5	9.3	9.1
만성질환 조절율을 높인다.	고혈압	42.9	43.7	44.5	45.3
	당뇨병	28.5	29.2	29.9	30.6
당뇨병 합병증 검사수진율을 높인다.	안질환	31.2	45.0	46.8	48.6
	신장질환	22.0	35.2	38.3	41.4
청소년 흡연율		17.2	16.3	16.0	15.8
성인 현재흡연율		23.2	22.6	21.4	21.0
성인 금연 시도율		18.5	19.1	20.0	21.0
저염선호율(싱겁게 먹기)		43.3	40.4	41.0	42.0
비만율		18.3	23.3	21.0	20.0
만 19세 이상 중등도 이상 신체활동 실천율		20.5	20.5	21.0	21.5

* 목표치 산출근거 및 자료출처: 국민건강영양조사, 지역사회 건강조사, 청소년건강행태온라인조사, 국민건강증진종합계획

② 단기성과지표

단기성과지표		실적 및 목표치			
		**년	**년	**년	**년
청소년	초등학생 체중조절 교실	–	144회	192회	192회
	청소년흡연예방교육	15개교	15개교	17개교	20개교
	심폐소생술 교육	–	–	70명	100명
성인	저염식이 프로그램운영	–	–	60명	120명
	나트륨 섭취량 저감화 교육 및 홍보	–	–	12회	15회
	영양식단표 제공	12회	12회	12회	12회
	건강 체중관리 상설교실 운영	–	8기수	8기수	8기수
	건강동아리	–	2개소	11개소	15개소
	건강한 사업장: 직장인 건강증진프로그램	4개소	5개소	5개소	5개소
	체험관운영	15회	12회	14회	15회
	심뇌혈관질환 고위험군 조기발견 및 연계	110회	130회	140회	150회
	심뇌혈관질환 전구증상 및 응급대응 홍보	2회	2회	2회	4회
	금연상담실 등록자 수	4,800명	5,000명	5,200명	5,500명
	금연클리닉 등록자 수	3,000명	3,000명	3,500명	3,500명
	이동금연클리닉 수	10개소	10개소	12개소	15개소
어르신	어르신 심뇌혈관질환 교육	15회	18회	20회	20회
	노인운동프로그램 운영	150명	235명	265명	265명
	생활터 건강지도자 양성	45회	48회	50회	77회
만성 질환자	만성질환자 등록 관리	1,200명	2,500명	3,300명	4,000명
	고혈압 당뇨 상설교실	48회	48회	48회	48회
	민간의료기관 상설 건강교실 운영 지원	7개소	7개소	6개소	6개소
	고혈압, 당뇨 합병증 검사 홍보 및 검사비 지원	–	150명	300명	400명
	고혈압 당뇨병 환자 자조모임 구성	–	–	–	2개
	혈압, 혈당 측정기 대여	50명	63명	70명	80명
	심뇌혈관질환센터 퇴원환자 연계관리	–	–	–	50명

* 목표치 산출근거 및 자료출처: 전년도 사업에 대한 자체평가결과

2) 사업 내용

(1) 생애주기별 심뇌혈관질환예방관리 사업

생애주기	세부사업명
영유아	• 보육시설 통합 건강교육(영양, 비만, 운동, 금연 등)
청소년	• 학생건강생활실천 통합교육 • 건강한 학생 체중관리사업 • 청소년 금연사업 • 심폐소생술 교육
성인	• 저나트륨 건강밥상 프로그램 • 건강 체중관리 상설교실 • 건강한 사업장: 직장인 건강증진프로그램 • 중년여성을 위한 운동교실 • 건강체험관 운영 • 심뇌혈관질환 고위험군 조기발견 및 연계 • 심뇌혈관질환 전구증상 및 응급대응 홍보 • 성인을 위한 금연사업
어르신	• 노인대학 심뇌혈관질환 순회강좌 • 경로당 통합 건강교육(건강체조교실) • 취약지역 건강지도자 양성과정 • 허약노인 예방프로그램 • 치매 조기검진 및 상담
만성질환자관리 프로그램	• 만성질환자 D/B 구축 • 고혈압 당뇨병 상설교실 • 민간 의료기관 상설건강교실 운영지원 • 고혈압 당뇨병 합병증 검사 홍보 및 검사비 지원 • 고혈압 당뇨병 환자 자조모임 운영 • 혈압, 혈당 측정기 대여 • 심뇌혈관질환센터 퇴원환자 연계 관리

출처: 보건복지부, 한국건강증진개발원(2023). 2023년 지역사회 통합건강증진사업 안내.

4. 보건프로그램 설계

1) 청소년: 건강한 학생 체중관리사업

<table>
<tr><th>세부사업</th><td>• 소아: 어린이 비만예방관리</td></tr>
<tr><th>활동전략</th><td>• 건강정보제공 및 교육, 지역사회 모니터링, 지역사회 협력, 건강환경조성, 서비스제공</td></tr>
<tr><th>사업목적</th><td>• 비만아동의 지속적인 건강생활실천환경 조성으로 실제적인 비만율 감소 및 스스로 건강생활실천 향상에 기여하여 건강한 성장에 도움</td></tr>
<tr><th>사업목표</th><td>• 초등학생 3,500명</td></tr>
<tr><th>사업기간</th><td>• 20**. 2~12월</td></tr>
<tr><th>사업대상</th><td>• 소아비만, 저체중, 성장부진, 건강관리 미흡한 초등학생</td></tr>
<tr><th>추진방법</th><td>
<table>
<tr><th>보건소</th><th>학교</th><th>생활체육회</th></tr>
<tr><td>• 참여학교 선정, 운영현황 모니터링
• 건강교재 및 운동도구 지원</td><td>• 참여학생 선정, 출석관리
• 영양교사 영양교육 진행</td><td>• 운동강사 지원
• 참여학생 출석관리 협력</td></tr>
</table>
</td></tr>
<tr><th>세부일정</th><td>• 2월(사업 준비): 사업자문단 회의, 참여 학교 공모 공문 발송 및 선정
• 3~11월: 건강프로그램(운동 · 영양, 간접흡연 및 음주예방교육, 학부모교육) 운영
• 5~10월: 학부모 건강지킴이 운영(교육현황 모니터링)
• 12월: 사업평가심의회 및 우수학교 인센티브</td></tr>
<tr><th>사업내용</th><td>
<table>
<tr><th>활동전략</th><th>사업영역</th><th>사업명</th><th>주요내용</th><th>목표</th></tr>
<tr><td rowspan="4">건강정보 제공 및 교육</td><td>운동, 비만</td><td>운동실천 프로그램</td><td>• 프로그램 참여자 아침 및 방과후운동실천(강사 지도)</td><td>500명</td></tr>
<tr><td>영양, 비만</td><td>식습관실천 교육</td><td>• 영양교육(영양교사) 및 요리체험교육(아동요리지도자)</td><td>500명</td></tr>
<tr><td>금연, 절주</td><td>간접흡연, 음주예방 정신건강 교육</td><td>• 참여 학교 전체학생, 보건교육시간 활용(전문강사)
– 간접흡연위해성, 음주고글체험, 어린이정신건강방법</td><td>2,000명</td></tr>
<tr><td>운동, 영양 금연, 절주 비만예방</td><td>주말건강체험 프로그램 (건강, 마음, 문화소통)</td><td>• 맞벌이 부부로 토요일 돌봄이 필요한 학생선별
– 외발자전거, 플로어볼 등 뉴스포츠 운동, 건강체험
– 왕따 방지 마음열기, 건강한 성장을 위한 요리체험
– 친환경제품 만들기, 박물관 투어 등 문화체험</td><td>500명</td></tr>
<tr><td>지역사회 모니터링</td><td>영양</td><td>건강지킴이</td><td>• 학교급식 국 염도모니터링(전문영양사)
• 영양교육 진행현황 모니터링 및 자문(보건소영양사)</td><td>2회</td></tr>
</table>
</td></tr>
</table>

활동전략	사업영역	사업명	주요내용	목표
지역사회 협력	영양, 운동	학부모 교육 및 건강강좌 실시	• 참여아동 건강검사 결과 설명회 • 가정에서 식사관리 교육, 건강웃음 등 정기강좌	2회
	영양, 운동	담당교사 역량강화교육	• 건강교재, 교재 및 학습지도안 교육, 아동상담기법 등	2회
	운동	가족건강 동아리 운영	• 토요어린이 건강클럽 참여 학생과 부모 함께 실시 – 킨볼, 스쿠프 등 다양한 선진 신체활동 체험	50팀 이상 구성
건강환경 조성	영양	학교주변건강 먹을거리조성	• 학교주변 어린이 식품안전보호구역 safe zone지정	50개
	운동	학교체육시설 복합화	• 학교 내 체육관 건립 후 지역주민, 학생 함께 이용	3개 (타부서 협력)
	운동, 영양	홍보동영상(UCC) 제작 보급	• 어린이비만관리사업 및 건강관리중요성 알림	2종류
서비스 제공	운동, 영양	건강검사상담	• 체력 및 체지방검사 및 운동상담 • 식사섭취상태조사 및 영양상담	등록자 연2회

인력

• 10명(영양사 2명, 운동처방사 2명, 간호사 2명, 행정 1명, 보조 2명, 차량지원 1명)

협력자원

연계기관	내용
생활체육회 및 체육관련협회	운동프로그램 개발, 운영, 운동전문강사 지원
○○교육지원청	참여학교 공모 및 선정 협조
청소년수련관/○○체육회관	사업 참여 학생 방학 중 운동프로그램 연계
청소년협의회, 아동요리지도자협회	어린이 요리실습 강사 및 운영지원
금연운동협의회, 정신보건센터	건강교육 전문강사 지원
교육지원과(구청)	건강증진사업 참여 학교선정 및 우수학교 인센티브 지급 협력

홍보

대상	내용	홍보시기	홍보매체	홍보방법 및 장소
초등학생 학부모 중심 지역주민	요리 체험, 쿠킹버스와 함께	2월	공문, 서면	공문, 담당교사 이메일
	어린이 비만 적색경보 -신체활동 중요성	4월	○○마당	지역주민 동별 배부
	Let's play 초등학교 신체활동 늘리기	5월	이달의 건강정보	보건소, 관내 약국 등
	어린이 신체활동 늘리기 프로그램	7월	지역신문	보도자료 제출
	성장하는 어린이 과일섭취 중요성 안내	7월	공문, 서면	담당교사 이메일

출처: 보건복지부, 한국건강증진재단(2013). 지역사회통합건강증진사업-계획서 사례집.

2) 건강한 사업장: 직장인 건강증진프로그램

<table>
<tr><th>세부사업</th><td>• 성인: 건강한 직장</td></tr>
<tr><th>활동전략</th><td>• 건강정보제공 및 교육, 지역사회 협력, 지역사회 모니터링, 건강환경조성, 서비스제공</td></tr>
<tr><th>사업목적</th><td>• 건강위험한 직장인 건강관리 지원함으로써 직장인 자신의 건강향상으로 건강한 사회로 발전뿐 아니라 지역경제 활력 및 건강한 지역사회 형성에 도움</td></tr>
<tr><th>사업목표</th><td>• 성인 직장인 550명(고도음주, 흡연자, 비만자 우선)</td></tr>
<tr><th>사업기간</th><td>• 20**. 9~11월</td></tr>
<tr><th>사업대상</th><td>• 직장생활로 건강관리 미흡한 특히 고도음주자, 흡연, 비만이 있는 사업장 직장인</td></tr>
<tr><th>추진방법</th><td>
<table>
<tr><th>보건소</th><th>사업장</th><th>생활체육회</th></tr>
<tr><td>• 건강검사 및 교육, 가족단위상담</td><td>• 운동프로그램 개설
• 전문강사 파견, 운동지도</td><td>• 운동현황 모니터링
• 건강검사 협력</td></tr>
</table>
</td></tr>
<tr><th>세부일정</th><td>• 8월(사업준비): 참여사업장 모집
• 9~11월: 정기적 건강검사 및 건강교육, 집중관리프로그램 운영(건강관리 실천)
• 12월: 집중관리프로그램 운영현황 평가, 환류</td></tr>
<tr><th>사업내용</th><td>
<table>
<tr><th>활동전략</th><th>사업영역</th><th>사업명</th><th>주요내용</th><th>목표</th></tr>
<tr><td>건강정보 제공 및 교육</td><td>금연
절주
영양
운동</td><td>고도음주, 흡연자 집중관리 프로그램 운영</td><td>• 사업장별 고도음주, 흡연자 선별
– 금연상담사 6주 파견, 집중관리
– 고위험음주자 전문알코올상담사 상담
• 비만 및 질환대상자 식사, 운동일지 작성
– 상담 및 온라인(전화)을 통한 정기적 관리
• 건강상태 향상 우수자 인센티브</td><td>550명</td></tr>
<tr><td>지역사회 협력</td><td>운동</td><td>직장 내 건강생활실천 동호회 운영 지원</td><td>• 사업장 내 건강관리실천 환경조성
• 운동동호회 구성 지원 및 전문가 자문
• 온라인을 통한 전문가의 건강상담</td><td>5개 개설</td></tr>
<tr><td>지역사회 모니터링</td><td>절주
운동</td><td>동호회 운영현황 모니터링</td><td>• 운동강사 사업장 건강동호회 순회 모니터링
– 주1회 운동지도 및 운영현황 확인</td><td>10회</td></tr>
<tr><td rowspan="3">건강환경 조성</td><td>금연
절주
영양
운동</td><td>건강한 직장생활 위한 건강캠페인</td><td>• 간접흡연 및 음주 폐해 사업장 내 패널전시
• 자주 먹는 간식칼로리 식품모형 및 패널전시</td><td>10회</td></tr>
<tr><td>운동</td><td>공원 내 체육시설</td><td>• 노후된 운동기구 교체, 운동실천 유도</td><td>2개
(타부서협력)</td></tr>
<tr><td>운동</td><td>자전거 운동확산</td><td>• 직장인 자전거타기 운동실천캠페인 확산</td><td>2회</td></tr>
<tr><td>서비스 제공</td><td>운동
영양
금연
절주</td><td>통합건강 검사상담</td><td>• 비만도, 음주체크, 흡연상태 정도검사상담
• 혈당, 혈압, 이상지질 등 혈액검사 및 상담</td><td>1,000명</td></tr>
</table>
</td></tr>
</table>

인력	• 10명(금연상담사 2명, 영양사 1명, 운동처방사 1명, 절주담당 1명, 보조 2명, 차량지원 1명, 운동전문강사 2명)

구분	연계기관	내용
협력자원	생활체육회	• 운동강사 지원, 사업장 순회 건강동호회 운영현황 모니터링
	사업장	• 고도음주자 및 흡연 직장인 선정 및 관리 협조 • 건강동호회 운영지원 및 건강관리 우수 직장인 인센티브 지급 관련 협조
	대학(영양학과, 체육학과)	• 사업장 내 운동동호회 구성 및 자문, 건강상담
	정신보건센터	• 고도음주 및 알콜의존성 대상자 상담 및 알콜모임 연계
	금연운동협의회	• 금연, 절주전문강사 지원

구분	대상	내용	홍보시기	홍보매체	홍보방법 및 장소
홍보	주민	음주에 대한 잘못된 습관	5월	이달의 건강정보	보건소, 관내 약국 배부
		나의 음주습관은 어떨까?	6월	보건소소식지	지역주민, 동별 배부
	사업장 직장인	금연, 절주로 즐거운 휴가되세요.	7월	지역신문	보도자료 제출
		건강한 절주직장 만들어요.	8월	지역신문	보도자료 제출
		건강한 절주 직장에 참여하세요.	8월	공문, 서면	공문, 메일, 사내게시판

출처: 보건복지부, 한국건강증진재단(2013). 지역사회통합건강증진사업-계획서 사례집.

학습포인트

1. 실제 지역사회 현황을 분석하고, 지역사회 건강문제의 우선순위를 선정하시오.

2. 지역사회 현황과 특성을 고려하여 맞춤형 보건프로그램을 작성하시오.

참고문헌

- 공은숙, 김현리, 소애영, 오미성, 임재란, 최애숙, 유광수(2020). 보건프로그램 개발 및 평가 개정판. 학지사메디컬.
- 김영종, 홍현미라(2008). 사회복지 네트워킹의 이해와 적용. 학지사.
- 김이순, 권영채, 김봉임, 김은하, 노지영(2015). 보건프로그램 개발 및 평가. 학지사메디컬.
- 대한민국정책브리핑(2018). 복부비만, 관리 받고 싶다면 '이곳'으로. https://www.korea.kr/news/top50View.do?newsId=148853207
- 매경게임진(2022). 한빛소프트, 달리기 앱 '런데이'에 '기록 공유'기능 도입. https://game.mk.co.kr/view.php?year=2020&no=550985
- 배상수(2012). 건강증진의 이론과 접근방법. 계축문화사.
- 배상수(2015). 보건사업기획 제3판. 계축문화사.
- 보건복지부, 한국건강증진개발원(2022). 제5차 국민건강증진종합계획(Health Plan 2030, 2021~2030)
- 보건복지부, 한국건강증진개발원(2023). 2023년도 지역사회통합건강증진사업 안내.
- 보건복지부, 한국건강증진재단(2013). 지역사회통합건강증진사업-계획서 사례집.
- 보건복지부, 한국보건산업진흥원, 건강보험심사평가원, 국민건강보험(2017). 2017년 국민보건의료실태조사.
- 안양희(2015). 보건프로그램 개발 및 평가. 현문사.
- 이인숙 외(2014). 보건프로그램의 기획과 평가 수정판. 현문사.
- 이주열(2021). 보건프로그램 개발 및 평가 제5판. 계축문화사.
- 이홍자 외(2018). 보건교육방법론. 수문사.
- 제7기(2019~2022년) 대구광역시 수성구 지역보건의료계획.
- 지역사회간호학 편찬위원회(2022). 최신지역사회보건간호학 1, 2. 수문사.
- 한국건강증진개발원(2023). 국민건강증진기금 민간보조사업 성과평가 관리. https://www.khepi.or.kr/board?menuId=MENU00875
- 2022년 서울시 대사증후군관리사업 계획(2022.4).

- Bradshaw J. (1972). A taxonomy of social need. in McLachlan G (ed.) Problems and progress in medical care. Seventh series NPHT/Open University Press.
- Bryan, R. L., Kreuter, M. W., & Brownson, R. C. (2009). Integrating adult learning principles into training for public health practice. Health Promotion Practice, 10(4), 557-563.
- CDC(2011). Introduction to program evaluation for public health programs: A self-study guide.
- Centers for Disease Control and Prevention(2011). Developing an effective evaluation plan. Atlanta, Georgia: National Center for Chronic Disease Prevention and Health Promotion, Office on Smoking and Health; Division of Nutrition, Physical Activity, and Obesity.
- Centers for Disease Control and Prevention(2017). A framework for program evaluation. Available from: https://www.cdc.gov/evaluation/framework/index.htm
- David S. Gochman(2003). Handbook of Health Behavior Research. Plenum Press, New York and London.

- Gilbert, G. G., Sawyer, R. G., & McNeill, E. B. (2015). Health education; Creating strategies for school and community health(4th ed.) Burlington, M. A.:Jone & Bartlett Learning.
- Glanz K, Rimer B. K. & Viswanath K. (2015). Health behavior: Theory, research, and practice(5th ed.). Jossey-Bass.
- Green L. W., Kreuter M. W. (2005). Health program planning: An educational and ecological approach(4th ed). Boston, MA: McGraw-Hill.
- Green L. W., Lewis F. M. (1986). Measurement and evaluation in health education and health promotion. Palo Alto, CA: Mayfield.
- Hochbaum G. M., Sorenson J R. & Lorig K. (1992). Theory in health education practice. Health Education Quarterly. 19(3):295-313.
- Hodges B. C., Videto D. M. (2011). Assessment and planning in health programs. Massachusetts: Jones & Bartlett Learning.
- Issel L. M., Wells R. & Williams M. (2021). Health program planning and evaluation: A practical, systematic approach for community health(5th ed.). Jones & Bartlett Learning.
- Knowlton L. W., Phillips C. C. (2013). The logic model guidebook: Better strategies for great results(2nd ed.). SAGE Publications, Inc.
- McDavid J. C., Hawthorn L. R. L. (2006). Program evaluation and performance measurement: An introduction to practice. SAGE Publications.
- Mckenzie J., Neiger B. & Thackeray R. (2016). Planning, implementing and evaluating health program(7th ed.). Washington: Pearson.
- McKenzie, J. F., Neiger, B. L., & Thackeray, R. (2022). Planning, implementing and evaluating health promotion programs. Jones & Bartlett Learning.
- Minelli M. J., Breckon D. J. (2009). Community health education: Settings, roles, and skills (5th ed.). Jones & Bartlett Learning.
- Rapp C. A., Poertner J. (1992). Social program design. In C.A. Rapp & J. Poertner, Social administration: a client centered approach(pp.29-86). New York: Longman.
- Robert J. B., Jodi B. F. (2009). Community health education methods. Jones & Bartlett Learning.
- Royse, D., Thyer, B. A., & Padgett, D. K. (2015). Program evaluation: An introduction to an evidence-based approach. Cengage Learning.
- Taylor-Powell E., Steele S. & Douglah M. (1996). Planning a program evaluation. Availale at University of Wisconsin-Extension-Cooperative Extension, Program Development and Evaluation Unit Web site: http://www.uwex.edu/ces/pdande/evaluation/evaldocs.html
- Thompson J. C. (1992). Program evaluation within a health promotion framework. Canadian Journal of Public Health, 83(1):s67-s71.
- U.S. Department of Health & Human Services(2015). Health communication strategies.
- U.S. Department of Health and Human Services Centers for Disease Control and Prevention(2011). Office of the Director, Office of Strategy and Innovation. Introduction to program evaluation for public health programs: A self-study guide. Atlanta, GA: Centers for Disease Control and Prevention.

- University of Wisconsin(2016). Enhancing program performance with logic models. Madison: University of Wisconsin Cooperative Extension Service. Available at https://fyi.extension.wisc.edu/programdevelopment/files/2016/03/lmcourseall.pdf
- Veillard J. H. M., Garcia–Armesto S., Kadandale S. & Klazinga N. S. (2010). International health system comparisons: From measurement challenge to management tool. Performance Measurement for Health System Improvement: Experiences, Challenges and Prospects.
- Vollman A. L. R., Anderson E. T., McFarlane J. M. (2002). Canadian community as partner: Theory and practice in nursing. Lippincott; Williams & Wilkins.

찾아보기

Health Program Planning and Evaluation

ㄱ

찾아보기

A

B

C

D

E

F

G

H

I

J

L

M

N

O

P

Q

R

S

T